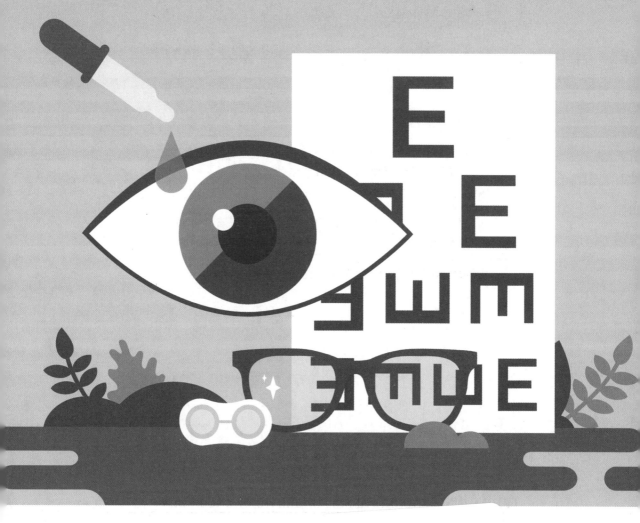

儿童青少年
近视综合防控读本

ERTONG QINGSHAONIAN

JINSHI ZONGHE FANGKONG DUBEN

祝丽玲 ◎主编

黑龙江科学技术出版社
HEILONGJIANG SCIENCE AND TECHNOLOGY PRESS

图书在版编目（ＣＩＰ）数据

儿童青少年近视综合防控读本 / 祝丽玲主编. —— 哈尔滨：黑龙江科学技术出版社，2022.8
ISBN 978-7-5719-1538-4

Ⅰ. ①儿… Ⅱ. ①祝… Ⅲ. ①近视 – 防治 – 青少年读物 Ⅳ. ①R778.1-49

中国版本图书馆 CIP 数据核字(2022)第 146774 号

儿童青少年近视综合防控读本

ERTONG QINGSHAONIAN JINSHI ZONGHE FANGKONG DUBEN

作　　者　祝丽玲
责任编辑　王　姝
封面设计　林　子
出　　版　黑龙江科学技术出版社
　　　　　地址：哈尔滨市南岗区建设街 41 号　邮编：150001
　　　　　电话：（0451）53642106　传真：（0451）53642143
　　　　　网址：www.lkcbs.cn　www.lkpub.cn
发　　行　全国新华书店
印　　刷　哈尔滨市石桥印务有限公司
开　　本　787 mm×1092 mm　　1/16
印　　张　16
字　　数　350 千字
版　　次　2022 年 8 月第 1 版
印　　次　2022 年 8 月第 1 次印刷
书　　号　ISBN 978-7-5719-1538-4
定　　价　78.80 元

《儿童青少年近视综合防控读本》

编委会

主　编：祝丽玲

副主编：罗进城　　杨　迪　　李晓东

参　编（按姓氏名画为序）：

　　　　　李晓东　　佳木斯市中小学保健所

　　　　　杨　迪　　佳木斯大学

　　　　　罗进城　　佳木斯大学

　　　　　祝丽玲　　佳木斯大学

　　　　　郭丽娇　　佳木斯大学

　　　　　魏金枫　　佳木斯大学

目 录

第一章　儿童青少年近视防控
相关政策及解读

第一节　综合防控儿童青少年近视实施方案

2018 年 8 月 30 日，教育部牵头，联合国家卫生健康委员会等八部门印发《综合防控儿童青少年近视实施方案》，将儿童青少年近视防控工作上升为国家战略，纳入政府绩效考核指标。

一、关于印发《综合防控儿童青少年近视实施方案》的通知

教育部等八部门关于印发《综合防控儿童青少年近视实施方案》的通知
教体艺〔2018〕3 号

各省、自治区、直辖市人民政府，新疆生产建设兵团：

为贯彻落实习近平总书记关于学生近视问题的重要指示批示精神，切实加强新时代儿童青少年近视防控工作，教育部会同国家卫生健康委员会等八部门制定了《综合防控儿童青少年近视实施方案》，经国务院同意，现予以印发，请遵照执行。

教育部　国家卫生健康委员会
国家体育总局　财政部
人力资源和社会保障部　国家市场监督管理总局
国家新闻出版署　国家广播电视总局
2018 年 8 月 30 日

二、综合防控儿童青少年近视实施方案

儿童青少年是祖国的未来和民族的希望。近年来，由于中小学生课内外负担加重，手

机、电脑等带电子屏幕产品（以下简称电子产品）的普及，以及用眼过度、用眼不卫生、缺乏体育锻炼和户外活动等因素，我国儿童青少年近视率居高不下、不断攀升，近视低龄化、重度化日益严重已成为一个关系国家和民族未来的大问题。防控儿童青少年近视需要政府、学校、医疗卫生机构、家庭、学生等各方面共同努力，需要全社会行动起来，共同呵护好孩子的眼睛。为综合防控儿童青少年近视，经国务院同意，现提出以下实施方案。

（一）目标

到 2023 年，力争实现全国儿童青少年总体近视率在 2018 年的基础上每年降低 0.5 个百分点以上，近视高发省份每年降低 1 个百分点以上。

到 2030 年，实现全国儿童青少年新发近视率明显下降，儿童青少年视力健康整体水平显著提升，6 岁儿童近视率控制在 3% 左右，小学生近视率下降到 38% 以下，初中生近视率下降到 60% 以下，高中阶段学生近视率下降到 70% 以下，国家学生体质健康标准达标优秀率达 25% 以上。

（二）各相关方面的行动

1. 家庭

家庭对孩子的成长至关重要。家长应当了解科学用眼护眼知识，以身作则，带动和帮助孩子养成良好用眼习惯，尽可能提供良好的居家视觉环境。0~6 岁是孩子视觉发育的关键期，家长应当尤其重视孩子早期视力保护与健康，及时预防和控制近视的发生与发展。

增加户外活动和锻炼。孩子到户外环境下度过更多时间能够有效预防和控制近视。要营造良好的家庭体育运动氛围，积极引导孩子进行户外活动或体育锻炼，使其在家时每天接触户外自然光的时间达 60 分钟以上。已患近视的孩子应进一步增加户外活动时间，延缓近视发展。鼓励支持孩子参加各种形式的体育活动，督促孩子认真完成寒暑假体育作业，使其掌握 1~2 项体育运动技能，引导孩子养成终身锻炼习惯。

控制电子产品使用。家长陪伴孩子时应尽量减少使用电子产品。有意识地控制孩子，特别是学龄前儿童使用电子产品，非学习目的的电子产品使用单次不宜超过 15 分钟，每天累计不宜超过 1 小时，使用电子产品学习 30~40 分钟，应休息远眺放松 10 分钟，年龄越小，连续使用电子产品的时间应越短。

减轻课外学习负担。配合学校切实减轻孩子负担，不要盲目参加课外培训、跟风报班，应根据孩子兴趣爱好合理选择，避免学校减负、家庭增负。

避免不良用眼行为。引导孩子在走路时、吃饭时、卧床时、晃动的车厢内、光线暗弱或阳光直射等情况下不看书或不使用电子产品。监督并随时纠正孩子不良读写姿势，应保持"一尺^①、一拳、一寸^②"，即眼睛与书本距离应约为一尺，胸与课桌距离应约为一拳，握笔的手指与笔尖距离应约为一寸，读写连续用眼时间不宜超过 40 分钟。

保障睡眠和营养。保障孩子睡眠时间，确保每天睡眠小学生 10 个小时、初中生 9 个小时、高中阶段学生 8 个小时。让孩子多吃鱼类、水果、绿色蔬菜等有益于视力健康的营养膳食。

做到早发现早干预。改变"重治轻防"观念，经常关注家庭室内照明状况，注重培养孩子的良好用眼卫生习惯。掌握孩子的眼睛发育和视力健康状况，随时关注孩子视力异常迹象，关注到孩子出现需要坐到教室前排才能看清黑板、看电视时凑近屏幕、抱怨头痛或眼睛疲劳、经常揉眼睛等迹象时，及时带其到眼科医疗机构检查。遵从医嘱进行科学的干预和近视矫治，尽量在眼科医疗机构验光，避免不正确的矫治方法导致近视程度加重。

2. 学校

减轻学生学业负担。严格依据国家课程方案和课程标准组织安排教学活动，严格按照"零起点"正常教学，注重提高课堂教学效益，不得随意增减课时、改变难度、调整进度。强化年级组和学科组对作业数量、时间和内容的统筹管理。小学一二年级不布置书面家庭作业，三至六年级书面家庭作业完成时间不得超过 60 分钟，初中不得超过 90 分钟，高中阶段也要合理安排作业时间。寄宿制学校要缩短学生晚上学习时间。科学布置作业，提高作业设计质量，促进学生完成好基础性作业，强化实践性作业，减少机械、重复训练，不得使学生作业演变为家长作业。

加强考试管理。全面推进义务教育阶段学校免试就近入学全覆盖。坚决控制义务教育阶段校内统一考试次数，小学一二年级每学期不得超过 1 次，其他年级每学期不得超过 2 次。严禁以任何形式、方式公布学生考试成绩和排名；严禁以各类竞赛获奖证书、学科竞赛成绩或考级证明等作为招生入学依据；严禁以各种名义组织考试选拔学生。

改善视觉环境。改善教学设施和条件，鼓励采购符合标准的可调节课桌椅和坐姿矫正器，为学生提供符合用眼卫生要求的学习环境，严格按照普通中小学校、中等职业学校建设标准，落实教室、宿舍、图书馆（阅览室）等采光和照明要求，使用利于视力健康的照明设备。学校教室照明卫生标准达标率 100%。根据学生座位视角、教室采光照明状况和学生视力变化情况，每月调整学生座位，每学期对学生课桌椅高度进行个性化调整，使其适应学生生长发育变化。

---

①尺为非法定计量单位，1 尺≈33.33 厘米。
②寸为非法定计量单位，1 寸≈3.33 厘米。

坚持眼保健操等护眼措施。中小学校要严格组织全体学生每天上下午各做 1 次眼保健操，认真执行眼保健操流程，做眼保健操之前提醒学生注意保持手部清洁卫生。教师要教会学生正确掌握执笔姿势，督促学生读写时坐姿端正，监督并随时纠正学生不良读写姿势，提醒学生遵守"一尺、一拳、一寸"要求。教师发现学生出现看不清黑板、经常揉眼睛等迹象时，要了解其视力情况。

强化户外体育锻炼。强化体育课和课外锻炼，确保中小学生在校时每天 1 小时以上体育活动时间。严格落实国家体育与健康课程标准，确保小学一二年级每周 4 课时，三至六年级和初中每周 3 课时，高中阶段每周 2 课时。中小学校每天安排 30 分钟大课间体育活动。按照动静结合、视近与视远交替的原则，有序组织和督促学生在课间时到室外活动或远眺，防止学生持续疲劳用眼。全面实施寒暑假学生体育家庭作业制度，督促检查学生完成情况。

加强学校卫生与健康教育。依托健康教育相关课程，向学生讲授保护视力的意义和方法，提高其主动保护视力的意识和能力，积极利用学校闭路电视、广播、宣传栏、家长会、家长学校等形式对学生和家长开展科学用眼护眼健康教育，通过学校和学生辐射教育家长。培训培养健康教育教师，开发和拓展健康教育课程资源。支持鼓励学生成立健康教育社团，开展视力健康同伴教育。

科学合理使用电子产品。指导学生科学规范使用电子产品，养成信息化环境下良好的学习和用眼卫生习惯。严禁学生将个人手机、平板电脑等电子产品带入课堂，将电子产品带入学校的要进行统一保管。学校教育本着按需的原则合理使用电子产品，教学和布置作业不依赖电子产品，使用电子产品开展教学时长原则上不超过教学总时长的 30%，原则上采用纸质作业。

定期开展视力监测。小学要接收来自医疗卫生机构的儿童青少年视力健康电子档案，确保一人一档，并随学籍变化实时转移。在卫生健康部门指导下，严格落实学生健康体检制度和每学期 2 次视力监测制度，对视力异常的学生进行提醒教育，为其开具个人运动处方和保健处方，及时告知家长带学生到眼科医疗机构检查。做好学生视力不良检出率、新发率等的报告和统计分析，配合医疗卫生机构开展视力筛查。学校和医疗卫生机构要及时把视力监测和筛查结果记入儿童青少年视力健康电子档案。

加强视力健康管理。建立校领导、班主任、校医（保健教师）、家长代表、学生视力保护委员和志愿者等为一体的视力健康管理队伍，明确和细化职责。将近视防控知识融入课堂教学、校园文化和学生日常行为规范。加强医务室（卫生室、校医院、保健室等）力量，按标准配备校医和必要的药械设备及相关监测检查设备。

倡导科学保育保教。严格落实 3~6 岁儿童学习与发展指南，重视生活和游戏对 3~6 岁儿童成长的价值，严禁"小学化"教学。要保证儿童每天 2 小时以上户外活动，寄宿制幼儿园不得少于 3 小时，其中体育活动时间不少于 1 小时，结合地区、季节、学龄阶段特点合理调整。为儿童提供营养均衡、有益于视力健康的膳食，促进视力保护。幼儿园教师开展保教工作时要主动控制使用电视、投影等设备的时间。

3. 医疗卫生机构

建立视力档案。严格落实国家基本公共卫生服务中关于 0~6 岁儿童眼保健和视力检查工作要求，做到早监测、早发现、早预警、早干预。2019 年起，0~6 岁儿童每年眼保健和视力检查覆盖率达 90% 以上。在视力检查的基础上，依托现有资源建立、及时更新儿童青少年视力健康电子档案，并随儿童青少年入学实时转移。在学校配合下，认真开展中小学生视力筛查，将眼部健康数据（包括屈光度、眼轴长度、屈光介质参数等）及时更新到视力健康电子档案中，筛查出视力异常或可疑眼病的，要提供个性化、针对性强的防控方案。

规范诊断治疗。县级及以上综合医院普遍开展眼科医疗服务，认真落实《近视防治指南》等诊疗规范，不断提高眼健康服务能力。根据儿童青少年视觉症状，进行科学验光及相关检查，明确诊断，按照诊疗规范进行矫治。叮嘱儿童青少年近视患者应遵从医嘱进行随诊，以便及时调整采用适宜的干预和治疗措施。对于儿童青少年高度近视或病理性近视患者，应充分告知疾病的危害，提醒其采取预防措施避免并发症的发生或降低危害。制定跟踪干预措施，检查和矫治情况及时记入儿童青少年视力健康电子档案。积极开展近视防治相关研究，加强防治近视科研成果与技术的应用。充分发挥中医药在儿童青少年近视防治中的作用，制定实施中西医一体化综合治疗方案，推广应用中医药特色技术和方法。

加强健康教育。儿童青少年近视是公共卫生问题，必须从健康教育入手，以公共卫生服务为抓手，发动儿童青少年和家长自主健康行动。针对人们缺乏近视防治知识、对近视危害健康严重性认识不足的问题，发挥健康管理、公共卫生、眼科、视光学、疾病防控、中医药相关领域专家的指导作用，主动进学校、进社区、进家庭，积极宣传推广预防儿童青少年近视的视力健康科普知识。加强营养健康宣传教育，因地制宜开展营养健康指导和服务。

4. 学生

强化健康意识。每个学生都要强化"每个人是自身健康的第一责任人"意识，主动学习掌握科学用眼护眼等健康知识，并向家长宣传。积极关注自身视力状况，自我感觉视力发生明显变化时，及时告知家长和教师，尽早到眼科医疗机构检查和治疗。

养成健康习惯。遵守近视防控的各项要求，认真规范做眼保健操，保持正确读写姿势，积极参加体育锻炼和户外活动，每周参加中等强度体育活动 3 次以上，养成良好生活方式，不熬夜、少吃糖、不挑食，自觉减少电子产品使用。

5. 有关部门

（1）教育部。

加快修订《学校卫生工作条例》和《中小学健康教育指导纲要》等。成立全国中小学和高校健康教育指导委员会，指导地方教育行政部门和学校科学开展儿童青少年近视防控和视力健康管理等学校卫生与健康教育工作，开展儿童青少年近视综合防控试点工作，强化示范引领。进一步健全学校体育卫生发展制度和体系，不断完善学校体育场地设施，加快体育与健康师资队伍建设，聚焦"教"（教会健康知识和运动技能）、"练"（经常性课余训练和常规性体育作业）、"赛"（广泛开展班级、年级和跨校体育竞赛活动）、"养"（养成健康行为和健康生活方式），深化学校体育、健康教育教学改革，积极推进校园体育项目建设。推动地方教育行政部门加强现有中小学卫生保健机构建设，按照标准和要求强化人员和设备配备。鼓励高校特别是医学院校、高等师范院校开设眼视光、健康管理、健康教育相关专业，培养近视防治、视力健康管理专门人才和健康教育教师，积极开展儿童青少年视力健康管理相关研究。会同有关部门开展全国学校校医等专职卫生技术人员配备情况专项督导检查，着力解决专职卫生技术人员数量及相关设备配备不足问题。会同有关部门坚决治理规范校外培训机构，每年对校外培训机构教室采光照明、课桌椅配备、电子产品使用等达标情况开展全覆盖专项检查。

（2）国家卫生健康委员会。

培养优秀视力健康专业人才，在有条件的社区设立防控站点。加强基层眼科医师、眼保健医生、儿童保健医生培训，提高视力筛查、常见眼病诊治和急诊处置能力。加强视光师培养，确保每个县（市、区）均有合格的视光专业人员提供规范服务，并根据儿童青少年近视情况，选择科学合理的矫正方法。全面加强全国儿童青少年视力健康及其相关危险因素监测网络、数据收集与信息化建设。会同教育部组建全国儿童青少年近视防治和视力健康专家队伍，充分发挥卫生健康、教育、体育等部门和群团组织、社会组织作用，科学指导儿童青少年近视防治和视力健康管理工作。加快修订《中小学生健康体检管理办法（2021年版）》等文件。会同有关部门出台相关强制性标准，严格规范儿童青少年的教材、教辅、考试试卷、作业本、报刊及其他印刷品、出版物等的字体、纸张，以及学习用灯具等，使之有利于保护视力。会同相关部门按照采光和照明国家有关标准要求，对学校、托幼机构和校外培训机构教学场所（教室）以"双随机"（随机抽取卫生监督人员，随机抽取学校、托幼机构和校外培训机构）方式进行抽检、记录并公布。

（3）国家体育总局。

增加适合儿童青少年户外活动和体育锻炼的场地设施，持续推动各类公共体育设施向儿童青少年开放。积极引导支持社会力量开展各类儿童青少年体育活动，有针对性地开展各类冬（夏）令营、训练营和体育赛事等，吸引儿童青少年广泛参加体育运动，动员各级社会体育指导员为广大儿童青少年参与体育锻炼提供指导。

（4）财政部。

合理安排投入，积极支持相关部门开展儿童青少年近视综合防控工作。

（5）人力资源和社会保障部。

会同教育部、国家卫生健康委员会完善中小学和高校校医、保健教师和健康教育教师职称评审政策。

（6）国家市场监督管理总局。

严格监管验光配镜行业，不断加强眼视光产品监管和计量监管，整顿配镜行业秩序，加大对眼镜和眼镜片的生产、流通和销售等执法检查力度，规范眼镜片市场，杜绝不合格眼镜片流入市场。加强广告监管，依法查处虚假违法近视防控产品广告。

（7）国家新闻出版署。

实施网络游戏总量调控，控制新增网络游戏上网运营数量，探索符合国情的适龄提示制度，采取措施限制儿童青少年电子产品使用时间。

（8）国家广播电视总局。

充分发挥广播电视、报刊、网络、新媒体等作用，利用公益广告等形式，多层次、多角度宣传推广近视防治知识。

防控儿童青少年近视是一项系统工程，各相关部门都要关心、支持、参与儿童青少年视力保护，在全社会营造政府主导、部门配合、专家指导、学校教育、家庭关注的良好氛围，让每个孩子都有一双明亮的眼睛和光明的未来。

（三）加强考核

各省（自治区、直辖市）人民政府负责本地区儿童青少年近视防控措施的落实，主要负责同志要亲自抓，国务院授权教育部、国家卫生健康委员会与各省级人民政府签订全面加强儿童青少年近视防控工作责任书，地方各级人民政府逐级签订责任书。将儿童青少年近视防控工作、总体近视率和体质健康状况纳入政府绩效考核，严禁地方各级人民政府片面以学生考试成绩和学校升学率考核教育行政部门和学校。将视力健康纳入素质教育，将儿童青少年身心健康、课业负担等纳入国家义务教育质量监测评估体系，对儿童青少年体质健康水平连续三年下降的地方政府和学校依法依规予以问责。

建立全国儿童青少年近视防控工作评议考核制度，评议考核办法由教育部、国家卫生健康委员会、国家体育总局制定，在国家卫生健康委员会、教育部核实各地 2018 年儿童青少年近视率的基础上，从 2019 年起，每年开展各省（区、市）人民政府儿童青少年近视防控工作评议考核，其结果向社会公布。

三、《综合防控儿童青少年近视实施方案》解读

《综合防控儿童青少年近视实施方案》（以下简称《实施方案》）指出，儿童青少年是祖国的未来和民族的希望。中国儿童青少年近视率居高不下、不断攀升，近视低龄化、重度化日益严重，已成为一个关系国家和民族未来的大问题。全社会都要行动起来，共同呵护好孩子的眼睛，让他们拥有一个光明的未来。

《实施方案》提出，到 2023 年，力争实现全国儿童青少年总体近视率在 2018 年的基础上每年降低 0.5 个百分点以上，近视高发省份每年降低 1 个百分点以上。到 2030 年，实现儿童青少年新发近视率明显下降、视力健康整体水平显著提升，6 岁儿童近视率控制在 3%左右，小学生近视率下降到 38%以下，初中生近视率下降到 60%以下，高中阶段学生近视率下降到 70%以下。

《实施方案》明确了家庭、学校、医疗卫生机构、学生、政府相关部门应采取的防控措施。一是家长要增加孩子户外活动和锻炼，减轻孩子课外学习负担，保障孩子睡眠和营养，纠正孩子不良用眼行为，掌握孩子视力健康状况，发觉其视力异常时，及时到正规眼科医疗机构检查。二是学校要减轻学生学业负担，严格按照"零起点"正常教学，教室照明卫生标准达标率 100%，每月调整学生座位，每学期调整学生课桌椅高度，严格组织全体学生每天上下午各做 1 次眼保健操，监督并纠正学生不良读写姿势，确保中小学生每天 1 小时以上体育活动，指导学生科学规范使用电子产品。按标准配备校医和必要的药械设备，每学期开展 2 次视力监测，提高学生主动保护视力的意识和能力。三是医疗卫生机构要从 2019 年起实现 0~6 岁儿童每年眼保健和视力检查覆盖率达 90%以上，建立儿童青少年视力健康电子档案。县级以上综合医院普遍开展眼科医疗服务。四是学生要强化"每个人是自身健康的第一责任人"意识，主动学习掌握科学用眼护眼等健康知识，养成健康习惯。

《实施方案》明确了八个部门防控近视的职责和任务。一是深化学校体育、健康教育教学改革，完善学校体育场地设施，加强体育与健康师资队伍和中小学卫生保健所等机构建设。二是建立各级近视防控中心、视力健康保健站。2019 年年底前，出台有利于保护视力的相关强制性标准。三是增加儿童青少年户外活动和体育锻炼场地设施，推动公共体育设施向儿童青少年开放。四是合理安排投入，积极支持相关部门开展儿童青少年近视综合防控工作。五是完善中小学和高校校医、保健教师和健康教育教师职称评审政策。六是加大对眼镜和眼镜片的生产、流通和销售等执法检查力度，依法查处虚假违法近视防控产品广告。七是实施网络游戏总量调控，控制新增网络游戏上网运营数量，探索符合国情的适龄提示制度，采取措施限制未成年人使用时间。八是充分发挥广播电视、报刊、网络、新媒体等作用，利用公益广告等形式，多层次、多角度宣传推广近视防治知识。

《实施方案》强调，各省级人民政府主要负责同志要亲自抓近视防控工作。建立全国

儿童青少年近视防控工作评议考核制度，核实各地 2018 年儿童青少年近视率，2019 年起对各省级人民政府进行评议考核，结果向社会公布。2019 年 9 月 27 日上午，教育部牵头组织召开全国综合防控儿童青少年近视工作联席会议机制第一次会议，总结交流一年来贯彻落实《实施方案》进展，审议通过了近视防控评议考核办法，研究部署了下一阶段工作。

联席会议召集人，教育部党组书记、部长陈宝生在讲话中指出，一年来，中共中央宣传部、教育部、国家卫生健康委员会、国家体育总局、财政部、人力资源和社会保障部、国家市场监督管理总局、国家新闻出版署、国家广播电视总局、中医药局等联席会议成员单位和各省（自治区、直辖市）人民政府，按照党中央、国务院决策部署，增强"四个意识"，坚定"四个自信"，做到"两个维护"，合力推动全国综合防控儿童青少年近视工作，前所未有地凝聚了部门合力，前所未有地压实了主体责任，前所未有地摸清了近视"底数"，前所未有地构建了联动格局，取得了重要阶段性进展，形成了一批标志性成果，实现了精彩开局。会议总结交流了一年来各成员单位和各省（自治区、直辖市）贯彻落实《实施方案》的进展，包括如下几大方面：

（1）加强了组织领导，明确了主体责任。

召开贯彻落实《实施方案》专题座谈会、全国综合防控儿童青少年近视视频会议，强化工作部署。印发了《实施方案》重点任务部门分工方案。教育部、卫生健康委员会与 31 个省（自治区、直辖市）人民政府和新疆生产建设兵团签订了全面加强儿童青少年近视综合防控工作责任书，落实主体责任，明确职责任务。

（2）摸清了近视底数，推进了宣传教育。

核定了 2018 年各省份近视率"底数"，明确了各省份近视率每年下降 0.5%（或 1%）的目标任务。组建了 85 名专家组成的全国综合防控儿童青少年近视专家宣讲团并举行集体备课，开展了 300 多场次宣讲，覆盖中小学生和家长 2000 万人次。持续开展"师生健康中国健康"主题健康教育活动和全国"爱眼日"活动，建设了近视防控专题网页。通过公益广告、短视频、动漫、微课等方式，加强儿童青少年近视防控知识宣传教育。

（3）出台了减负政策，强化了体育锻炼。

印发了中小学生减负"三十条"，从源头上落实学生近视防控举措。印发指导意见，要求学校科学规范指导学生使用电子产品，控制使用时长。研制全面加强和改进学校体育美育专门文件，深化学校体育教学改革。严格落实国家体育与健康课程标准，落实课程课时。推动地方和学校严格落实学生每天 1 小时校内体育活动，引导督促学生每天放学后进行 1~2 小时户外活动。组织专家研发"青少年近视防控操"，并逐步推广。

（4）提高了防治能力，发挥了专家作用。

发布《近视防治指南》《弱视诊治指南》《斜视诊治指南》，为科学规范预防矫正近视提供技术标准。成立儿童青少年近视防治专家指导组，强化医疗卫生机构近视防治专业培训和技术指导。建立视力档案，做好 0~6 岁儿童眼保健和视力检查，确保 2019 年起覆盖率达 90%以上。推动逐步建立电子档案，随儿童青少年入学实时转移、动态管理。要求各地疾病预防控制机构未设立学校卫生科（所）的，2019 年底前建立省级专业机构。研制儿童青少年近视防控中西医一体化综合治疗方案，开展视功能中医药保护研究，推动完善保护诊疗技术、研发新方法和中药制剂。

（5）严格了市场监管，收紧了网游管控。

开展 2019 年托幼机构、校外培训机构、学校采光照明"双随机"抽检和眼镜制配场所计量专项监督检查，整治近视矫正市场乱象。严厉打击眼视光相关产品违法违规行为，加大近视防控相关产品广告监管和虚假广告查处力度。实行近视相关不合格产品召回制度。严控网络游戏内容和数量，加强游戏前置审批管理。成立网络游戏道德委员会，细化内容审核标准，严格准入管理。编制防止未成年人沉迷网络游戏文件，探索实施适龄提示制度。

（6）加强了队伍建设，提供了智力支撑。

研究推进职称制度改革，修订完善中小学和高校校医等专业技术人才职称评审政策。培养 1000 余名"种子"教师，辐射带动 3 万多名健康教育教师、校医提升健康教育能力。30 所高校增设眼视光医学、健康服务与管理等相关学科和专业。69 所高职院校设置眼视光技术专业点，招生 4800 余人。设立 40 余项青少年视力健康研究课题，加强眼视光学和视觉科学、眼科学等国家重点实验室建设，认定首批省部共建眼视光行业产业协同创新中心。

（7）加大了财政投入，启动了改革试验。

2019 年新增全国儿童青少年近视防控工作专项经费 1680 万元。实施农村义务教育薄弱学校改造计划、改善普通高中办学条件等工程，督促学校按相关标准配备必要的药械设备。认定 29 个地级市为近视防控改革试验区、84 个县（市、区）为近视防控改革试点，推进改革试验试点。

（8）建立了考核制度，明确了评价导向。

以近视防控工作责任书主体内容为依据，研制近视防控评议考核办法。把义务教育阶段学生近视率、学校教室照明卫生标准化建设等，作为认定全国义务教育发展基本均衡和优质均衡县的重要内容。

（9）构建了联动格局，创新了工作举措。

各省（自治区、直辖市）和新疆生产建设兵团党委和政府高度重视，结合实际，加紧研制省级近视防控方案，30 个省份出台了省级近视防控方案。黑龙江、江西、山西等由省人民政府办公厅印发近视防控方案。浙江、新疆、北京等联合发文部门增加科技、医保、共青团、妇联等单位，进一步加大防控力度。江西省成立以分管副省长为组长的儿童青少年近视防控工作领导小组，遴选 30 所省级近视防控示范学校。上海市小学一至三年级每周增加 1 节体育课、每天上 1 节体育课，四、五年级每周落实 4 节体育课。天津市小学阶段课间休息由 10 分钟增加到 15 分钟，中小学校每天上下午各安排 30 分钟大课间体育活动。福建省探索实施小学低年级课中"短暂停"制度，从小培养学生科学用眼的意识和习惯。

会议指出，当前，儿童青少年近视防控面临亟待规范市场行为、亟待分层推进落实、亟待借鉴国际经验、亟待精准宣传教育等主要矛盾和问题，需要重点破解，久久为功，打"持久战"，打"攻坚战"，明确六大重点任务。

一是写好"主报告"。进一步汇总梳理相关部门和各省（自治区、直辖市）人民政府近视防控工作进展情况，向党中央、国务院呈报专门报告。

二是抓好"主阵地"。发挥好教育系统和学校的组织优势，抓住"学校"这个落实儿童青少年近视防控措施的"主阵地"。以学校为中心，切实把政府有关部门、校长、老师、学生、家长、医疗卫生机构等方面的力量和智慧凝聚起来，综合防控、合力防控、持续防控。

三是建好"宣传队"。把《实施方案》宣传好，充分发挥好近视防控专家宣讲团作用，传播眼健康知识。

四是办好"发布会"。2019 年 10 月下旬举办近视防控专题新闻发布会，邀请联席会议成员单位相关负责人出席发布会，介绍近视防控工作进展情况。

五是打好"组合拳"。综合防控儿童青少年近视，要求各有关部门密切配合和相互支持，发挥好联席会议机制作用，各负其责，各尽所能。

六是用好"指挥棒"。进一步认真研究和采纳相关意见建议，相关部门联合印发近视防控评议考核办法，2018 年年底首次组织实施全国近视防控工作评议考核，并向社会公布结果。通过评议考核，抓住省级人民政府这个"关键主体"，抓住领导干部这个"关键少数"，抓好县（区）一级政策落实，切实推动党中央和国务院综合防控儿童青少年近视决策部署落地落实。

（祝丽玲）

第二节　儿童青少年近视防控光明行动工作方案
（2021—2025 年）

2020 年上半年受新冠肺炎疫情影响，儿童青少年线上学习时间加长，户外活动减少，近视防控面临挑战。为积极应对疫情影响，毫不松懈、务实真抓、务求实效推进儿童青少年近视防控工作，教育部等十五部门联合制定《儿童青少年近视防控光明行动工作方案（2021—2025 年）》。2021 年 4 月 28 日，《儿童青少年近视防控光明行动工作方案（2021—2025 年）》通过。

一、关于印发《儿童青少年近视防控光明行动工作方案（2021—2025年）》的通知

教育部办公厅等十五部门关于印发《儿童青少年近视防控光明行动工作方案（2021—2025 年）》的通知
教体艺厅函〔2021〕19 号

各省、自治区、直辖市教育厅（教委）、党委宣传部、卫生健康委、体育局、财政厅（局）、人力资源社会保障厅（局）、市场监管局（厅、委）、广电局、中医药局、科技厅（局）、民政厅（局）、医保局、团委、妇联，新疆生产建设兵团教育局、党委宣传部、卫生健康委、文体广电和旅游局、财政局、人力资源社会保障局、市场监管局、科技局、民政局、医保局、团委、妇联，中国科学院各相关研究院所：

加强儿童青少年近视防控，促进儿童青少年视力健康是中央关心、群众关切、社会关注的"光明工程"。经国务院同意，2018 年 8 月教育部等 8 部门联合印发《综合防控儿童青少年近视实施方案》（教体艺〔2018〕3 号）以来，儿童青少年近视防控工作取得积极进展和成效。2020 年上半年受新冠肺炎疫情影响，儿童青少年线上学习时间加长，户外活动减少，近视防控面临挑战。为积极应对疫情影响，毫不松懈、务实真抓、务求实效推进儿童青少年近视防控工作，教育部等十五部门联合制定《儿童青少年近视防控光明行动工作方案（2021—2025 年）》。现将工作方案印发给你们，请认真贯彻执行。

教育部办公厅　中共中央宣传部办公厅　国家卫生健康委办公厅
国家体育总局办公厅　财政部办公厅　人力资源社会保障部办公厅
市场监管总局办公厅　国家广电总局办公厅　国家中医药局办公室
科技部办公厅　民政部办公厅　国家医保局办公室
共青团中央办公厅　全国妇联办公厅　中国科学院办公厅
2021 年 4 月 28 日

二、儿童青少年近视防控光明行动工作方案（2021—2025 年）

（一）总体要求

以习近平新时代中国特色社会主义思想为指导，深入贯彻党的十九大和十九届二中、

三中、四中、五中全会精神，全面贯彻落实全国教育大会精神，将儿童青少年身心健康放在更加突出位置，服务教育强国、体育强国、健康中国建设，按照《综合防控儿童青少年近视实施方案》（以下简称《实施方案》）要求，牢固树立"健康第一"的教育理念，坚持综合防控、科学防控、精准防控、有效防控，实施一批专项行动，健全儿童青少年近视防控工作格局。加强党的全面领导，政府、学校、医疗卫生机构、学生、家庭、社会协同推进，引导全社会树立正确健康观、教育观、成才观，形成有利于儿童青少年视力健康的生活学习方式、教育管理机制和良好社会环境，切实提高儿童青少年视力健康水平。

（二）工作目标

合力开展儿童青少年近视防控光明行动，克服新冠肺炎疫情影响，健全完善儿童青少年近视防控体系，到2025年每年持续降低儿童青少年近视率，有效提升儿童青少年视力健康水平，为如期实现《实施方案》2030年各项目标任务奠定基础。

（三）主要任务

1. 引导学生自觉爱眼护眼

教育每个学生强化"每个人是自身健康的第一责任人"意识。主动学习掌握科学用眼护眼等健康知识，养成健康习惯，并向家长宣传。积极关注自身视力状况，自我感觉视力发生明显变化时，及时告知家长和老师，尽早到眼科医疗机构检查和治疗。认真规范做眼保健操，保持正确读写姿势，学会劳逸结合，做到合理作息，养成科学用眼习惯；积极参加体育锻炼和户外活动，每周参加3次以上中等强度体育活动，养成良好生活方式，保持充足睡眠、不熬夜、少吃甜食，自觉减少电子产品使用。

2. 减轻学生学业负担

指导各地落实《中小学生减负措施》（教基〔2018〕26号）、《教育部办公厅关于加强义务教育学校作业管理的通知》（教基厅函〔2021〕13号），要求各地严格依据国家课程方案和课程标准组织安排教学活动，严格按照"零起点"正常教学，注重提高课堂教学效益，不得随意增减课时、改变难度、调整进度。强化年级组和学科组对作业数量、时间和内容的统筹管理。寄宿制学校缩短学生晚上学习时间。科学布置作业，提高作业设计质量，促进学生完成好基础性作业，强化实践性作业，减少机械、重复训练，不得使学生作业演变为家长作业。全面推进义务教育学校免试就近入学全覆盖。严格控制义务教育阶段校内统一考试次数。引导家庭配合学校切实减轻孩子学业负担，不盲目参加课外培训、跟风报班，应根据孩子兴趣爱好合理选择，避免学校减负、家庭增负。

3. 强化户外活动和体育锻炼

指导各地落实中共中央委员会办公厅、国务院办公厅关于全面加强和改进新时代学校体育工作的意见、《关于深化体教融合促进青少年健康发展的意见》（体发〔2020〕1号）、《全国青少年校园足球"八大体系"建设行动计划》（教体艺〔2020〕5号）、《教育部办公厅关于进一步加强中小学生体质管理的通知》（教体艺厅函〔2021〕16号）等文件要求，强化体育课和课外锻炼，着力保障学生每天校内、校外各1个小时体育活动时间。鼓励基础教育阶段学校每天开设1节体育课。建立完善全国儿童青少年体育活动体系，指导各地采用多种形式和途径开展儿童青少年健身科普工作，吸引更多儿童青少年到户外参加体育活动。全面实施寒暑假学生体育家庭作业制度，引导家长营造良好的家庭体育运动氛围。已经近视的孩子应进一步增加户外活动时间，延缓近视发展。鼓励支持孩子参加各种形式的体育活动，使其掌握1~2项体育运动技能，引导孩子养成终身锻炼习惯。

4. 科学规范使用电子产品

指导各地落实《关于加强中小学生手机管理工作的通知》（教基厅函〔2021〕3号），宣传中小学生过度使用手机的危害性和加强管理的必要性，确保手机有限带入校园、禁止带入课堂。学校教育本着按需的原则合理使用电子产品，教学和布置作业不依赖电子产品，使用电子产品开展教学时长原则上不超过教学总时长30%，原则上采用纸质作业。家长要加强对孩子使用手机的监督管理，引导孩子科学理性对待并合理使用手机，形成家校协同育人合力。

5. 落实视力健康监测

建立儿童青少年视力健康监测数据库，每年开展全国儿童青少年视力动态监测，努力实现县（区）儿童青少年近视监测全覆盖。指导各地严格落实国家基本公共卫生服务中关于0~6岁儿童眼保健和视力检查工作要求，做到早监测、早发现、早预警、早干预，0~6岁儿童每年眼保健和视力检查覆盖率达90%以上。依托现有资源建立、及时更新儿童青少年视力健康电子档案，并随儿童青少年入学实时转移。认真开展中小学生视力筛查，将眼部健康数据及时更新到视力健康电子档案中,筛查出视力异常或可疑眼病的,提供个性化、针对性强的防控方案。

6. 改善学生视觉环境

指导各地改善教学设施和条件,落实教室、宿舍、图书馆(阅览室)等采光和照明要求,鼓励采购符合标准的可调节课桌椅、坐姿矫正器,为学生提供符合用眼卫生要求的学习环境。根据学生座位视角、教室采光照明状况和学生视力变化情况,每月调整学生座位,每学期对学生课桌椅高度进行个性化调整,使其适应学生生长发育变化。严格按照《儿童青少年学习用品近视防控卫生要求》,确保儿童青少年使用符合卫生要求的教科书、教辅材料、学习用杂志、课业簿册、考试试卷、学习用报纸、学龄前儿童学习读物,以及普通教室照明灯具、读写作业台灯和教学多媒体等儿童青少年学习用品。鼓励采购和使用获得认证的眼视光相关产品及验光配镜服务。

7. 提升专业指导和矫正质量

发挥医院专业优势,不断提高眼健康服务能力。制定跟踪干预措施,检查和矫正情况及时记入儿童青少年视力健康电子档案。发挥高校、科研院所科研力量,开展近视防控科研攻关,加强防治近视科研成果与技术的应用。充分发挥中医药在儿童青少年近视防控中的作用,制定实施中西医一体化综合矫正方案,推广应用中医药特色技术和方法。

8. 加强视力健康教育

发布0~6岁学前教育阶段、7~12岁小学阶段、13~18岁中学阶段等不同学段近视防控指引,教育引导儿童青少年形成科学用眼行为习惯。以开发义务教育阶段健康教育视频课程为基础,建立全国儿童青少年视力健康教育资源库。教育部等五部门联合印发《关于全面加强和改进新时代学校卫生与健康教育工作的意见》。培训培养健康教育教师,开发、拓展和用好健康教育课程资源。支持鼓励学生成立在学校内部活动的健康教育社团,开展视力健康同伴教育。加强近视防控专家智库建设,鼓励多方力量积极开展近视防控宣传教育活动,深入开展综合防控儿童青少年近视专家宣讲。

（四）保障措施

1. 加强部门协同推进

充分发挥综合防控儿童青少年近视工作联席会议机制作用，统筹推进联席会议机制成员单位和各省份年度重点任务，分工负责，为儿童青少年近视防控工作提供完善有力的体制机制保障、坚实的组织基础和有效的工作体系，切实推动光明行动工作方案落地落实。每年召开全国综合防控儿童青少年近视工作联席会议、全国综合防控儿童青少年近视工作现场会，制定实施儿童青少年近视防控工作计划，每年编写全国儿童青少年近视防控工作年度报告。

2. 开展评议考核督查

每年面向各省级人民政府开展全国儿童青少年近视防控评议考核工作，将儿童青少年近视防控工作、总体近视率和体质健康状况纳入政府绩效考核。加强近视防控工作督查，持续降低儿童青少年近视率，指导推动各地逐级精准落实近视防控相关政策要求，不断提升视力健康知识知晓率、学生用眼行为改进率、视觉环境条件达标率、学生体质健康标准达标测试优秀率。

3. 营造社会良好氛围

各地要充分发挥近视防控改革试验区和试点县（市、区）典型示范引领作用，依托"师生健康，中国健康"主题健康教育活动、"全国爱眼日"等活动，加强科学引导和典型报道，在全社会营造政府主导、部门协同、专家指导、学校教育、家庭配合的良好氛围，让每个孩子都有一双明亮的眼睛和光明的未来。

三、《儿童青少年近视防控光明行动工作方案(2021—2025 年)》解读

加强儿童青少年近视防控，促进儿童青少年视力健康，是中央关心、群众关切、社会关注的"光明工程"。习近平总书记高度重视儿童青少年近视防控工作，强调要"共同呵

护好孩子的眼睛，让他们拥有一个光明的未来"。

为坚决贯彻落实习近平总书记关于儿童青少年近视防控系列重要指示批示精神和党中央、国务院决策部署，积极应对新冠肺炎疫情影响，推进综合防控儿童青少年近视工作，教育部等十五部门联合印发《儿童青少年近视防控光明行动工作方案（2021—2025 年）》（以下简称《光明行动》）。

（一）研制背景

1. 与"十四五"规划相一致

《中华人民共和国国民经济和社会发展第十四个五年规划和 2035 年远景目标》明确 2021—2025 年我国教育改革发展总体目标，提出构建高质量教育体系，这为加强近视防控工作提供了基本遵循。在"十四五"规划开局之年、全面建设社会主义现代化国家起步之年实施《光明行动》，力争在 2021—2025 年使近视防控工作取得新进展、新突破，带动教育改革发展，践行为党育人、为国育才初心和使命。

2. 与《实施方案》相衔接

2018 年 8 月，经国务院同意，教育部等八部门联合印发《综合防控儿童青少年近视实施方案》，明确了 2023 年和 2030 年工作目标，是综合防控儿童青少年近视工作的纲领性文件。《光明行动》贯彻落实《实施方案》精神，针对近视防控工作面临的新形势、新问题，以 2021，2023，2025，2030 年为重要节点，对近视防控工作进行再部署、再动员，推进近视防控工作。

3. 与工作实践相协调

成立和完善全国综合防控儿童青少年近视工作联席会议机制，成员单位由 8 个增加到 15 个。15 个联席会议机制成员单位协调一致，共同印发《光明行动》。《光明行动》充分吸收和体现了《实施方案》印发以来近视防控有效做法和实践经验。

4. 与"抗疫"经验相融合

2020 年上半年受新冠肺炎疫情影响，儿童青少年线上学习时间加长，户外活动减少，近视防控面临挑战。为克服疫情影响，教育部会同有关部门规范学生在线学习，强化户外体育活动，加强近视防控宣传和指导，积累了大量行之有效的近视防控经验做法。《光明行动》进一步总结凝练这些经验做法，转化固化为近视防控长效机制。

5. 与"五项管理"相结合

为确保儿童青少年身心健康、全面发展，教育部印发五个文件，统筹推进手机、睡眠、作业、读物和体质等"五项管理"。《光明行动》针对影响儿童青少年近视的关键因素，进一步落实了"五项管理"相关要求，通过政策项目化、项目指标化、督导制度化、管理常态化，靶向施策，全面发力。

（二）基本原则

1. 综合防控

凝聚政府、学校、医疗卫生机构、学生、家庭、社会等多方合力，多措并举，分工负责，一致行动，共同推进儿童青少年近视防控。

2. 科学防控

调动医疗行业、高校、科研院所、企业等方面积极性，深入开展近视防控科研攻关，加快近视影响因素和干预、矫正、教育等研究，及时完善近视防控策略、技术标准和干预措施。

3. 精准防控

针对不同学段儿童青少年、不同类型学校和不同地区防控实际，采取有针对性的近视防控措施，减少新发近视率，减缓近视进展，降低重度近视率。

4. 有效防控

推动综合防控儿童青少年近视各项措施落地落实落细，动员全社会共同行动，切实降低儿童青少年近视率，提高视力健康水平。

（三）总体要求和工作目标

1. 总体要求

以习近平新时代中国特色社会主义思想为指导，深入贯彻党的十九大和十九届二中、三中、四中、五中全会精神，全面贯彻落实全国教育大会精神，将儿童青少年身心健康放在更加突出位置，服务教育强国、体育强国、健康中国建设，按照《综合防控儿童青少年近视实施方案》要求，牢固树立"健康第一"的教育理念，坚持综合防控、科学防控、精准防控、有效防控，实施一批专项行动，健全儿童青少年近视防控工作格局。加强党的全面领导，政府、学校、医疗卫生机构、学生、家庭、社会协同推进，引导全社会树立正确健康观、教育观、成才观，形成有利于儿童青少年视力健康的生活学习方式、教育管理机制和良好社会环境，切实提高儿童青少年视力健康水平。

2. 工作目标

合力开展儿童青少年近视防控"光明行动"，克服新冠肺炎疫情影响，健全完善儿童青少年近视防控体系，到 2025 年每年持续降低儿童青少年近视率，有效提升儿童青少年视力健康水平，如期实现《实施方案》2030 年各项目标任务。

（四）主要内容

教育部等十五部门聚焦近视防控的关键领域、核心要素和重点环节，联合开展八个专项行动。

1. 引导学生自觉爱眼护眼

教育每个学生强化"每个人是自身健康的第一责任人"意识。主动学习掌握科学用眼护眼等健康知识，养成健康习惯，并向家长宣传。

2. 减轻学生学业负担

引导家庭配合学校切实减轻孩子学业负担，不盲目参加课外培训、跟风报班，根据孩子兴趣爱好合理选择。

3. 强化户外活动和体育锻炼

着力保障学生每天校内、校外各 1 个小时体育活动时间。鼓励基础教育阶段学校每天开设 1 节体育课。

4. 科学规范使用电子产品

指导各地落实《关于加强中小学生手机管理工作的通知》，确保手机有限带入校园、禁止带入课堂，形成家校协同育人合力。

5. 落实视力健康监测

建立儿童青少年视力健康监测数据库，每年开展全国儿童青少年视力动态监测，努力实现县（区）儿童青少年近视监测全覆盖。

6. 改善学生视觉环境

指导各地改善教学设施和条件，落实教室、宿舍、图书馆（阅览室）等采光和照明要求，鼓励采购符合标准的可调节课桌椅、坐姿矫正器。

7. 提升专业指导和矫正质量

发挥医院专业优势，不断提高眼健康服务能力。发挥高校、科研院所科研力量，开展近视防控科研攻关，加强防治近视科研成果与技术的应用。

8. 加强视力健康教育

以开发义务教育阶段健康教育视频课程为基础，建立全国儿童青少年视力健康教育资源库。支持鼓励学生成立健康教育社团，开展视力健康同伴教育。

（五）实施保障

1. 加强部门协同推进

充分发挥综合防控儿童青少年近视工作联席会议机制作用，统筹推进联席会议机制成员单位和各省份年度重点任务，分工负责，切实推动《光明行动》落地落实。

2. 开展评议考核督查

每年面向各省级人民政府开展全国儿童青少年近视防控评议考核工作，将儿童青少年近视防控工作、总体近视率和体质健康状况纳入政府绩效考核，不断提升视力健康知识知晓率、学生用眼行为改进率、视觉环境条件达标率、学生体质健康标准达标测试优秀率。

3. 营造良好社会氛围

充分发挥近视防控改革试验区和试点县（市、区）典型示范引领作用，依托"师生健康中国健康"主题健康教育活动、"全国爱眼日"等活动，加强科学引导和典型报道，在全社会营造政府主导、部门协同、专家指导、学校教育、家庭配合的良好氛围，让每个孩子都有一双明亮的眼睛和光明的未来。

（祝丽玲）

第三节　"十四五"全国眼健康规划（2021—2025 年）

为切实做好"十四五"期间我国眼健康工作，进一步提高人民群众眼健康水平，持续推进我国眼健康事业高质量发展，国家卫生健康委印发《"十四五"全国眼健康规划（2021—2025 年）》（以下简称《眼健康规划》）。《眼健康规划》提出的主要目标是，"十四五"期间，着力加强眼科医疗服务体系建设、能力建设、人才队伍建设，持续完善眼科医疗质量控制体系，推动眼科优质医疗资源扩容并下延。有效推进儿童青少年近视防控和科学矫治工作，进一步提升白内障复明能力，逐步提高基层医疗卫生机构对糖尿病视网膜病变等眼底疾病的筛查能力，推动角膜捐献事业有序发展。到 2025 年，力争实现以下目标：一是 0~6 岁儿童每年眼保健和视力检查覆盖率达到 90% 以上，儿童青少年眼健康整体水平不断提升。二是有效屈光不正矫正覆盖率不断提高，高度近视导致的视觉损伤人数逐步减少。三是全国百万人口白内障手术率（简称 CSR）达到 3500 以上，有效白内障手术覆盖率不断提高。

一、关于印发"十四五"全国眼健康规划（2021—2025 年）的通知

国家卫生健康委关于印发"十四五"全国眼健康规划（2021—2025 年）的通知

国卫医发〔2022〕1 号

各省、自治区、直辖市及新疆生产建设兵团卫生健康委：

为切实做好"十四五"期间我国眼健康工作，进一步提高人民群众眼健康水平，持续推进我国眼健康事业高质量发展，结合当前工作现状，我委制定了《"十四五"全国眼健康规划（2021—2025 年）》（可从国家卫生健康委网站下载）。现印发给你们，请各地认真贯彻执行。

国家卫生健康委

2022 年 1 月 4 日

二、"十四五"全国眼健康规划（2021—2025 年）

眼健康是国民健康的重要组成部分，涉及全年龄段人群全生命期。包括盲在内的视觉损伤严重影响人民群众身心健康和生活质量，加重家庭和社会负担，是涉及民生福祉的公共卫生问题和社会问题。为持续推进"十四五"期间我国眼健康事业高质量发展，进一步提高人民群众眼健康水平，制定《眼健康规则》。

（一）规划背景

中共中央、国务院高度重视眼健康工作。自 20 世纪 80 年代，国家连续出台防盲治盲和眼健康有关规划、政策，强化顶层设计，明确任务目标，提出具体措施，持续完善眼健

康管理体系、技术指导体系和医疗服务体系。聚焦沙眼、白内障、儿童青少年近视等眼病防治和低视力康复，着力提升人民群众眼健康水平。

"十三五"时期，各地将儿童青少年近视防控纳入政府绩效考核，形成"政府主导、部门配合、专家指导、学校教育、家庭关注"的良好氛围，眼科医疗卫生事业快速发展。眼科服务能力持续提升，白内障复明手术在县域普遍开展。眼科医务人员队伍不断完善，眼科医师数量增加至 4.7 万名。医务人员积极参与眼健康科普宣教。人民群众爱眼护眼意识明显提升。"十三五"末，我国盲的年龄标化患病率已低于全球平均水平。世界卫生组织正式认证，我国消除了致盲性沙眼这一公共卫生问题。我国百万人口白内障手术率超过3000 例，较"十二五"末翻一番。

但是，我国仍是世界上盲和视觉损伤患者最多的国家之一。我国主要致盲性眼病由传染性眼病转变为以白内障、近视性视网膜病变、青光眼、角膜病、糖尿病视网膜病变等为主的眼病。随着经济社会发展及人口老龄化进程加剧，人民群众对眼健康有了更高需求。我国眼科优质医疗资源总量相对不足、分布不均衡的问题依然存在，基层眼健康服务能力仍需加强，眼健康工作任务依然艰巨。

（二）指导思想和基本原则

1. 指导思想

以习近平新时代中国特色社会主义思想为指导，全面贯彻党的十九大和十九届历次全会精神，以人民健康为中心，以推动高质量发展为主题，以满足人民群众多层次多样化的眼健康需求为出发点和落脚点，落实健康中国战略部署，进一步构建优质高效的眼健康服务体系，努力为人民群众提供覆盖全生命期的眼健康服务。

2.基本原则

（1）坚持统筹规划，资源整合。

坚持眼健康工作服务于人民健康。坚持政府主导、多部门协作、全社会参与的眼病防治工作模式。根据人民群众眼病就医需求、眼病疾病谱、人口分布情况，科学制定区域眼健康规划，明确工作目标和任务分工，因地制宜、分类指导，统筹区域内医疗资源，保证具体工作措施取得实效。

（2）坚持提质增效，高质量发展。

坚持新发展理念，以提高眼健康服务质量和水平作为核心任务，推动眼健康管理体系、技术指导体系和医疗服务体系高质量发展，加快优质医疗资源扩容和区域均衡布局，持续改善眼健康服务的公平性和可及性。

（3）坚持预防为主、防治结合。

重视眼病前期因素干预，注重医防协同、急慢分治，推动眼健康事业发展从以治病为中心向以人民健康为中心转变。加强眼健康科普宣传教育，强化每个人是自己眼健康第一责任人，推动形成人人参与、人人尽责、人人共享氛围。

（4）聚焦重点人群、重点眼病。

关注儿童青少年、老年人两个重点人群，聚焦近视等屈光不正、白内障、眼底病、青光眼、角膜盲等重点眼病，推广眼病防治适宜技术与诊疗模式，提高重点人群眼健康水平。

（三）主要目标

"十四五"时期，着力加强眼科医疗服务体系建设、能力建设、人才队伍建设，持续完善眼科医疗质量控制体系，推动眼科优质医疗资源扩容并下延。有效推进儿童青少年近视防控和科学矫治工作，进一步提升白内障复明能力，逐步提高基层医疗卫生机构对糖尿病视网膜病变等眼底疾病的筛查能力，推动角膜捐献事业有序发展。

到 2025 年，力争实现以下目标：

一是，0~6 岁儿童每年眼保健和视力检查覆盖率达到 90% 以上，儿童青少年眼健康整体水平不断提升。

二是，有效屈光不正矫正覆盖率（简称 eREC）不断提高，高度近视导致的视觉损伤人数逐步减少。

三是，全国 CSR 达到 3500 以上，有效白内障手术覆盖率（简称 eCSC）不断提高。

（四）推动眼科医疗服务体系高质量发展

1. 加强眼科医疗服务体系建设

（1）加强综合医院眼科和眼科专科医院建设。

根据患者就医需求和医疗资源布局等，将眼科医疗服务体系建设纳入"十四五"区域医疗机构设置规划等统筹建设，推动眼科相关优质医疗资源扩容并下延。逐步建立完善国家—区域—省—市—县五级眼科医疗服务体系，优化医疗资源布局。强化二级以上综合医院眼科设置与建设，补齐眼科及其支撑学科短板。每个地级市至少 1 家二级以上综合医院独立设置眼科。鼓励有条件的县级综合医院独立设置眼科并提供门诊服务。

（2）建设眼科医学高地。

按照国家医学中心和国家区域医疗中心建设规划要求，统筹建设眼科专业国家医学中心和国家区域医疗中心，打造国家和区域眼科医学高地。发挥各中心的技术引领和辐射带动作用，提升眼科整体服务能力，逐步缩小区域间、城乡间眼科医疗服务能力差异，减少患者跨区域就医。

（3）构建眼科医疗服务网络。

构建适合我国国情的眼健康服务网络，提供全面、公平、可及的眼健康服务。鼓励实力强的眼科专科医院和综合医院眼科牵头建设专科联盟，整合专科医疗资源，带动提升眼科整体服务能力。推动城市医疗集团和县域医共体建设，充分吸纳眼科医疗资源参与，建立眼科医疗资源与区域内其他医疗资源分工协作机制，完善城市和县域两个眼健康工作网络。加强远程医疗协作网建设，利用信息化手段推动眼科优质医疗资源向基层延伸。

2. 加强眼科医疗服务能力建设

（1）提升眼科医疗服务能力。

按照《"十四五"国家临床专科能力建设规划》，从国家、省、市（县）级层面支持眼科临床重点专科建设，完善相关眼科亚专科体系，进一步提升眼科临床专科服务能力。同时，重点关注儿童、老年患者，重点提升近视科学矫治、白内障复明手术、常见眼病筛查等能力。加强病理等支撑学科建设，提升眼病理诊断能力。

（2）提升眼科医疗服务效率。

构建"急慢分开"模式。完善眼科日间手术相关工作制度和工作流程，在做好白内障、屈光不正等患者日间手术基础上，逐步扩大病种范围，持续提升日间手术占择期手术的比例。力争于"十四五"末，三级眼科专科医院日间手术占择期手术的比例达到60%。加强眼科与康复机构、基层医疗机构协作，完善双向诊转机制，将术后康复期以及诊断明确、病情稳定的慢性眼病患者转向基层随诊。推动眼科门诊、日间手术服务实施预约诊疗制度，利用信息化技术不断优化医疗服务模式和流程，进一步提升医疗服务效率，有效改善患者就医体验。

（3）加强基层服务能力建设。

按照社区医院基本标准，鼓励有条件的社区医院逐步提供眼科医疗服务。依托城市医疗集团、县域医共体，引导眼病防治适宜医疗技术向基层延伸，推动有效视力筛查、眼底筛查技术等在基层应用，落实眼病防治措施。完善双向转诊和上下联动机制，为眼病患者提供合理诊疗和上转服务。

（4）强化落实防治结合要求。

加强医疗机构与疾病预防控制机构、妇幼保健机构、康复机构协作，开展跨机构、跨学科合作，建立眼科疾病医疗、预防、康复相结合工作机制，为患者提供筛查—诊断—治疗—随访连续型诊疗服务。加强儿童青少年近视防控、0~6 岁儿童眼保健和低视力康复工作，推动完善医防融合模式。促进中医眼科与现代眼科新技术、新方法有机结合，发挥中医眼科在眼病防治中的独特作用。

3.加强眼科专业人才队伍建设

（1）优化眼科专业技术人员队伍。

强化眼科医务人员培养与培训，形成稳定、合理的眼科专业人才梯队。"十四五"末，力争眼科医师总数超过 5 万名，每十万人口拥有眼科医师数超过 3.6 名。加强眼科学科带头人、骨干医师引进与培养，重点培育高层次复合型眼科医学人才，形成一批高水平领军人才和创新团队，推动眼科医师队伍高质量发展。

（2）加强眼科住院医师规范化培训。

以培养临床诊疗能力为核心，深入推进住院医师规范化培训，使临床医师具有良好职业道德、扎实医学理论知识和临床技能，规范化开展眼科疾病诊疗工作。进一步完善眼科医师规范化培训与职称晋升的衔接机制。

（3）加强继续医学教育培训。

充分发挥国家级、省级防盲技术指导组、眼科专业学协会技术优势，对眼病防治管理人员和专业技术人员开展培训。组建高质量师资队伍，通过线上线下等开展不同形式继续教育，提升眼科医师临床技术能力与水平。

4.加强眼科医疗质量管理

（1）规范临床诊疗行为。

强化眼科医师依法执业意识，严格落实医疗质量安全核心制度，保障医疗质量与安全。进一步完善眼科相关诊疗规范、临床路径与诊疗指南等技术文件，加强眼科药物、临床诊疗技术应用等管理，规范眼科医师临床诊疗行为。

（2）加强眼科医疗质量管理与控制体系建设。

以各级质控中心建设为核心，完善眼科专业医疗质量控制组织体系。以眼科重点病种和关键技术为主线，完善眼科疾病质量控制指标体系。以提升眼科医疗质量水平和技术能力为目标，强化质控指标应用，加强医疗质量安全数据收集、分析和反馈，开展质量改进工作。

（五）加强重点人群重点眼病防治

1. 提升近视防控和矫治水平

（1）推进儿童青少年近视防控。

全面落实《综合防控儿童青少年近视实施方案》《儿童青少年近视防控适宜技术指南（更新版）》等要求。修订近视防控相关标准，形成儿童青少年视力健康标准体系。强化0~6岁儿童眼保健和视力检查服务。推进儿童青少年近视及危险因素监测与干预，通过全国学生常见病和健康影响因素监测系统开展近视专项监测，力争"十四五"期间实现全国县（区）近视监测100%全覆盖，动态掌握全国儿童青少年近视率及危险因素变化情况。逐步扩大中小学学生视力筛查人群，加强视力监测网络建设，针对性开展专家进校园行动、中小学生健康月活动等干预措施。

（2）推动近视科学矫治。

指导医疗机构落实《近视防治指南》等要求，科学开展验光等检查，强化高度近视患者早期预警和干预，提升近视早期诊断、早期控制能力，减少因高度近视而导致的视觉损伤。指导医疗机构规范开展近视矫治服务，制定完善角膜塑形镜等临床应用规范，加强近视相关手术操作监管，持续提升 eREC。

2. 提升白内障复明水平

推动落实乡村振兴战略，扎实推进"千县工程"，深化三级医院对口帮扶县医院，持续开展光明工程、光明行动等活动，推动白内障复明手术技术下沉，提升县医院白内障复明手术能力。"十四五"末，达到县级医院综合服务能力推荐标准的县医院中，90%以上开展白内障复明手术，全国 CSR 达到 3500 以上（"十三五"末 CSR 未达到 3000 的省份力争每年增长 5%）。指导医疗机构规范开展白内障复明手术，推动小切口白内障囊外摘除术或超声乳化白内障摘除术临床应用，强化手术质量管理，建立健全术后随访制度，提高 eCSC。

3. 提高眼底病、青光眼等眼病的早诊早治能力

推动青光眼，以及糖尿病视网膜病变、近视性视网膜病变、黄斑变性、视网膜血管阻塞、高血压眼底病变等眼底病的早发现、早诊断、早治疗，制定重点疾病诊疗规范，完善

慢性眼病患者管理模式，降低疾病负担和致盲率。持续推进眼科相关医联体建设，推动眼底照相筛查技术逐步覆盖基层医疗卫生机构，探索建立"基层检查、上级诊断"的服务模式，提升眼底病、青光眼等眼病诊治能力。落实糖尿病视网膜病变等眼科疾病分级诊疗服务技术方案，推动落实"千县工程"，建设县级综合医院眼病慢性病管理中心，稳步推进家庭医生签约服务工作，构建眼病慢性病管理体系。

4. 提高角膜盲救治能力

依托现有医疗资源，合理规划、规范建设眼库。落实《中华人民共和国卫生行业标准：眼库管理（WS325—2010）》《眼库操作技术指南》要求，规范供体角膜获取、处理、保存和使用，保证供体角膜可溯源。强化角膜移植技术临床应用管理，实施角膜移植全流程质量控制。建立符合中国国情的角膜捐献模式，加大宣传力度，鼓励社会参与，倡导角膜捐献，扩大角膜供体来源。重视人才队伍建设和相关技术培训，提高角膜移植水平，实现角膜移植技术全国所有省份100%全覆盖。

5. 提升其他眼病的防治水平

监测沙眼患病情况，巩固消除致盲性沙眼成果。加强新生儿眼病，特别是早产儿视网膜病变筛查与治疗，规范早产儿眼病救治，降低早产儿视网膜病变发病率和致盲率。进一步提升斜弱视、眼表疾病、眼眶病、眼外伤等眼病治疗水平。加强遗传性眼病诊疗服务。

（六）搭建眼健康服务支撑平台

1. 强化 0~6 岁儿童眼健康服务平台建设

结合国家基本公共卫生服务，实施 0~6 岁儿童眼保健和视力检查，确保检查覆盖率达到 90%以上。落实《0~6 岁儿童眼保健及视力检查服务规范（试行）》，发挥基层医疗卫生机构、妇幼保健机构和综合医院眼科的联动作用，构建上下分工、各有侧重、密切合作的儿童眼保健服务网络，早期筛查儿童常见眼病并矫治视力不良。推进儿童青少年视力健康电子档案建立工作，及时更新屈光发育健康数据，并随儿童青少年入学实时转移。

2. 强化低视力诊疗康复平台建设

持续提升三级综合医院眼科和眼科专科医院低视力门诊设置率。鼓励有条件的三级综合医院眼科和眼科专科医院开展视功能评估、康复需求评估、制定并实施康复计划等低视力康复工作。完善眼科医疗机构与低视力康复机构转诊机制，畅通双向转诊通道。强化低视力康复人才队伍建设，加强低视力康复技术规范化培训，提升眼科医务人员低视力康复能力。

3. 强化眼健康信息化平台建设

积极推动"互联网+"医疗服务模式在眼科领域的应用，利用互联网诊疗、远程医疗等信息化技术，提升眼科医疗服务可及性。推进大数据、人工智能、5G 等新兴技术与眼科服务深度融合，开展人工智能在眼病预防、诊断和随访等应用，提升眼病早期筛查能力。建立眼科病例数据库，加强眼科病例数据收集、统计分析，为临床科学研究提供数据支撑。

4. 强化眼健康科普宣传平台建设

建立完善公益性眼健康科普知识库和科普宣传平台。发挥眼科专业人员技术优势，利用新型主流媒体加强眼健康宣教，增强公众眼病防治意识，营造良好社会氛围。以"关注普遍的眼健康"为主线，以全国爱眼日、世界视觉日等时间节点为重点，加强眼健康科普宣传。指导眼科医疗机构在寒暑假等儿童青少年就诊高峰期，组织开展眼科疾病义诊、科普教育等公益活动。

5. 强化眼健康科学研究平台建设

坚持技术创新的发展思路，加强临床诊疗技术创新及应用研究，推动研究成果转移转化与推广应用。发挥国家眼科临床研究中心及其协同研究网络的作用，开展临床、公共卫生、卫生经济等协同研究。加强对重点眼病开展流行病学研究，监测我国主要致盲性眼病的患病率、发病率、疾病谱变化情况，掌握我国眼病及其社会经济负担情况。

（七）组织实施

1. 加强组织领导

各级卫生健康行政部门要高度重视眼健康和防盲治盲工作，强化落实责任，将其作为健康中国建设的重点工作统筹推进。加强与中国残疾人联合会（残联）、教育、民政、财政等部门沟通协调，形成政策合力。重视各级防盲技术指导组建设与评估，保障工作取得实效。

2. 落实目标责任

各省级卫生健康行政部门要依据本规划，结合本地区实际，在 2022 年 3 月底前制定区域工作规划，形成时间表和路线图，明确分工，落实责任。有条件的地方可开展眼健康专项工作，以点带面，推动眼健康工作发展。

3. 加强监测评估

各省级卫生健康行政部门要制定本地区"十四五"时期眼健康事业发展监测评估方案，做好规划实施情况的动态监测和评估工作。定期监测评估工作进展，及时发现问题并研究解决。国家卫生健康委将适时对各省级卫生健康行政部门贯彻落实规划情况进行评估并予以通报。

4. 强化宣传引导

各级卫生健康行政部门要重视眼健康相关宣传工作，加强人员政策培训。要充分发挥媒体作用，提高社会认可度和支持度，为落实各项政策措施营造良好社会氛围。

三、《"十四五"全国眼健康规划（2021—2025 年）》解读

2022 年 1 月 4 日，国家卫生健康委印发《"十四五"全国眼健康规划（2021—2025 年）》（国卫医发〔2022〕1 号，以下简称《规划》），持续推进"十四五"期间我国眼健康事

业高质量发展。

（一）为什么要出台《规划》

中共中央、国务院高度重视眼健康工作，自 20 世纪 80 年代起，国家层面连续出台防盲治盲和眼健康规划，明确不同阶段主要任务和措施，不断完善眼健康管理体系、技术指导体系和服务体系。"十三五"时期，我国眼健康领域取得了显著成就，盲的年龄标化患病率已低于全球平均水平。习近平总书记先后六次就儿童青少年近视问题作出重要指示批示，呼吁"全社会都要行动起来，共同呵护好孩子的眼睛，让他们拥有一个光明的未来"。《"健康中国 2030"规划纲要》明确要求，继续开展防盲治盲工作。但我国眼科医疗资源总量不足、分布不均的问题依然存在，眼健康工作任重道远。《规划》的出台，将有利于统筹推进我国"十四五"期间眼健康事业高质量发展。

（二）《规划》的指导思想和基本原则是什么

以习近平新时代中国特色社会主义思想为指导，全面贯彻党的十九大和十九届历次全会精神，以人民健康为中心，以推动高质量发展为主题，以满足人民群众多层次多样化的眼健康需求为出发点和落脚点，落实健康中国战略部署，进一步构建优质高效的眼健康服务体系，努力为人民群众提供覆盖全生命期的眼健康服务。"十四五"期间，推动眼健康事业高质量发展要按照"三坚持、两重点"的基本原则，即坚持统筹规划资源整合、坚持提质增效高质量发展、坚持预防为主防治结合、聚焦重点人群和重点眼病。

（三）"十四五"期间，我国眼健康工作发展的任务和具体目标是什么

"十四五"期间，着力加强眼科医疗服务体系建设、能力建设、人才队伍建设，持续完善眼科医疗质量控制体系，推动眼科优质医疗资源扩容并下延。有效推进儿童青少年近视防控和科学矫治工作，进一步提升白内障复明能力，逐步提高基层医疗卫生机构对糖尿病视网膜病变等眼底疾病的筛查能力，推动角膜捐献事业有序发展。到 2025 年，力争实现以下目标：一是 0~6 岁儿童每年眼保健和视力检查覆盖率达到 90% 以上，儿童青少年眼健康整体水平不断提升；二是有效屈光不正矫正覆盖率不断提高，高度近视导致的视觉损伤人数逐步减少；三是全国百万人口白内障手术率达到 3500 以上，有效白内障手术覆盖率不断提高。

（四）"十四五"期间，如何进一步推进我国眼科医疗服务体系的发展

"十四五"期间，为了推进我国眼科医疗服务体系的高质量发展，要重点做好以下几方面工作：一是加强综合医院眼科和眼科专科医院建设，逐步建立完善国家—区域—省—市—县五级眼科医疗服务体系，优化医疗资源布局。建设眼科医学高地，发挥各中心的技术引领和辐射带动作用，提升眼科整体服务能力。构建适合我国国情的眼健康服务网络，提供全面、公平、可及的眼健康服务，加强眼科医疗服务体系建设。二是提升眼科医疗服务能力，重点关注儿童、老年患者，重点提升近视科学矫治、白内障复明手术、常见眼病筛查等能力。提升眼科医疗服务效率，构建"急慢分开"模式。加强基层服务能力建设，推动有效视力筛查、眼底筛查技术等在基层应用。强化落实防治结合要求，建立眼科疾病医疗、预防、康复相结合工作机制，为患者提供筛查—诊断—治疗—随访连续型诊疗服务。三是优化眼科专业技术人员队伍，强化眼科医务人员培养与培训，形成稳定、合理的眼科专业人才梯队。加强眼科住院医师规范化培训，进一步完善眼科医师规范化培训与职称晋升的衔接机制。加强继续医学教育培训，提升眼科医师临床技术能力与水平。四是规范临床诊疗行为，强化眼科医师依法执业意识，严格落实医疗质量安全核心制度，保障医疗质量与安全。加强眼科医疗质量管理与控制体系建设，提升眼科医疗质量水平。

（五）"十四五"期间，要如何加强眼病防治工作

"十四五"期间，要从以下几方面加强眼病防治工作：一是全面落实《综合防控儿童青少年近视实施方案》《儿童青少年近视防控适宜技术指南》等要求，推进儿童青少年近视防控。指导医疗机构落实《近视防治指南》等要求，推动科学近视矫治，提升近视防控和矫治水平。二是推动白内障复明手术技术下沉，提升县医院白内障复明手术能力。指导医疗机构规范开展白内障复明手术，强化手术质量管理，建立健全术后随访制度，提高有效白内障手术覆盖率。三是推动眼底病、青光眼等眼病的早发现、早诊断、早治疗，完善慢性眼病患者管理模式。推进眼科相关医联体建设，推动眼底照相筛查技术的逐步覆盖。推动落实"千县工程"，建设县级综合医院慢病管理中心，构建眼病慢病管理体系，提高眼底病、青光眼等眼病的早诊早治能力。四是合理规划、规范建设眼库，规范供体角膜获取、处理、保存和使用。重视人才队伍建设和相关技术培训，强化角膜移植技术临床应用管理，实施角膜移植全流程质量控制，提高角膜盲救治能力。五是巩固消除致盲性沙眼成果，提升新生儿眼病、斜弱视、眼表疾病、眼眶病、眼外伤等眼病的治疗水平，加强遗传性眼病诊疗服务。

（六）"十四五"期间，要加强哪些眼健康支撑平台的建设

为了提供高质量的眼健康服务，要做好以下五大支撑平台建设：一是强化0~6岁儿童眼健康服务平台建设，结合国家基本公共卫生服务，实施0~6岁儿童眼保健和视力检查，构建上下分工、各有侧重、密切合作的儿童眼保健服务网络，早期筛查儿童常见眼病并矫治视力不良。二是强化低视力诊疗康复平台建设，持续提升三级综合医院眼科和眼科专科医院低视力门诊设置率，完善眼科医疗机构与低视力康复机构转诊机制。三是强化眼健康信息化平台建设，积极推动"互联网+"医疗服务模式在眼科领域的应用，利用互联网诊疗、远程医疗等信息化技术，提升眼科医疗服务可及性。四是强化眼健康科普宣传平台建设，建立完善公益性眼健康科普知识库和科普宣传平台，以"关注普遍的眼健康"为主线，以全国爱眼日、世界视觉日等时间节点为重点，加强眼健康科普宣传。五是强化眼健康科学研究平台建设，加强临床诊疗技术创新及应用研究，推动研究成果转移转化与推广应用，加强对重点眼病开展流行病学研究，监测我国主要致盲性眼病的患病率、发病率、疾病谱变化情况。

四、指标释义

（一）有效屈光不正矫正覆盖率（eREC）

有效屈光不正矫正覆盖率是指接受过屈光不正矫正（如框架眼镜、隐形眼镜或屈光手术）并获得高质量效果的人数占需要屈光不正矫正的人数的比例。考虑到近视力损害对生活质量和生产力的影响，在eREC的全球监测中，远视力有效屈光不正矫正覆盖率和近视力有效屈光不正矫正覆盖率均需纳入。

远视力有效屈光不正矫正覆盖率的推荐计算方法：$[(a+b)/(a+b+c+d)] \times 100$。$a$为因远视力损害而戴框架眼镜或隐形眼镜，视力较好眼的$UCVA < 6/12$且$PVA \geqslant 6/12$（满足眼健康服务需要）；b为有屈光手术史且视力较好眼的$UCVA \geqslant 6/12$（满足眼健康服务需要）；c为因远视力损害而戴框架眼镜或隐形眼镜或者有屈光手术史，视力较好眼的$UCVA < 6/12$且$PVA < 6/12$，但可以通过小孔镜或者屈光矫正改善至$\geqslant 6/12$（未完全满足眼健康服务需要）；d为未进行视力矫正，视力较好眼的$UCVA < 6/12$，并且可以通过小孔镜或者屈光矫正改善至$\geqslant 6/12$（未满足眼健康服务需要）。

近视力有效屈光不正矫正覆盖率的推荐计算方法：$(a/(a+b+c)) \times 100$。a为因近视力损害而戴框架眼镜，视力较好眼40cm处的$UCVA < N6$，且视力较好眼的$PVA \geqslant N6$（满

足眼健康服务需要）；*b* 为因近视力损害而戴框架眼镜，至少一只眼的远距离 *BCVA* ≥ 6/12，且视力较好眼的 *PVA* < N6（未完全满足眼健康服务需要）；*c* 为有未矫正的近视力损害，至少一只眼的远距离 *BCVA* ≥ 6/12，且视力较好眼的 *UCVA* < N6（未满足眼健康服务需要）。

备注：UCVA 为未矫正视力，戴眼镜者（框架眼镜或隐形眼镜）测量其裸眼视力。PVA 为日常生活视力，戴眼镜者（框架眼镜或隐形眼镜）测量其戴镜视力。BCVA 为通过小孔镜或验光测量获得的最佳矫正视力。在计算近视力 eREC 时，为了排除其他原因导致的近视力损害，只纳入远距离 *BCVA* ≥ 6/12 的个体。

（二）有效白内障手术覆盖率（eCSC）

有效白内障手术覆盖率（eCSC）是指 50 岁及以上人群中接受过白内障手术且术后远距离视力良好的人数占需要白内障手术的人数的比例。

推荐计算方法：[（*a+b*）/（*c+d+e*）]×100。*a* 为单侧白内障手术，术眼 *PVA* ≥ 6/12，对侧眼 *BCVA* < 6/12，且对侧眼视力损害或盲的主要原因是白内障；*b* 为双侧白内障手术，至少一只眼睛术后 *PVA* ≥ 6/12；*c* 为单侧白内障手术（不管术眼视力如何），对侧眼 *BCVA* < 6/12，且对侧眼视力损害或盲的主要原因是白内障；*d* 为双侧白内障手术（不管术眼视力如何）；*e* 为 *BCVA* < 6/12，且双眼视力损害或盲的主要原因是白内障。

备注：以上测量均为远距离视力。PVA 为日常生活视力，戴眼镜者（框架眼镜或隐形眼镜）测量其戴镜视力。BCVA 为通过小孔镜或验光测量获得的最佳矫正视力。

（祝丽玲）

第四节　儿童青少年近视防控适宜技术指南
（更新版）

为指导科学规范开展近视防控工作，提高防控技术能力。国家卫健委根据国家"双减"等最新政策要求和国内外学术研究进展，对适宜技术指导要求进行更新调整，2021 年 10 月发布了《儿童青少年近视防控适宜技术指南（更新版）》，为科学规范地预防和矫正近视提供技术标准。

一、关于开展第二批儿童青少年近视防控适宜技术试点工作的通知

国家卫生健康委办公厅关于开展第二批儿童青少年近视防控适宜技术试点工作的通知

国卫办疾控函〔2021〕517 号

各省、自治区、直辖市及新疆生产建设兵团卫生健康委：

为深入贯彻落实习近平总书记关于儿童青少年近视防控的重要指示批示精神，持续加大儿童青少年近视防控适宜技术推广示范力度，根据《2021 年儿童青少年近视防控工作要点》（国卫办疾控函〔2021〕112 号），我委决定启动全国第二批儿童青少年近视防控适宜技术试点工作。现将《儿童青少年近视防控适宜技术试点工作方案（第二批）》《儿童青少年近视防控适宜技术指南（更新版）》印发给你们，请在做好疫情防控工作的前提下，认真组织实施。

国家卫生健康委办公厅
2021 年 10 月 9 日

二、儿童青少年近视防控适宜技术试点工作方案（第二批）

为深入贯彻落实习近平总书记关于儿童青少年近视防控的重要指示批示精神，持续通过试点工作推广儿童青少年近视防控适宜技术，制定本方案。

（一）推荐条件

（1）各省、自治区、直辖市及新疆生产建设兵团以区县为单位进行推荐。

（2）试点地区党委政府高度重视，在经费支持、政策优惠、机制创新等方面给予保障，同时具备多部门综合管理工作机制和开展全国学生常见病及影响因素监测与干预项目的工作基础。

（3）第二批试点与本省内首批试点区县建立示范对接联系，通过首批试点区县"以一带一"或"以一带 N"，不断推进省内近视防控适宜技术全面落实。

（二）工作目标

通过试点，推动试点区县建立健全政府主导、部门配合、专家指导、学校教育和家庭关注的儿童青少年近视综合防控工作机制和社会氛围，具体工作指标如下：

（1）试点地区儿童青少年近视率呈下降趋势，近视率在全省平均水平以下。

（2）试点区县党委政府加强统筹协调，完善工作制度，建立和加强部门间分工合作机制，明确阶段目标和长远目标。

（3）建立和完善儿童青少年视力筛查和干预制度，定期开展儿童和中小学生视力筛查工作，建立和完善转诊制度，加强分级管理。

（4）推动视力健康管理信息化建设，建立儿童青少年视力健康电子档案。

（5）加强近视等学生常见病及健康影响因素监测工作，掌握当地学生近视流行状况及其动态变化趋势。

（6）因地制宜、科学规范开展规范诊疗矫治、视觉环境改善、健康教育等综合干预措施，及时评估干预效果。

（7）探索社区防控模式，形成个体、家庭、学校和社会关注科学用眼和护眼氛围，培养和督促儿童青少年养成良好用眼卫生习惯。

（三）主要任务

1. 建立近视综合防控长效机制

（1）加强政府主导作用。将儿童青少年近视防控工作、总体近视率和体质健康状况纳入政府绩效考核，签订全面加强儿童青少年近视防控工作责任书。

（2）建立和加强部门间分工合作工作机制。定期召开部门联席会议，建立符合当地儿童青少年近视综合防控工作计划，推广儿童青少年近视防控适宜技术，摸索出符合当地特点的近视防控措施和方法，形成具有地方特色的综合性防控技术方案。

（3）改善学生视觉环境。改善学校教学设施和条件，为学生提供符合用眼卫生要求的采光照明环境和课桌椅，每学期对学生课桌椅高度进行个性化调整；对课外培训机构教室采光照明、课桌椅配备、电子产品等达标情况开展全覆盖专项检查，及时整改。

（4）减轻学业负担。落实学生减负各项规定，减轻学生作业负担和校外培训负担，控制书面作业和网络作业总量，减少电子教学时间，保证充足睡眠。

（5）增加日间户外活动和体育锻炼。保证日间户外活动时间，引导学生参加各种形式体育锻炼，掌握 1~2 项体育运动技能。

（6）建立儿童青少年近视定期筛查制度。严格落实学生健康体检制度和每学期 2 次视力监测制度，在此基础上，建立儿童青少年视力健康电子档案；加强学校视力健康管理，建立学校视力健康管理工作网络，加强儿童青少年视力健康信息化系统建设。

（7）加强儿童青少年近视监测工作。按照全国近视等学生常见病及影响因素监测方案，科学确定监测点学校和样本人群，加强现场检测和质量控制，及时评估当地儿童青少年近视流行状况及其动态变化。

（8）科学规范儿童青少年视力诊断和矫治工作。根据不同年龄儿童青少年眼视光发育特点及严重程度进行分级管理，提供个性化、针对性强的防控方案。

（9）加强健康教育。开展符合儿童青少年年龄特点、具有地方特色的健康教育活动，开发生动活泼的近视防控知识技能宣传片、动漫等。将近视防控工作纳入学校健康教育体系中，利用广播电视、专家宣讲、报纸、App、微信等方式，在学校、家庭和社区开展视力健康宣传教育活动。

（10）开展近视防控知识和关键适宜技术研究。充分发挥中医药在治疗、健康教育、科研等方面作用，探索中医药特色技术和方法在近视防控中的运用。

2. 加强人才队伍建设

（1）组建本地的儿童青少年近视防治和视力健康专家团队，充分发挥教育、卫生健康、体育等部门和社会组织作用，开展卫生标准宣贯、专家进校园等活动，科学指导儿童青少年近视防治和视力健康管理工作。

（2）学校要按照《学校卫生工作条例》等要求配备足够数量的校医等卫生技术人员，加强验光、视光专业人员的培训培养，确保由合格的视光专业人员提供规范服务。

（3）有专门学校卫生工作人员，负责当地近视等学生常见病及影响因素监测和干预工作的组织实施，数据上报和分析等工作。

（四）组织实施

（1）各地根据区县综合防控儿童青少年近视工作实际情况，于 2021 年 10 月 20 日前向国家卫生健康委进行书面推荐，推荐材料包括区县近视防控基本情况、工作成绩与亮点及下一步工作计划安排等。

（2）国家卫生健康委疾控局将组织对各地推荐区县材料进行审核，并确定第二批试点区县名单。同时，在全国遴选一批近视防控专业机构，与试点省份签订对口支援协议，后续对试点区县提供技术指导和专业支撑。

（3）实施过程中将依据试点区县阶段目标和完成质量，对实施进展和成效进行效果评估，评估结果将作为各省人民政府近视防控工作评议考核的重要依据和省级疾病预防控制工作综合评价指标内容。

三、儿童青少年近视防控适宜技术指南（更新版）

为积极贯彻落实习近平总书记对儿童青少年近视问题的重要指示精神，指导科学规范开展近视防控工作，提高防控技术能力，国家卫生健康委于 2019 年 10 月发布了《儿童青少年近视防控适宜技术指南》。现根据国家"双减"等最新政策要求和国内外学术研究进展，对适宜技术指导要求进行更新调整，形成《儿童青少年近视防控适宜技术指南》（更新版），以下简称《指南》（更新版）。

（一）适用范围

《指南》（更新版）适用于儿童青少年近视防控工作的开展，目标读者为省、市、县各级儿童青少年近视防控技术人员。

（二）近视防控基本知识

1. 名词术语

（1）视力：又称视觉分辨力，是眼睛能够分辨的外界两个物点间最小距离的能力。视力是随着屈光系统和视网膜发育逐渐发育成熟的，0~6 岁是儿童视力发育的关键期，新生儿出生仅有光感，1 岁视力一般可达 4.3（据《标准对数视力表》，下同），2 岁视力一般可达 4.6 以上，3 岁视力一般可达 4.7 以上，4 岁视力一般可达 4.8 以上，5 岁及以上视力一般可达 4.9 以上。

（2）正视化过程：儿童眼球和视力是逐步发育成熟的，新生儿的眼球较小，眼轴较短，此时双眼处于远视状态。儿童青少年时期是眼屈光变化最快的阶段，其发育规律表现为随着儿童生长发育，眼球逐渐长大，眼轴随之变长，远视度数逐渐降低而趋于正视，称之为"正视化过程"。比较理想的情况是儿童到 12 岁后才由远视眼发育成正视眼。

（3）远视储备量：正视化前的远视大多为生理性远视，是一种"远视储备"，可理解为"对抗"发展为近视的"缓冲区"。远视储备量不足指裸眼视力正常，散瞳验光后屈光状态虽未达到近视标准但远视度数低于相应年龄段生理值范围。如 4~5 岁的儿童生理屈光度为 150~200 度远视，则有 150~200 度的远视储备量，如果此年龄段儿童的生理屈光度只有 50 度远视，意味着其远视储备量消耗过多，有可能较早出现近视。

（4）裸眼视力：又称未矫正视力，指未经任何光学镜片矫正所测得的视力，包括裸眼远视力和裸眼近视力。

（5）矫正视力：用光学镜片矫正后所测得的视力，包括远距矫正视力和近距矫正视力。

（6）视力不良：又称视力低下，是指根据《标准对数视力表》（GB 11533—2011）检查远视力，6 岁以上儿童青少年裸眼视力低于 5.0。其中，视力 4.9 为轻度视力不良，4.6≤视力≤4.8 为中度视力不良，视力≤4.5 为重度视力不良。儿童青少年视力不良的原因多见于近视、远视、散光等屈光不正以及其他眼病（如弱视、斜视等）。

（7）屈光不正：当眼处于非调节状态（静息状态）时，外界的平行光线经眼的屈光系统后，不能在视网膜黄斑中心凹聚焦，因此无法产生清晰的成像，包括近视、远视、散光和屈光参差等。

（8）屈光度：屈光现象大小（屈光力）的单位，以 D 表示。平行光线经过眼的屈光系统聚集在 1 m 焦距上，眼的屈光力为 1 屈光度或 1.00 D。通常用眼镜的度数来反映屈光度，屈光度 D 的数值乘以 100 就是度数，如 200 度的近视镜屈光度为 –2.00 D，150 度的远视镜屈光度为 +1.50 D。

（9）近视：屈光不正的一种类型，是指人眼在调节放松状态下，平行光线经眼球屈光系统后聚焦在视网膜之前的病理状态，其表现为远视力下降。

（10）筛查性近视：应用远视力检查、非睫状肌麻痹状态下电脑验光（俗称电脑验光）或串镜检查等快速、简便的方法，将儿童青少年中可能患有近视者筛选出来。当 6 岁以上儿童青少年裸眼远视力 <5.0 时，通过非睫状肌麻痹下电脑验光，等效球镜（SE）≤ –0.50 D 判定为筛查性近视；无条件配备电脑验光仪的地区，可采用串镜检查，当正片（凸透镜）视力下降、负片（凹透镜）视力提高者，判定为筛查性近视。

（11）等效球镜：等效球镜度（SE）=球镜度+1/2 柱镜度。如某学生球镜度数为 +0.50 D，柱镜度数为 –3.00 D，则该学生的 SE= +0.50+1/2（–3.00）= –1.00 D，即等效于 –1.00 D 的近视。

（12）睫状肌麻痹验光检查：睫状肌麻痹验光为通常所说的散瞳验光，是国际公认的诊断近视的金标准。建议 12 岁以下，尤其是初次验光，或有远视、斜视、弱视和较大散光的儿童要进行睫状肌麻痹验光，确诊近视需要配镜的儿童需要定期复查验光。

2. 近视分类

（1）根据散瞳后验光仪测定的等效球镜（SE）度数判断近视度数，可以将近视分为近视前期、低度近视、高度近视三类。

①近视前期：–0.50 D < SE ≤ +0.75 D（近视 50 度以下）。②低度近视：–6.00 D <

SE≤－0.50 D（近视50~600度）。③高度近视：SE≤－6.00 D（近视600度以上）。

（2）根据近视病程进展和病理变化，又可以将近视分为单纯性近视和病理性近视。

单纯性近视：多指眼球在发育期发展的近视，发育停止，近视也趋于稳定，屈光度数一般在－6.00 D之内。其中绝大多数患者的眼底无病理变化，用适当光学镜片即可将视力矫正至正常。

病理性近视：多指发育停止后近视仍在发展，并伴发眼底病理性变化的近视类型，亦称为进行性近视，大多数患者的度数在－6.00 D以上。常见眼底改变有近视弧形斑、漆裂纹、脉络膜新生血管、黄斑脉络膜萎缩、视网膜脱离、后巩膜葡萄肿等。

（3）按照视光学可将近视分为轴性近视和屈光性近视。

轴性近视：一般是指真性近视，指眼轴伸长使平行光线进入眼内聚焦在视网膜前而引起的近视。

屈光性近视：指眼轴在正常范围内，由于晶状体等屈光因素改变使平行光线进入眼内聚焦在视网膜前形成的近视。屈光性近视主要是受眼科疾病以及其他因素引起晶状体病变影响屈光率而导致的近视。

3. 近视的症状及危害

近视的典型症状是远视力下降。

（1）远视力下降，近视初期常有远视力波动；

（2）注视远处物体时不自觉地眯眼、歪头；

（3）部分近视未矫正者可出现视疲劳症状；

（4）近视度数较高者，除远视力差外，常伴有夜间视力差、飞蚊症、漂浮物和闪光感等症状，并可发生不同程度的眼底改变，特别是高度近视者，发生视网膜脱离、撕裂、裂孔、黄斑出血、新生血管和开角型青光眼的危险性增高，严重者导致失明。

（三）近视防控适宜技术

1. 筛查视力不良与近视

按照《0~6岁儿童眼保健及视力检查服务规范（试行）》和《国家基本公共卫生服务规范（第三版）》要求，做好0~6岁儿童眼保健和视力检查工作，早期发现影响儿童视觉发育的眼病和高危因素，及时转诊与及早矫治，保护和促进儿童视功能的正常发育。

建立中小学生视力定期筛查制度，开展视力不良检查，筛查频率每学年不少于2次。其内容包括裸眼视力、戴镜视力（如有戴镜）、非睫状肌麻痹下屈光检查，视觉健康影响因素评估，有条件地区鼓励增加眼轴长度、角膜曲率测量，其中远视力筛查应采用《标准对数视力表》。屈光检查采用自动电脑验光仪，设备要求应符合《眼科仪器：验光仪》（ISO 10342—2010）的规定；无条件配备电脑验光仪的地区，可采用串镜检查进行近视定性。

做好托幼机构、中小学校儿童青少年视力筛查工作，提供专业技术服务与指导。筛查单位应当在筛查结束 1 个月内，按照筛查技术流程图（图 1-1 和图 1-2）反馈筛查结果，并提出精准预防近视指导或转诊建议。应当特别重视对近视儿童青少年的信息反馈和用眼卫生的指导；对怀疑远视储备不足，有近视高危因素者，应当予以高危预警，重点干预。同时，应当在 1 个月内将检查结果反馈给学校，其内容包括检查时间、检查人数、分年级分班级的视力不良和筛查性近视率发生情况，并与上学年检查结果进行比较。

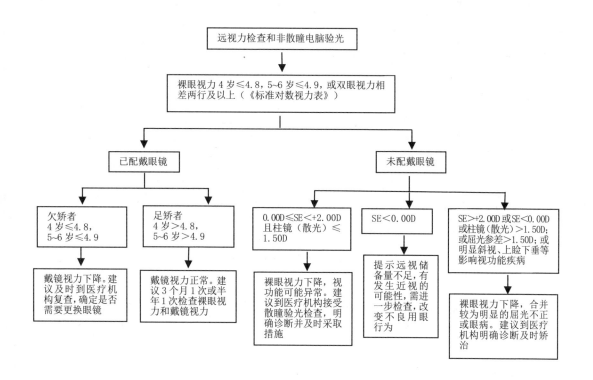

图 1-1　学龄前儿童视力屈光筛查转诊技术流程图

2.建立视力健康档案

对 0~6 岁儿童和中小学生进行定期视力检查,参照"儿童青少年近视筛查结果记录表"（表 1-1）,规范记录检查内容,建立儿童青少年视力健康档案。有条件的地区可根据情况,增加眼外观、眼位、眼球运动以及屈光发育等内容。

及时分析儿童青少年视力健康状况,早期筛查出近视及其他屈光不正,动态观察儿童青少年不同时期屈光状态发展变化,早期发现近视的倾向或趋势,制定干预措施,努力减

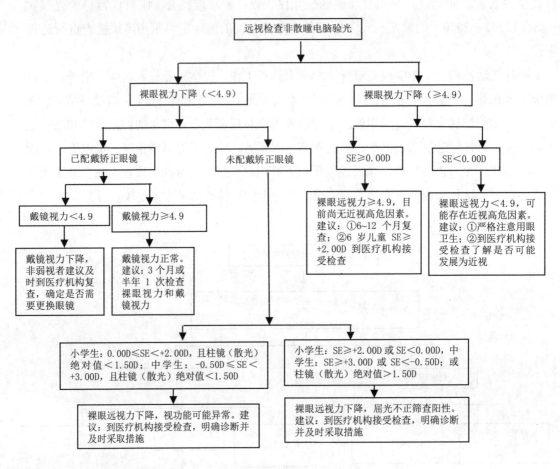

图 1-2　中小学生视力屈光筛查转诊技术流程图

少近视，特别是高度近视的发生与发展。小学要接收医疗卫生机构转来的各年度"儿童青少年视力检查记录表"等视力健康档案，确保一人一档，随学籍变化实时转移，并与中小学生视力检查衔接。

3.培养健康用眼行为

个体、家庭和学校应当积极培养"每个人都是自身健康第一责任人"的意识，主动学习掌握眼健康知识和技能；父母和监护人要了解科学用眼、护眼知识，以身作则，强化户外活动和体育锻炼，减轻学生学业负担；培养和督促儿童青少年养成良好的用眼卫生习惯，使其建立爱眼护眼行为（表 1-2）。

表 1-1 儿童青少年近视筛查结果记录表

省（自治区、直辖市）：地市（州）：县（区）：监测点：1. 城；2. 郊； 3. 乡村学校名称：

1.个人基本信息
姓名：　　　学生编号：　　年级：　　　　编码 4 位：□□□□
性别：1.男；2. 女　　　年龄：　　岁　　　　民族：
身份证号：□□□□□□□□□□□□□□□□□□
出生日期：□□□□年□□月□□日
检查时间：□□□□年□□月□□日
班主任签名：

<table>
<tr><td colspan="4">
2.视力检查
戴镜类型：□
①框架眼镜 ②隐形眼镜
③角膜塑形镜，配戴度数（右）　（左）
④不戴镜
视力检查结果：
</td><td rowspan="13">电脑验光单
粘贴处</td></tr>
<tr><td>眼别</td><td colspan="2">裸眼视力</td><td>戴镜视力</td></tr>
<tr><td>右眼</td><td colspan="2"></td><td></td></tr>
<tr><td>左眼</td><td colspan="2"></td><td></td></tr>
<tr><td colspan="4">（请以 5 分记录法记录）填表人/医生签名：_____</td></tr>
<tr><td colspan="4">自动电脑验光结果：</td></tr>
<tr><td></td><td>球镜（S）</td><td>柱镜（散光 C）</td><td>轴位（散光方向 A）</td></tr>
<tr><td>右眼</td><td></td><td></td><td></td></tr>
<tr><td>左眼</td><td></td><td></td><td></td></tr>
<tr><td colspan="4">（球镜、柱镜填写请保留两位小数）</td></tr>
<tr><td colspan="4">其他需注明的特殊情况：
填表人/医生签名：_____</td></tr>
</table>

注：1.戴镜视力指配戴自己现有的眼镜达到的视力水平。
　　2.“电脑验光”中，“球镜”为近视或远视度数，负值为近视，正值为远视；“柱镜”为散光度数；轴位为散光的方向，有散光度数才会有散光轴位。
　　3.本次电脑验光为非睫状肌麻痹下验光进行近视筛查，结果不具有诊断意义。

表 1-2

执行主体	技术措施
个体	积极关注自身视力异常迹象，例如看不清黑板上的文字、眼睛经常干涩、经常揉眼等症状，及时告知家长和教师视力变化情况。可交替闭上一只眼睛进行自测，以便发现单眼视力不良。 　做好眼保健操，纠正不良读写姿势。做操时注意力集中，闭眼，认真、正确地按揉穴位等，以感觉到酸胀为度。 　保持正确的读写姿势，做到“一拳一尺一寸”；不在走路、吃饭、卧床时或在晃动的车厢内、光线暗弱或阳光直射等情况下看书或使用电子产品。 　读写连续用眼时间不宜超过 40 分钟，每 40 分钟左右要休息 10 分钟，可远眺或做眼保健操等。 　按需科学规范合理使用电子产品。课余时间使用电子产品学习 30~40 分钟后，应休息远眺放松 10 分钟。非学习目的使用电子产品每次不超过 15 分钟。
家庭	督促孩子保持正确的读写姿势，做到“一拳一尺一寸”；不躺卧看书，不在走路、吃饭等情况下看书或使用电子产品。 　家长陪伴孩子时尽量减少使用电子产品。 　家长设定明确规则，有意识地控制孩子特别是学龄前儿童使用电子产品，积极选择替代性活动取代视屏时间，如做游戏和户外活动，特别是日间户外活动。 　家长掌握科学用眼护眼知识并引导儿童科学用眼护眼。

续表

执行主体	技术措施
学校	开展近视防控等相关健康教育课程和活动,提升师生相关健康素养。 中小学校严格组织全体学生每天上、下午各做 1 次眼保健操。 鼓励学生课间走出教室,上下午各安排一个 30 分钟的大课间。 教师要教会并督促学生保持正确读写姿势。 指导学生科学规范使用电子产品,宣传中小学生过度使用手机的危害性和加强管理的必要性,确保手机有限带入校园,禁止带入课堂。 幼儿园教师开展保教工作时要主动控制使用电视、投影等设备的时间。 宣传推广使用 0~6 岁学前教育阶段、7~12 岁小学阶段、13~18 岁中学阶段等不同学段近视防控指引,教育引导学生形成科学用眼行为习惯。

4.建设视觉友好环境

家庭、学校、医疗卫生机构、政府相关部门、媒体和其他社会团体等各界力量要主动参与建设视觉友好环境。家庭和学校依据国家相关政策和标准要求,减轻学生作业负担和校外培训负担,改善采光照明条件,配备适合儿童青少年身高的课桌椅。媒体和社区应当加大相关标准和知识宣传力度,创建支持性社会环境(表 1-3)。

表 1-3

执行主体	技术措施
家庭	配合学校和政府部门切实减轻孩子过重作业负担和校外培训负担。 提供良好的家庭室内照明与采光环境。 定期调整书桌椅高度,使其适应孩子身高的变化。 不在孩子卧室摆放电视等电子产品。 保障孩子睡眠时间。 鼓励采购和使用获得认证的眼视光相关产品及验光配镜服务。
学校	提供符合用眼卫生要求的教学环境。落实教室、宿舍、图书馆(阅览室)等采光和照明要求,鼓励采购符合标准的可调节课桌椅、坐姿矫正器,为学生提供符合用眼卫生要求的学习环境。保障学校、幼儿园、托育机构室内采光、照明和课桌椅、黑板等达到规定标准。 根据学生座位视角、教室采光照明状况和学生视力变化情况,每月调整学生座位,每学期对学生课桌椅高度进行个性化调整,使其适应学生生长发育变化。 确保儿童青少年使用符合卫生要求的儿童青少年学习用品。 全面压减作业总量和时长,减轻学生过重作业负担,小学一、二年级不布置家庭书面作业,小学三至六年级书面作业平均完成时间不超过 60 分钟,初中书面作业平均完成时间不超过 90 分钟,依据国家课程方案和课程标准组织安排教学活动。
学校	坚持"零起点"正常教学,注重提高课堂教学效益,不得随意增减课时、改变难度、调整进度。 学校教育本着按需的原则合理使用电子产品,教学和布置作业不依赖电子产品,使用电子产品开展教学时长原则上不超过教学总时长的 30%,原则上采用纸质作业。 加快消除"大班额"现象。 开展丰富多彩的文体、科普、劳动及社团等活动。 加强视力健康管理,将近视防控知识融入课堂教学、校园文化和学生日常行为规范。 为儿童提供营养均衡、有益于视力健康的膳食,促进视力保护。
医疗卫生机构	发挥医院专业优势,不断提高眼健康服务能力。制定跟踪干预措施,检查和矫正情况及时记入儿童青少年视力健康电子档案。 加强医疗机构能力建设,培养儿童眼健康医疗技术人员。 根据儿童青少年视力进展情况,提供个性化的近视防控健康宣教和分级转诊。 组织专家主动进学校,进社区,进家庭,积极宣传推广预防儿童青少年近视的健康科普知识。

续表

执行主体	技术措施
政府相关部门、媒体和社会团体	政府相关部门做好线上校外培训监管工作，线上培训要注重保护学生视力，每课时不超过30分钟，课程间隔不少于10分钟，培训结束时间不晚于21点。不得开展面向学龄前儿童的线上培训。 倡导健康理念，传播科学健康知识。充分发挥广播电视、报刊、网络、新媒体等作用，利用公益广告等形式，多层次、多角度宣传推广近视防治知识。 发挥高校、科研院所科研力量，开展近视防控科研攻关，加强近视防控科研成果的应用和转化。

5.增加日间户外活动

学校、家庭和社区共同努力减少儿童青少年长时间持续视近工作，采取多种措施，为儿童青少年提供相关条件，督促儿童青少年开展户外活动（表1-4）。

表1-4

执行主体	技术措施
个体	养成健康意识和习惯，采纳健康行为，日间户外活动每天至少2小时，分别落实在校内校外。 保证睡眠时间，小学学生每天睡眠10小时、初中学生9小时、高中学生8小时。 保持上学日和周末作息制度基本一致，减少"社会时差"。
家庭	通过家长陪同儿童走路上学，课外和节假日亲子户外活动等方式，积极引导、支持和督促孩子进行日间户外活动。 使儿童青少年在家时每天接触户外自然光的时间达60分钟以上。对于已患近视的儿童青少年应进一步增加户外活动时间，延缓近视发展。 鼓励支持儿童青少年参加各种形式的体育活动，督促认真完成寒暑假体育作业，掌握1～2项体育运动技能，引导养成终身锻炼习惯。
学校	保证学生课间走出教室，"日"浴阳光。 支持学校上、下午各安排一个30分钟的大课间。 学校、家庭、社区协同，积极开展学生结伴同行上学模式（"健康校车"），在主要上学路线设立固定接送时间"站点"，由家长依次轮流护送至学校。 强化体育课和课外锻炼，着力保障学生每天校内、校外各1个小时体育活动时间。 鼓励基础教育阶段学校每天开设1节体育课。 建立完善全国儿童青少年体育活动体系，指导各地采用多种形式和途径开展儿童青少年健身科普工作，吸引更多儿童青少年到户外参加体育活动。 幼儿园要保证儿童每天2小时以上户外活动，寄宿制幼儿园不得少于3小时，其中体育活动时间不少于1小时，结合地区、季节、学龄阶段特点合理调整。 全面实施寒暑假学生体育家庭作业制度，引导家长营造良好家庭体育运动氛围。 避免幼儿园"小学化"教学，重视生活和游戏对3～6岁儿童成长的价值。

6. 规范视力健康监测与评估

视力健康监测与评估可以及时了解学生群体中视力不良、近视分布特点及变化趋势，确定高危人群及高危因素，为制定及评估近视预防控制措施提供数据依据。

预防控制机构制定本地学生常见病及健康影响因素监测实施方案，组织相关培训，做好现场调查和监测、数据录入、结果分析与上报等工作。近视监测流程见图1-3。逐级撰写当地近视监测和评估报告，并将监测及评估报告及时报告政府并通报教育行政部门，结合当地实际情况，制定或调整近视干预措施和活动，将主要信息通过媒体向社会公布。

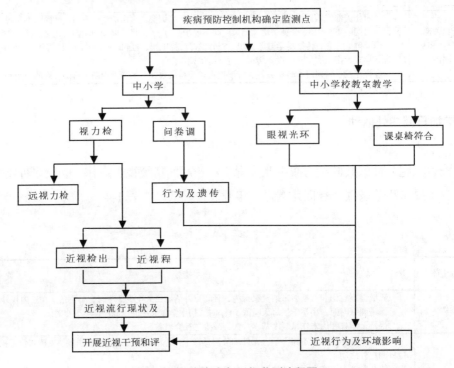

图 1-3　儿童青少年近视监测流程图

7. 科学诊疗与矫治

经过近视筛查及监测等工作，应对儿童青少年进行分级管理，科学矫治。

（1）对视力正常，但存在近视高危因素或远视储备不足的学生，建议其改变高危行为，学校、家庭、社区协同，通过多种途径增加日间户外活动，减少视近行为，改善视光环境。

（2）对远视储备不足或者裸眼视力下降者，其视功能可能异常，建议到医疗机构接受医学验光等屈光检查，明确诊断并及时采取措施矫治。

（3）配戴框架眼镜是矫正屈光不正的首选方法，建议家长到医疗机构遵照医生或验光师的要求给孩子选择合适度数的眼镜，并遵医嘱戴镜。对于戴镜视力正常者，学龄前儿童每3个月或者半年，中小学生每6个月或1年到医疗机构检查裸眼视力和戴镜视力，如果戴镜视力下降，则需在医生指导下确定是否需要更换眼镜。

（4）近视儿童青少年，在使用低浓度阿托品或者配戴角膜塑形镜（OK镜）减缓近视进展时，建议到正规医疗机构，在医生指导下，按照医嘱进行。

（5）充分发挥中医药在儿童青少年近视防控中的作用，制定实施中西医一体化综合矫正方案，推广应用中医药特色技术和方法。

四、《儿童青少年近视防控适宜技术指南（更新版）》解读

为积极贯彻落实习近平总书记对儿童青少年近视的重要指示批示精神，科学规范开展近视防控工作，2019年10月国家卫生健康委发布了《儿童青少年近视防控适宜技术指南》（以下简称《指南》）。两年多以来，全国各级近视防控专业技术人员、学校及家长等各方积极推广、使用儿童青少年近视防控适宜技术，一些地区以此为依据，形成综合的、具有地方特色的近视防控行动措施，全国近视防控总体见效的基本局面初步展现，反映了全社会采取行动合力减少环境与行为因素对近视的不利影响，取得实质性成效。

《指南》应用过程中，收到一些专业工作者反馈的意见和建议，国家2021年出台了"双减"等多项新政策，为孩子视力健康保护创造了有利的政策环境。国家卫生健康委疾控局结合最新的政策要求和国内外学术研究进展，组织安徽医科大学等专业团队对2019年的《指南》进行修订，形成了《儿童青少年近视防控适宜技术指南》（更新版）〔以下简称《指南》（更新版）〕。

（一）修订原则

《指南》（更新版）对2019年版的主体内容进行了保留和完善，着重体现了新形势下儿童青少年近视防控的新知识、新技术和新要求。

适宜技术的提出和更新，坚持预防为主，实施经典的三级预防措施。一是普及近视防控核心知识、培养健康用眼行为、建设视觉健康环境、增加日间户外活动等，是儿童青少年近视的一级预防措施。二是筛查视力不良和近视患病率，评价远视储备状况，加强分级管理，发挥视力健康管理效应，是儿童青少年近视的二级预防措施。三是倡导已经近视的儿童青少年增加更多的日间户外活动时间、减少近距离用眼行为、及时配戴眼镜或采取其他矫正方法，严格定期进行眼视光检查，防控轻度近视向重度近视发展、重度近视病理化发展等，是儿童青少年近视的三级预防措施。

（二）主要更新内容

1. 完善了近视防控基本知识内容

保留了原有"裸眼视力""矫正视力""视力不良""近视""筛查性近视""睫状肌麻痹验光检查"相关基本知识；完善了"视力"的名词解释，规范了不同年龄的视力水

平的表达方法（《标准对数视力表》5分表达法）；增加了"正视化过程""远视储备量""屈光不正""屈光度""等效球镜"等名词的规范解释；强调了远视储备量年龄范围和对近视防控的意义。综合考虑国内外学术研究进展，按照散瞳验光后验光仪测定的等效球镜（SE）度数判断近视度数的分类方法，将近视分类更新为近视前期、低度近视和高度近视三种；新增按视光学对近视分类的标准，包括轴性近视和屈光性近视。

2. 完善了近视防控适宜技术要求

（1）关于筛查视力不良与近视，完善中小学生视力定期筛查制度，更新筛查频率为每学年不少于2次，细化视力筛查年龄范围，补充学龄前儿童远视储备不足筛查方法及中小学生裸眼视力下降（≥4.9）筛查技术流程，增加无条件配备电脑验光仪的地区筛查近视方法。

（2）建立视力健康档案中更新了"儿童青少年近视筛查结果记录表"的样式和内容。

（3）依据国家"双减"等多项新政策要求，分别对家庭、学校、医疗卫生机构、媒体和社会团队等不同执行主体的技术措施进行补充完善。

（4）结合儿童青少年近视防控的户外活动干预研究和真实世界研究的最新成果，明确提出"天天户外120，校内校外各60"的要求，即每天保证日间户外活动120分钟，分别落实在校内和校外，充分发挥课间10分钟、上下午各增加30分钟大课间、结伴同行上学（"健康校车"）等模式在近视防控中的积极作用。

（5）关于规范视力健康监测与评估，明确视力健康监测与评估人群，完善儿童青少年近视监测流程图，强调动态连续监测和高危因素评价（含远视储备评价）的重要性。

（6）关于科学诊疗与矫治，补充对远视储备不足学生科学诊疗与矫治方法，同时强调发挥中医药在儿童青少年近视防控中的作用。

儿童青少年近视防控是一项系统工程，《指南》（更新版）提供了可推广的儿童青少年近视防控适宜技术，各地应积极探索符合当地特点的近视防控措施和方法。同时，要综合使用，形成地方特色的近视防控行动方案。

（李晓东）

第五节　0~6岁儿童眼保健及视力检查服务规范（试行）

国家卫生健康委以习近平总书记关于儿童青少年近视的重要指示精神为指引，全力推进儿童青少年近视防控工作。为使防控关口前移，2021年6月国家卫生健康委办公厅印发《0~6岁儿童眼保健及视力检查服务规范（试行）》，加强近视早期监测和预警能力。确保0~6岁儿童每年眼保健和视力检查覆盖率达90%以上，推动视力健康电子档案的逐步建立。

一、关于印发《0~6 岁儿童眼保健及视力检查服务规范（试行）》的通知

国家卫生健康委办公厅关于印发 0~6 岁儿童眼保健及视力检查服务规范（试行）的通知

国卫办妇幼发〔2021〕11 号

各省、自治区、直辖市及新疆生产建设兵团卫生健康委：

为进一步规范 0~6 岁儿童眼保健及视力检查服务，早期发现儿童常见眼病、视力不良及远视储备量不足，及时转诊干预，控制和减少儿童可控性眼病及视力不良的发展，预防近视发生，根据《综合防控儿童青少年近视实施方案》《国家基本公共卫生服务规范（第三版）》，我们组织制定了《0~6 岁儿童眼保健及视力检查服务规范（试行）》。现印发给你们，请参照执行。

国家卫生健康委办公厅

2021 年 6 月 17 日

二、0~6 岁儿童眼保健及视力检查服务规范（试行）

为贯彻落实教育部、国家卫生健康委等八部门《综合防控儿童青少年近视实施方案》，进一步规范和加强 0~6 岁儿童眼保健和视力检查服务，促进儿童眼健康，结合《国家基本公共卫生服务规范（第三版）》（国卫基层发〔2017〕13 号），进一步细化儿童眼保健及视力检查服务内容，制定本规范。

（一）服务对象

辖区内常住的 0~6 岁儿童。

（二）服务时间及频次

根据不同年龄段正常儿童眼及视觉发育特点，结合 0~6 岁儿童健康管理服务时间和频次，为 0~6 岁儿童提供 13 次眼保健和视力检查服务。其中，新生儿期 2 次，分别在新生儿家庭访视和满月健康管理时；婴儿期 4 次，分别在 3、6、8、12 月龄时；1 至 3 岁幼儿期 4 次，分别在 18、24、30、36 月龄时；学龄前期 3 次，分别在 4、5、6 岁时。

（三）服务内容

儿童眼保健和视力检查主要目的是早期发现儿童常见眼病、视力不良及远视储备量不足，及时转诊干预，控制和减少儿童可控性眼病及视力不良的发展，预防近视。

0~6 岁儿童眼保健及视力检查服务主要由具备相应服务能力的乡镇卫生院、社区卫生服务中心等基层医疗卫生机构或县级妇幼保健机构及其他具备条件的县级医疗机构提供，内容包括健康教育、眼病筛查及视力评估、健康指导、转诊服务和登记儿童眼健康档案信息等。

县级妇幼保健机构或其他具备条件的县级医疗机构接收转诊儿童，开展专项检查、视力复筛和复查、眼病诊疗、转诊服务和登记儿童眼健康档案信息等。

0~6 岁儿童眼保健及视力检查服务内容示意图和服务项目见附件 1 和 2。

1.健康教育

面向社会公众和儿童家长普及儿童眼保健科学知识，提高视力不良防控意识，提升科学知识知晓率，引导家庭积极主动接受儿童眼保健和视力检查服务。

2.眼病筛查及视力评估

新生儿期（新生儿家庭访视和满月健康管理）：新生儿常规眼保健服务和早产儿视网膜病变筛查服务由助产机构负责。在此基础上，基层医疗卫生机构开展以下服务。

（1）检查眼外观。观察眼睑有无缺损和上睑下垂，眼部有无脓性分泌物、持续流泪，双眼球大小是否一致，角膜是否透明、双侧对称，瞳孔是否居中、形圆、双侧对称，瞳孔区是否发白，巩膜是否黄染。

（2）筛查眼病高危因素。重点询问和观察新生儿是否存在下列眼病主要高危因素：

①出生体重 < 2000 g 的低出生体重儿或出生孕周 < 32 周的早产儿；②曾在新生儿重症监护病房住院超过 7 天并有连续高浓度吸氧史；③有遗传性眼病家族史，或家庭存在眼病相关综合征，包括近视家族史、先天性白内障、先天性青光眼、先天性小眼球、眼球震颤、视网膜母细胞瘤等；④母亲孕期有巨细胞病毒、风疹病毒、疱疹病毒、梅毒或弓形体等引起的宫内感染；⑤颅面部畸形，大面积颜面血管瘤，或哭闹时眼球外凸；⑥眼部持续流泪，有大量分泌物。

（3）光照反应检查（满月健康管理时）。评估新生儿有无光感。检查者将手电灯快速移至婴儿眼前照亮瞳孔区，重复多次，双眼分别进行。婴儿出现反射性闭目动作为正常，表明婴儿眼睛有光感。

（4）转诊指征。①眼睑缺损、上睑下垂，眼部有脓性分泌物、持续溢泪，双眼球大小不一致，角膜混浊、双侧不等大，瞳孔不居中、不圆、双侧不等大，瞳孔区发白，巩膜黄染等；②出生体重 < 2000 g 的低出生体重儿或出生孕周 < 32 周的早产儿，出生后 4~6 周或矫正胎龄 32 周时，未按要求进行眼底检查；存在其他眼病高危因素，未做过眼科专科检查；③光照反应检查异常。

婴儿期（3、6、8、12 月龄）：

（1）检查眼外观。观察双眼球大小是否一致，结膜有无充血，眼部有无分泌物或持续溢泪，角膜是否透明、双侧对称，瞳孔是否居中、形圆、双侧对称，瞳孔区是否发白，6 月龄及以后观察有无眼球震颤。

（2）瞬目反射（3 月龄时）。评估婴儿的近距离视力能力。受检者取顺光方向，检查者以手或大物体在受检者眼前快速移动，不接触到受检者。婴儿立刻出现反射性防御性的眨眼动作为正常。

（3）红球试验（3 月龄时）。评估婴儿眼睛追随及注视能力。在婴儿眼前 20~33 cm 处，用直径 5 cm 左右的红色小球缓慢移动，重复 2~3 次。婴儿表现出短暂寻找或追随注视红球为正常。

（4）视物行为观察。通过观察和询问家长，了解婴儿日常视物时是否存在异常行为表现，如 3 月龄时不与家人对视、对外界反应差，6 月龄时视物明显歪头或距离近，畏光、眯眼或经常揉眼等。

（5）红光反射检查、眼位检查、单眼遮盖厌恶试验（6 月龄时）。6 月龄时，基层医疗卫生机构告知家长带婴儿至县级妇幼保健机构或其他具备条件的县级医疗机构接受红光反射检查、眼位检查、单眼遮盖厌恶试验等专项检查，并予转诊。

8 月龄时，基层医疗卫生机构问询家长，婴儿是否已于 6 月龄接受红光反射检查、眼位检查、单眼遮盖厌恶试验等专项检查。对于尚未接受检查者，再次告知家长尽快带婴儿至县级妇幼保健机构或其他具备条件的县级医疗机构接受上述检查。

鼓励有条件的乡镇卫生院、社区卫生服务中心，于 6 月龄时为婴儿提供红光反射检查、眼位检查、单眼遮盖厌恶试验。

红光反射检查是评估瞳孔区视轴上是否存在混浊或占位性病变。采用直接检眼镜,在半暗室内,检查距离约 50 cm,检眼镜屈光度调至 0,照射光斑调至大光斑。在婴儿清醒状态,将光斑同时照射双眼,观察双眼瞳孔区的红色反光。正常应为双眼对称一致的明亮红色反光。若双眼反光亮度不一致、红光反射消失、暗淡或出现黑斑为异常。

眼位检查是筛查婴儿是否存在斜视。将手电灯放至婴儿眼睛正前方33 cm 处,吸引婴儿注视光源,检查双眼角膜反光点是否在瞳孔中央。用遮眼板分别遮盖婴儿的左、右眼,观察眼球有无水平或上下的移动。正常婴儿双眼注视光源时,瞳孔中心各有一反光点,分别遮盖左、右眼时没有明显的眼球移动。

单眼遮盖厌恶试验是评估婴儿双眼视力是否存在较大差距。用遮眼板分别遮挡婴儿双眼,观察婴儿行为反应是否一致。双眼视力对称的婴儿,分别遮挡双眼时的反应等同;若一眼对遮挡明显抗拒而另一眼不抗拒,提示双眼视力差距较大。

(6)转诊指征。①眼外观检查异常,包括婴儿双眼球大小不一致、结膜充血、眼部有分泌物、持续溢泪、角膜混浊或双侧不对称、瞳孔不居中或不圆或双侧不对称、瞳孔区发白、眼球震颤;②瞬目反射检查结果异常;③红球试验检查结果异常;④视物行为异常;⑤红光反射检查结果异常;⑥眼位检查偏斜;⑦单眼遮盖厌恶试验异常。

幼儿期(18、24、30、36 月龄):

(1)检查眼外观。方法同婴儿期。增加检查眼睑有无红肿或肿物,眼睑有无内、外翻,是否倒睫。

(2)视物行为观察。方法同婴儿期。询问家长时增加以下内容:了解幼儿日常视物时避让障碍物是否迟缓,暗处行走是否困难,有无视物明显歪头或视物过近,有无畏光、眯眼或经常揉眼等行为表现。

(3)眼位检查、单眼遮盖厌恶试验、屈光筛查(24、36 月龄时)。

24、36 月龄时,基层医疗卫生机构分别告知家长应带幼儿至县级妇幼保健机构或其他具备条件的县级医疗机构接受眼位检查、单眼遮盖厌恶试验、屈光筛查等专项检查,并予转诊。

基层医疗卫生机构在后续服务时问询家长,幼儿是否已于24、36 月龄接受眼位检查、单眼遮盖厌恶试验、屈光筛查等专项检查。对于尚未接受检查者,再次告知家长尽快带幼儿至县级妇幼保健机构或其他具备条件的县级医疗机构接受上述检查。

鼓励有条件的乡镇卫生院、社区卫生服务中心,于24、36 月龄时分别为幼儿提供眼位检查、单眼遮盖厌恶试验和屈光筛查。眼位检查方法同婴儿期。单眼遮盖厌恶试验方法同婴儿期。

屈光筛查是采用屈光筛查仪,开展眼球屈光度筛查,了解幼儿眼球屈光状态,监测远视储备量,早期发现远视、近视、散光、屈光参差、远视储备量不足和弱视等危险因素。若屈光筛查结果异常,但低于高度屈光不正及屈光参差转诊指征,应半年后再次复查。

(4)转诊指征。①眼外观检查异常,眼睑有红肿或肿物,眼睑内翻或外翻、倒睫等,其他症状同婴儿期；②视物行为异常；③眼位检查偏斜；④单眼遮盖厌恶试验异常；⑤屈光筛查结果异常。

1）下列屈光不正及屈光参差，可能导致弱视，见以下标准。24 月龄：屈光不正为散光>2.00 D，远视>+4.50 D，近视<−3.50 D；屈光参差为双眼球镜度（远视、近视）差值>1.50 D 或双眼柱镜度（散光）差值>1.00 D。36 月龄：屈光不正为散光>2.00 D，远视>+4.00 D，近视<−3.00 D；屈光参差为双眼球镜度（远视、近视）差值>1.50 D 或双眼柱镜度（散光）差值>1.00 D。

2）24、36 月龄时屈光筛查结果数值超出仪器检查正常值范围，但低于上述标准，且半年后复查结果仍异常。

3）可疑远视储备量不足：等效球镜度数<+0.00 D（等效球镜度数=球镜度数+1／2 柱镜度数）。

4）若儿童配合良好，同一天反复三次屈光检查，不能检测出数值且排除设备问题，提示为可疑屈光不正或器质性眼病。

学龄前儿童（4、5、6 岁）：

（1）检查眼外观。方法同幼儿期。

（2）视物行为观察。方法同幼儿期。

（3）视力检查。采用国际标准视力表或标准对数视力表检查儿童视力。检查时，检测距离 5m，视力表照度为 500 lx，视力表 1.0 行高度为受检者眼睛高度。遮挡一眼，勿压眼球，按照先右后左顺序，单眼检查。自上而下辨认视标，直到不能辨认的一行为止，其上一行即可记录为儿童的视力。以儿童单眼裸眼视力值作为判断视力是否异常的标准。4 岁儿童裸眼视力一般可达 4.8（0.6）以上，5 岁及以上儿童裸眼视力一般可达 4.9（0.8）以上。

（4）眼位检查、屈光筛查。

4、5、6 岁时，基层医疗卫生机构告知家长每年应带儿童至县级妇幼保健机构或其他具备条件的县级医疗机构接受眼位检查、屈光筛查等专项检查，并予转诊。

基层医疗卫生机构在后续服务时间询家长，儿童是否已于 4、5、6 岁时接受过眼位检查、屈光筛查等专项检查。对于尚未接受检查者，再次告知家长尽快带儿童至县级妇幼保健机构或其他具备条件的县级医疗机构接受上述检查。

鼓励有条件的乡镇卫生院、社区卫生服务中心，于 4、5、6 岁时为儿童提供眼位检查和屈光筛查。眼位检查、屈光筛查方法同幼儿期。

（5）转诊指征。①眼外观检查异常；②视物行为异常；③4 岁儿童裸眼视力≤4.8（0.6）、5 岁及以上儿童裸眼视力≤4.9（0.8），或双眼视力相差两行及以上（标准对数视力表），或双眼视力相差 0.2 及以上（国际标准视力表）；④眼位检查偏斜；⑤屈光筛查结果异常。

1）下列屈光不正及屈光参差，可能导致弱视，见以下标准。4 岁：屈光不正为散光>2.00 D，远视>+4.00 D，近视<−3.00 D；屈光参差为双眼球镜度（远视、近视）差值>1.50 D 或双眼柱镜度（散光）差值>1.00 D。5、6 岁：屈光不正为散光>1.50 D，远视>+3.50 D，近视<-1.50 D；屈光参差为双眼球镜度（远视、近视）差值>1.50 D或双眼柱镜度（散光）差值>1.00 D。

2）4、5、6岁屈光筛查结果数值超出仪器检查正常值范围，但低于上述标准，且半年后复查结果仍异常。

3）可疑远视储备量不足：等效球镜度数<+0.00 D（等效球镜度数=球镜度数+1/2柱镜度数）。

4）若儿童配合良好，同一天反复三次屈光检查，不能检测出数值且排除设备问题，提示为可疑屈光不正或器质性眼病。

（6）检查结果异常提示：眼病筛查和视力评估结果异常，提示儿童可能存在眼病或引起严重眼病的风险，可能存在远视储备量不足。

①眼外观检查异常。若眼睑有缺损，提示为可疑眼睑畸形；上睑下垂，提示可疑动眼神经或提上睑肌先天发育异常或外伤导致；眼部有脓性分泌物、持续溢泪，提示可疑为结膜炎、泪囊炎；角膜混浊，提示可疑为先天性青光眼、角膜水肿、角膜疾病等，可致视力下降甚至失明等；双眼球大小不一致，角膜双侧不对称，瞳孔不居中、不圆、双侧不等大，提示可疑为先天眼部结构畸形；瞳孔区发白，提示可疑为先天性白内障、视网膜母细胞瘤等；巩膜黄染提示可疑为黄疸；眼球震颤提示可疑视力异常；眼睑有红肿或肿物，提示可能存在眼睑炎症、霰粒肿或麦粒肿；倒睫提示可能存在眼睑内翻。

②存在眼病高危因素。提示存在发生严重眼部疾病的风险。

③光照反应异常。对光照无反应，提示可疑视力异常或失明。

④瞬目反射检查异常。婴儿不会出现反射性防御性的眨眼动作，提示可疑近距离视力异常。

⑤红球试验异常。婴儿不能追随及注视红球，提示可疑视力异常。

⑥视物行为异常。提示可能视力或眼位异常。

⑦红光反射检查异常。若双眼反光亮度不一致、红光反射消失、暗淡或出现黑斑，提示可疑为先天性白内障、白瞳症等。

⑧眼位检查异常。提示可能存在斜视，也有可能导致弱视。

⑨单眼遮盖厌恶试验异常。提示可能存在屈光参差、弱视等。

⑩屈光筛查异常。A.若可疑远视、近视、散光和屈光参差，可能导致弱视，需要通过进一步检查确定是否需配戴眼镜矫正。B.若等效球镜度数<+0.00D，提示远视储备量不足，有发生近视的可能性，需进一步检查并改变不良用眼行为。

⑪视力检查异常。4岁儿童裸眼视力≤4.8（0.6），5岁及以上儿童裸眼视力≤4.9（0.8），或双眼视力相差两行及以上（标准对数视力表），或双眼视力相差0.2及以上（国际标准视力表）者为视力低常。提示可能存在屈光不正、斜视、弱视、白内障、青光眼及其他眼病。

根据检查结果，填写《0~6 岁儿童眼保健及视力检查记录表》（附件 3 表 1~表 5），逐步形成儿童眼健康档案。综合分析未见异常的，告知家长后续定期带儿童接受眼保健和视力检查；发现异常的，指导家长及时带儿童转诊。

3.健康指导

每次完成眼病筛查和视力评估后，应结合检查结果及时向家长普及儿童眼保健知识，开展健康指导。针对不同年龄段儿童健康指导要点详见附件 4。

4.转诊服务

乡镇卫生院、社区卫生服务中心将尚未接受红光反射、眼位检查、单眼遮盖厌恶试验和屈光筛查的儿童，以及检查结果异常的儿童转诊至县级妇幼保健机构或其他具备条件的县级医疗机构，填写转诊建议（附件 3 表 2~表 5）及转诊单（附件 5），指导家长及时转诊。转诊单一式两联，一联由乡镇卫生院（社区卫生服务中心）留存，另一联由儿童家长交至县级妇幼保健机构或其他具备条件的县级医疗机构。

县级妇幼保健机构或其他具备条件的县级医疗机构开展以下接诊服务：

（1）对尚未在乡镇卫生院（社区卫生服务中心）接受红光反射、眼位检查、单眼遮盖厌恶试验和屈光筛查等专项检查的儿童，依据婴儿期、幼儿期、学龄前期等不同年龄段要求，提供相应检查服务。

6 月龄时，提供红光反射、眼位检查、单眼遮盖厌恶试验等专项检查，记录检查结果，填写《0~6 岁儿童眼保健及视力检查记录表》（附件 3）表 3。

24、36 月龄时，提供眼位检查、单眼遮盖厌恶试验和屈光筛查等专项检查，记录检查结果，填写《0~6 岁儿童眼保健及视力检查记录表》（附件 3）表 4。

4、5、6 岁时，提供眼位检查和屈光筛查等专项检查，记录检查结果，填写《0~6 岁儿童眼保健及视力检查记录表》（附件 3）表 5。

（2）对乡镇卫生院（社区卫生服务中心）转诊的检查结果异常的儿童进行复查。对于复查结果异常的儿童，以及在本机构接受红光反射、眼位检查、单眼遮盖厌恶试验和屈光筛查等专项检查结果异常的儿童，结合实际，至少开展儿童常见眼病诊断、治疗、干预服务。必要时应根据病情及时转诊至上级具备条件的医疗机构进行综合评估和诊治。

①对于眼外观检查异常的患儿，需进一步复查。对确诊为结膜炎、泪囊炎、眼睑炎症、霰粒肿及麦粒肿等的患儿，应及时控制，防止炎症扩散，促进炎症消退；对眼部有大量脓性分泌物的情况，考虑可能为化脓性结膜炎，需尽快确诊，及时有效治疗；对眼外观其他异常，如可疑为先天性青光眼、角膜水肿、角膜疾病、眼部结构畸形、黄疸及严重倒睫等，

应及时转诊至上级医疗机构进行诊治。

②对于存在眼部疾病高危因素的新生儿，再次排查可能发生严重眼部疾病的风险，有条件的机构应进一步检查。对于出生体重＜2000 g的低出生体重儿或出生孕周＜32周的早产儿，应当在出生后4~6周或矫正胎龄32周，告知家长及时转诊到具备条件的医疗机构进行眼底病变筛查，排除早产儿视网膜病变。有条件的县级妇幼保健机构可以开展眼底筛查服务，对已经确诊为早产儿视网膜病的患儿，应告知家长转诊到具备相应治疗能力的医疗机构及时干预和治疗，并定期随访复查，观察视网膜发育情况至视网膜发育成熟。

③对于瞳孔区发白、光照反应、瞬目反射和红球试验异常及视物行为异常的儿童，进行红光反射检查，检查瞳孔区视轴上的混浊和眼底病变情况。若双眼反光亮度不一致、红光反射消失、暗淡或出现黑斑，提示可疑为先天性白内障、白瞳症等，应及时转诊至上级医疗机构进行诊治。有条件的县级妇幼保健机构，可以开展裂隙灯及眼底检查，进一步确诊。

④对于眼位检查异常儿童，提示可疑为斜视，应进行专业验光、眼底检查等明确斜视类型，结合斜视类型确定治疗方案。需要手术治疗的斜视类型应将患儿及时转诊至上级医疗机构进行专业眼科诊治。早期治疗斜视可以在矫正眼位、恢复外观的基础上，促进视力发育和双眼视觉功能的建立。

⑤对于单眼遮盖厌恶试验异常的儿童，可能由于双眼视力不一样导致，提示可疑为屈光参差、弱视或其他眼病，需要进一步诊疗或及时转诊。

⑥对于视力检查和屈光筛查异常的儿童，进行以下检查。

A.视力检查：对4~6岁儿童采用国际标准视力表或标准对数视力表再次进行视力检查，并结合实际开展专业眼科检查。B.屈光筛查：对所有儿童再次开展屈光筛查，监测远视储备量情况，排查远视、近视、散光及屈光参差。C.散瞳验光：对复查后仍可疑屈光不正或视力低常的儿童，根据实际情况进行睫状肌麻痹验光，得出准确屈光度。确定是否远视储备量不足，是否存在远视、近视、散光及屈光参差。再根据视力、眼位和年龄等因素，综合判断是否需要配戴眼镜矫正。

对于远视储备量不足的儿童，告知家长存在发生近视的可能性，应定期接受检查，改变不良用眼习惯和行为。

对于经散瞳验光、结合眼科检查确诊为弱视的患儿，消除屈光不正、屈光参差、斜视、先天性白内障、重度上睑下垂等危险因素，并根据儿童年龄、视力、依从性等情况，通过遮盖和压抑优势眼及视觉训练来促使弱视眼视力提升。弱视治疗过程中应定期随诊，根据检查结果及依从性评估，及时调整治疗方案。

（3）县级妇幼保健机构或具备相应条件的县级医疗机构填写回执单（附件6），记录本机构开展的红光反射、眼位检查、单眼遮盖厌恶试验、屈光筛查等专项检查结果，以及复查、诊断结果或进一步转诊信息，将其反馈至乡镇卫生院（社区卫生服务中心）。由乡镇卫生院（社区卫生服务中心）归入儿童眼健康档案。

（4）其他具备条件的县级以上医疗机构接收转诊儿童，进一步开展眼病及视力异常的诊断、治疗和干预服务。及时将诊治结果反馈至县级妇幼保健机构，并由县级妇幼保健机构将结果反馈至乡镇卫生院（社区卫生服务中心），最终由乡镇卫生院（社区卫生服务中心）归入儿童眼健康档案。

5. 建立儿童眼健康档案

乡镇卫生院（社区卫生服务中心）、县级妇幼保健机构或具备相应条件的县级医疗机构以及县级以上医疗机构，开展眼病筛查及视力评估、健康指导、转诊和接诊服务时，应记录相应内容，建立机构间筛查、复查、诊断等信息双向交换机制，及时完善儿童眼健康档案，做到一人一档。各地应大力推进信息化建设，逐步建立儿童眼健康电子档案，联通基层医疗卫生机构、县级妇幼保健机构和诊疗机构，做到信息及时更新、互联共享，并随儿童青少年入学实时转移。

（四）服务机构和人员技术要求

（1）各地要加大力度推进基层医疗卫生机构儿童眼保健及视力检查能力建设，为乡镇卫生院（社区卫生服务中心）配备开展儿童眼保健及视力检查服务所需的基本设备（附件7）。充实儿童眼保健及视力检查的人员。从事眼保健及视力检查的人员应为接受过专业技术培训并合格的医务人员。

（2）县级妇幼保健机构或具备相应条件的县级医疗机构应配备开展儿童眼保健和视力检查、复查、相应诊疗服务工作所需的基本设备，至少具备1间儿童眼保健诊室和1间检查室。至少有一名经儿童眼保健及视力检查技术培训并合格的执业医师或眼保健专职医务人员。

（3）基层医疗卫生机构、县级妇幼保健机构或具备相应条件的县级医疗机构应根据辖区内常住0~6岁儿童总人数，积极创造条件，配备数量足够、符合要求的从事儿童眼保健服务的人员。

（4）鼓励有条件的乡镇卫生院（社区卫生服务中心）和妇幼保健机构结合实际扩展相关服务项目，增加必要设备和专业人员。

（五）服务职能

1. 乡镇卫生院、社区卫生服务中心

（1）开展健康教育，普及儿童眼保健及视力不良防控知识，增强近视防控意识，宣传儿童眼病要早筛、早诊、早治。宣传动员家长定期带儿童接受眼保健及视力检查服务。

（2）结合儿童健康管理服务，同步开展0~6岁儿童眼保健及视力检查服务，登记完善儿童眼健康档案信息。

（3）对检查结果异常和远视储备量不足的儿童进行针对性健康指导、及时转诊，并跟踪随访。

（4）掌握辖区内0~6岁儿童眼健康基本情况，及时将0~6岁儿童眼保健及视力检查人数、6岁儿童视力检查人数、6岁儿童视力不良检查人数、7岁以下（0~6岁）儿童人数等数据上报至县级妇幼保健机构。对眼保健及视力检查结果异常的儿童进行登记汇总（附件8）。

2. 县级妇幼保健机构

（1）开展健康教育，普及儿童眼保健及视力不良防控知识，增强近视防控意识，宣传儿童眼病要早筛、早诊、早治。

（2）为乡镇卫生院、社区卫生服务中心转诊的儿童提供专项检查和复查。具备条件的县级妇幼保健机构承担相应的诊疗服务职责。鼓励和支持具备条件的县级妇幼保健机构开展斜视（非手术类）、弱视矫治服务。完善儿童眼健康档案。

（3）协助卫生健康行政部门建立区域儿童眼保健服务网络和转诊机制，推进儿童眼健康档案信息化建设，提升儿童眼健康服务能力和管理水平。

（4）针对乡镇卫生院、社区卫生服务中心提供专业人力支持，开展人员培训、技术指导和质量评估。

（5）承担辖区内0~6岁儿童眼保健及视力检查服务数据管理工作，按照妇幼卫生统计调查制度要求逐级上报，确保数据真实准确，加强数据分析利用。

3. 省级和地市级妇幼保健机构

结合妇幼保健机构功能定位，加强自身眼保健科能力建设，协助卫生健康行政部门重点承担服务网络和信息系统建设、人员培训、业务指导、技术推广、质量控制、健康宣教

和数据管理等工作。

4. 其他具备条件的县级以上医疗机构

（1）开展健康教育，普及儿童眼保健及视力不良防控知识，增强近视防控意识，宣传儿童眼病要早筛、早诊、早治。

（2）提供儿童眼病诊断、治疗、干预等服务。

（3）将患病儿童诊治结果反馈至县级妇幼保健机构，并由县级妇幼保健机构将结果反馈至乡镇卫生院、社区卫生服务中心。

（4）会同辖区妇幼保健机构针对基层开展人员培训和技术指导。

（六）工作要求

各级卫生健康行政部门要高度重视儿童眼保健及视力检查服务，加强组织领导，强化安排部署和工作指导，不断提高服务可及性及覆盖率。要完善工作机制，定期开展质量检查，保证服务质量。加强儿童眼保健及视力检查人员培训，确保由接受过眼保健及视力检查相关技术培训并合格的医务人员从事相关工作。各级卫生健康行政部门要加强区域信息平台建设和信息互联共享，尽快实现 0~6 岁儿童眼健康档案电子化、信息化。

（七）工作指标

0~6 岁儿童眼保健和视力检查覆盖率＝统计期限内辖区 0~6 岁儿童眼保健和视力检查人数／统计期限内辖区 0~6 岁儿童数×100%。其中，"0~6 岁儿童眼保健和视力检查人数"是指 0~6 岁儿童当年接受 1 次及 1 次以上眼保健和视力检查的人数。

0~6 岁儿童眼保健和视力检查异常率＝统计期限内辖区 0~6 岁儿童眼病筛查及视力评估异常人数／统计期限内辖区 0~6 岁儿童数×100%。

0~6 岁儿童眼保健和视力检查异常转诊率＝统计期限内辖区 0~6 岁儿童眼病筛查及视力评估异常转诊人次数／统计期限内辖区 0~6 岁儿童眼病筛查及视力评估异常人次数×100%。

6 岁儿童视力不良检出率＝统计期限内辖区 6 岁儿童视力不良检出人数／统计期限内辖区 6 岁儿童视力检查人数×100%。

6 岁儿童视力不良判断标准：6 岁儿童裸眼视力≤4.9（0.8），或双眼视力相差两行及以上（标准对数视力表），或双眼视力相差 0.2 及以上（国际标准视力表）。

儿童眼健康档案建档率＝统计期限内辖区 0~6 岁儿童建立眼健康档案人数／统计期限

内辖区 0~6 岁儿童数×100％。

（八）名词解释

1. 视力

视力即视觉分辨力，是眼睛所能够分辨的外界两个物点间最小距离的能力。视力是随着屈光系统和视网膜发育逐渐发育成熟的，0~6 岁是儿童视力发育的关键期，新生儿出生仅有光感，1 岁视力一般可达 0.2，2 岁视力一般可达 0.4 以上，3 岁视力一般可达 0.5 以上，4 岁视力一般可达 0.6 以上，5 岁及以上视力一般可达 0.8 以上。

2. 裸眼视力

裸眼视力又称未矫正视力，指未经任何光学镜片矫正所测得的视力，包括裸眼远视力和裸眼近视力。

3. 正视化过程

儿童眼球和视力是逐步发育成熟的，新生儿出生时，眼球发育未成熟，处于远视状态，随着生长发育，眼球逐渐增长，眼远视屈光度数逐渐趋向正视，称之为"正视化过程"。3 岁前生理屈光度为+3.00 D，4~5 岁生理屈光度为+1.50D~+2.00 D，6~7 岁生理屈光度为+1.00D~+1.50 D。

4. 远视储备量

新生儿的眼球较小，眼轴较短，此时双眼处于远视状态，这是生理性远视，称为"远视储备量"。随着儿童生长发育，眼球逐渐长大，眼轴逐渐变长，远视度数逐渐降低而趋于正视。远视储备量不足是指裸眼视力正常，散瞳验光后屈光状态虽未达到近视标准但远视度数低于相应年龄段生理值范围。如 4~5 岁的儿童生理屈光度为 150~200 度远视，则有150~200 度的远视储备量，如果此年龄段儿童的生理屈光度只有 50 度远视，意味着其远视储备量消耗过多，有可能较早出现近视。

5.屈光度

人眼对光线的曲折能力，就是眼睛的屈光度，一般用"D"表示。

6.屈光不正

当眼处于非调节状态（静息状态）时，外界的平行光线经眼的屈光系统后，不能在视网膜黄斑中心凹聚焦，因此无法产生清晰的成像，称为屈光不正，包括近视、远视、散光和屈光参差等。

7.斜视

斜视是指一眼注视时，另一眼视轴偏离的异常眼位。斜视是与视觉发育、解剖发育、双眼视觉功能和眼球运动功能密切相关的一组疾病。斜视患病率约为 3%，其中出生后 6 个月内先天性内斜视患病率为 1%~2%，人群中先天性内斜视患病率为 0.1%。斜视除了影响美观外，还会导致弱视及双眼单视功能不同程度的丧失。早期治疗斜视可以在矫正眼位、恢复外观的基础上，促进视力发育和双眼视觉功能的建立。

8.弱视

视觉发育期内由于单眼斜视、屈光参差、高度屈光不正以及形觉剥夺等异常视觉经验引起的单眼或双眼最佳矫正视力低于相应年龄正常儿童，且眼部检查无器质性病变，称为弱视。分为屈光不正性弱视、屈光参差性弱视、斜视性弱视、形觉剥夺性弱视等。根据普查结果确定 3~5 岁儿童视力的正常值下限为 0.5，6 岁及以上儿童视力正常值下限为 0.7。弱视患病率较高，为 1%~5%，弱视治疗成功率随着患儿年龄增加而下降，6 岁之后较难矫正，应早诊断早治疗。

三、《0~6 岁儿童眼保健及视力检查服务规范》解读

（一）制定背景

为贯彻落实习近平总书记关于学生近视问题的重要指示批示精神，切实加强新时代儿童青少年近视防控工作，2018 年教育部会同国家卫生健康委等八部门制定了《综合防控儿童青少年近视实施方案》，明确提出严格落实国家基本公共卫生服务中关于 0~6 岁儿童眼保健和视力检查工作要求，做到早监测、早发现、早预警、早干预。0~6 岁是儿童眼球结构和视觉功能发育的关键时期，6 岁前的视觉发育状况影响儿童一生的视觉质量。这一时期发生的眼部疾病及视力不良，如未及时诊治，可能影响儿童眼球发育，导致儿童视觉发育迟滞，即使戴镜矫治也无法恢复为正常视力，一些严重眼部疾病甚至会致盲。因此，0~6 岁是开展儿童眼保健及视力检查的重要时期。

为了进一步明确服务内涵，完善服务链条，推动落实早监测、早发现、早预警、早干预，国家卫生健康委制定了《0~6 岁儿童眼保健及视力检查服务规范（试行）》（以下简称《服务规范》）。

（二）主要内容

《服务规范》主要由 8 个部分组成。一是关于服务对象，明确界定为辖区内常住的 0~6 岁儿童，与《国家基本公共卫生服务规范（第三版）》保持一致；二是关于服务时间及频次，结合国家基本公共卫生服务项目 0~6 岁儿童健康管理服务的时间和频次，明确为 0~6 岁儿童提供 13 次眼保健和视力检查服务；三是关于服务内容，明确提出由乡镇卫生院、社区卫生服务中心等基层医疗卫生机构或县级妇幼保健机构及其他具备条件的县级医疗机构提供，内容包括健康教育、眼病筛查及视力评估、健康指导、转诊服务和登记儿童眼健康档案信息等；县级妇幼保健机构或其他具备条件的县级医疗机构接收转诊儿童，开展专项检查、视力复筛和复查、眼病诊疗、进一步转诊服务，完善儿童眼健康档案信息等；四是关于服务机构和人员技术要求，针对承担 0~6 岁儿童眼保健和视力检查服务的乡镇卫生院、社区卫生服务中心、县级妇幼保健机构等单位，从人员、房屋、设备等方面提出明确要求；五是关于机构服务职能，明确乡镇卫生院、社区卫生服务中心、县级妇幼保健机构或其他具备条件的县级及以上医疗机构的分工和职能；六是关于工作要求，主要对各级卫生健康行政部门推动和保障 0~6 岁儿童眼保健和视力检查工作落实提出要求；七是关于工作指标，提出 0~6 岁儿童眼保健和视力检查覆盖率、0~6 岁儿童眼保健和视力检查异常率、0~6 岁儿

童眼保健和视力检查异常转诊率、6 岁儿童视力不良检出率、0~6 岁儿童眼健康档案建档率等 5 个指标，推动各地加强工作评估；八是关于名词解释，考虑到眼保健和视力检查服务专业性非常强，为了帮助基层卫生技术人员和管理人员更好地理解，专门列出 8 个名词解释。

（三）主要特点

《服务规范》重点突出了以下四个方面。

（1）增强针对性和操作性。

在国家基本公共卫生服务项目基础上，进一步细化 0~6 岁儿童眼保健和视力检查服务内容和要求。儿童视觉从出生开始逐步发育，不同年龄段需要筛查、诊断和干预的眼病不同，每个年龄段眼保健重点也不同。《服务规范》聚焦新生儿期、婴儿期、幼儿期和学龄前期，明确要求不同时期开展不同检查，主要包括眼外观检查、眼病高危因素询问、视物行为观察及其他眼科适宜技术检查，目的是筛查儿童常见眼病和视力不良。一是筛查早产儿视网膜病变、先天性白内障、先天性青光眼等致盲性眼病；二是筛查屈光不正（远视、近视、散光和屈光参差）、斜视、弱视、上睑下垂等引起儿童视力低下、视觉发育异常的常见眼病；三是筛查儿童远视储备量，即生理性远视状态，对可能发生的近视早期监测和预警。

（2）推进儿童近视预防关口前移。

《服务规范》强调健康教育，明确要求指导家长树立近视防控意识，从小从早抓好预防。要求引导家长重视保护 0~6 岁儿童远视储备量，强调远视储备量不足可能会发展为近视。对于 6 岁之前的儿童，防控近视的重点是形成良好的用眼习惯，积极参加户外活动和体育运动，防止远视储备量过早过快消耗。

（3）完善服务链条。

明确社区卫生服务中心、乡镇卫生院等基层医疗卫生机构与县级妇幼保健院和其他具备条件的县级及以上医疗机构的分工协作，强化转诊要求，构建上下分工、各有侧重、密切合作的儿童眼保健服务网络，推动儿童眼病和视力不良筛查、诊治、康复服务有效衔接。

（4）促进基层提升能力。以引导基层医疗卫生机构提升服务能力为重点，以促进眼保健服务更加可及为目标，在基本服务内容基础上，将红光反射、眼位检查、单眼遮盖厌恶试验、屈光筛查列为推荐项目，由基层医疗卫生机构结合自身实际开展。

（祝丽玲）

附件1 0~6岁儿童眼保健及视力检查服务内容示意图

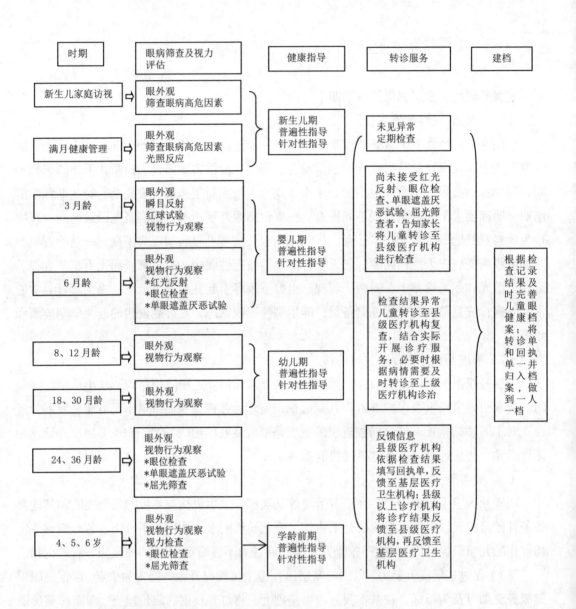

注：标注"*"的服务项目主要由县级妇幼保健机构或具备条件的县级医疗机构提供，鼓励有条件的乡镇卫生院、社区卫生服务中心开展这些服务项目。

附件 2　0~6 岁儿童眼保健及视力检查服务项目

检查时期	服务项目	目的
新生儿期（新生儿家庭访视和满月健康管理）	检查眼外观：观察眼睑有无缺损和上睑下垂，眼部有无脓性分泌物、持续流泪，双眼球大小是否一致，角膜是否透明、双侧对称，瞳孔是否居中、形圆、双侧对称，瞳孔区是否发白，巩膜是否黄染	若眼睑有缺损，提示为可疑眼部先天畸形；上睑下垂，提示可疑动眼神经或提上睑肌先天发育异常或外伤导致；眼部有脓性分泌物、持续流泪，提示可疑为结膜炎、泪囊炎；角膜混浊，提示可疑为先天性青光眼、角膜水肿、角膜疾病等，可致视力下降甚至失明等；双眼球大小不一致，角膜双侧不对称，瞳孔不居中、不圆、双侧不等大，提示可疑为先天眼部结构畸形；瞳孔区发白，提示可疑为先天性白内障、视网膜母细胞瘤等；巩膜黄染提示可疑黄疸
	2.筛查眼病高危因素	若存在眼病高危因素，提示存在发生严重眼部疾病的风险
	3.光照反应检查（满月健康管理时）	若对光照无反应，提示可疑视力异常或失明
婴儿期(3、6、8、12 月龄)	1.检查眼外观：观察双眼球大小是否一致，结膜有无充血，眼部有无分泌物或持续溢泪，角膜是否透明、双侧对称，瞳孔是否居中、形圆、双侧对称，瞳孔区是否发白，6 月龄及以后观察有无眼球震颤	结膜充血或有分泌物、持续溢泪，排查结膜炎或泪囊炎；眼球震颤提示可疑视力异常；其他同新生儿期
	2.瞬目反射（3 月龄时）	评估婴儿的近距离视力能力。若存在异常，提示可疑近距离视力异常
	3.红球试验（3 月龄时）	评估婴儿眼睛追随及注视能力。若存在异常，提示可疑视力异常
	4.视物行为观察	评估婴儿有无视物行为异常。若存在异常，提示可能视力或眼位异常
	*5.红光反射检查（6 月龄时）	评估瞳孔区视轴上是否存在混浊或占位性病变。若存在异常，提示可疑为先天性白内障、白瞳症等
	*6.眼位检查（6 月龄时）	筛查婴儿是否存在斜视
	*7.单眼遮盖厌恶试验（6 月龄时）	评估婴儿双眼视力是否存在较大差距，是否存在屈光参差、弱视等
幼儿期（18、24、30、36 月龄）	1.检查眼外观：增加观察眼睑有无红肿或肿物，眼睑有无内、外翻，是否倒睫。其他同婴儿期	眼睑有红肿或肿物，排查眼睑炎症或霰粒肿或麦粒肿，倒睫提示可能存在眼睑内翻。其他同婴儿期
	2.视物行为观察：询问家长时增加以下内容，了解儿童日常视物时避让障碍物是否迟缓、暗处行走是否困难，有无视物明显歪头或视物过近，有无畏光、眯眼或经常揉眼等行为表现	评估幼儿有无视物行为异常。若存在异常，提示可能视力或眼位异常
	*3.眼位检查（24、36 月龄）	筛查幼儿是否存在斜视
	*4.单眼遮盖厌恶试验（24、36 月龄）	评估幼儿双眼视力是否存在较大差距，是否存在屈光参差、弱视等
	*5.屈光筛查（24、36 月龄）	排查屈光不正、远视储备量不足和弱视等危险因素
学龄前儿童（4、5、6 岁）	1.检查眼外观：同幼儿期	同幼儿期
	2.视物行为观察：同幼儿期	评估儿童有无视物行为异常。若存在异常，提示可能视力或眼位异常
	3.视力检查	排查视力异常
	*4.眼位检查：同幼儿期	筛查儿童是否存在斜视
	*5.屈光筛查：同幼儿期	排查屈光不正、远视储备量不足和弱视等危险因素

注：标注"*"的服务项目主要由县级妇幼保健机构或具备条件的县级医疗机构提供，鼓励有条件的乡镇卫生院、社区卫生服务中心开展这些服务项目。

附件3 0~6岁儿童眼保健及视力检查记录表

儿童眼健康档案

编号：□□□□□□□□□□□□□□□□□□

基层医疗卫生机构：_____省市（州）_____县（市、区）_____乡（镇）

县级医疗机构：_____省市（州）_____县（市、区）

0~6岁儿童眼保健及视力检查记录表

（供各地参考使用）

表1 基本信息

表2 0~6岁儿童眼保健及视力检查记录表（新生儿期）

表3 0~6岁儿童眼保健及视力检查记录表（婴儿期）

表4 0~6岁儿童眼保健及视力检查记录表（幼儿期）

表5 0~6岁儿童眼保健及视力检查记录表（学龄前期）

表 1 基本信息

儿童姓名_____编号□□□□□□□□□□□□□□□□□□

性别 □1 男 □2 女 □3 未说明的性别 出生日期 □□□□年□□月□□日

身份证号码□□□□□□□□□□□□□□□□□□

家庭住址_____省市（州）_____县（市、区）_____乡（镇、街道）_____村（居委会）

父亲姓名_____联系电话_____出生日期 □□□□年□□月□□日

文化程度 □1 研究生 □2 大学本科 □3 大学专科和专科学校 □4 中等专业学校 □5 技工学校 □6 高中 □7 初中 □8 小学 □9 文盲或半文盲 □10 不详

职业 □0 国家机关、党群组织、企业、事业单位负责人 □1 专业技术人员 □2 办事人员和有关人员 □3 商业、服务业人员 □4 农、林、牧、渔、水利业生产人员 □5 生产、运输设备操作人员及有关人员 □6 军人 □7 不便分类的其他从业人员 □8 无职业

母亲姓名 _____联系电话_____出生日期 □□□□年□□月□□日

文化程度 □1 研究生 □2 大学本科 □3 大学专科和专科学校 □4 中等专业学校 □5 技工学校 □6 高中 □7 初中 □8 小学 □9 文盲或半文盲 □10 不详

职业 □0 国家机关、党群组织、企业、事业单位负责人 □1 专业技术人员 □2 办事人员和有关人员 □3 商业、服务业人员 □4 农、林、牧、渔、水利业生产人员 □5 生产、运输设备操作人员及有关人员 □6 军人 □7 不便分类的其他从业人员 □8 无职业

填表要求

一、基本要求

1.档案填写一律用钢笔或圆珠笔，不得用铅笔或红色笔书写。字迹要清楚，书写要工整。数字或代码一律用阿拉伯数字书写。数字和编码不要填出格外，如果数字填错，用双横线将整笔数码划去，并在原数码上方工整填写正确的数字。切勿在原数码上涂改。

2.在 0~6 岁儿童眼保健及视力检查记录表中，凡有备选答案的项目，应在该项目栏的"□"内填写与相应答案选项编号对应的数字；对于选择备选答案中"其他"或者是"异常"选项者，应在该选项留出的空白处用文字填写相应内容，并在项目栏的"□"内填写与"其他"或者是"异常"选项编号对应的数字，如为多项选择，则按照编号对应数字由小到大的顺序填写。对各类表单中没有备选答案的项目用文字或数据在相应的横线上或方框内填写。

二、健康档案编码

统一为 0~6 岁儿童眼健康档案进行编码，采用 17 位编码制，以国家统一的行政区划编码为基础，村（居）委会为单位，编制居民健康档案唯一编码。同时将建档儿童的身份证号作为统一的身份识别码，为在信息平台下实现资源共享奠定基础。

第一段为 6 位数字，表示县及县以上的行政区划，统一使用《中华人民共和国行政区划代码》（GB 2260）；

第二段为 3 位数字，表示乡镇（街道）级行政区划，按照国家标准《县以下行政区划代码编码规则》（GB/T 10114—2003）编制；

第三段为 3 位数字，表示村（居）民委员会等，具体划分为：001—099 表示居委会，101—199 表示村委会，901—999 表示其他组织；

第四段为 5 位数字，表示儿童个人序号，由建档机构根据建档顺序编制。

三、其他

1.本表用于儿童首次建立健康档案时填写。如果儿童的个人信息有所变动，可在原条目处修改，并注明修改时间。

2.儿童姓名：填写新生儿姓名。如没有取名则填写母亲名字+之男或之女。

3.性别：按照国际分为男、女及未说明的性别。

4.出生日期：根据居民身份证的出生日期，按照年（4 位）、月（2 位）、日（2 位）顺序填写，如 20200101。

5.身份证号码：如新生儿无身份证号码，可暂时空缺，待户口登记后再补填。

6.联系电话：填写可联系到父母的手机或常用电话。

表2 0~6岁儿童眼保健及视力检查记录表

（新生儿期）

儿童姓名：_____ 性别：_____ 出生日期：_____年__月__日

编号□□□□□□□□□□□□□□□□□□□□

	项目	新生儿家庭访视	满月健康管理
眼病筛查及视力评估	总体情况	□ 0 未见异常　　1 异常 如"异常"顺序填写以下项目	□ 0 未见异常　　1 异常 如"异常"顺序填写以下项目
	眼外观 1 眼睑	1 眼睑有缺损 2 上睑下垂　3 其他 右眼 □/□/□　　左眼 □/□/□	1 眼睑有缺损 2 上睑下垂　3 其他 右眼 □/□/□　　左眼 □/□/□
	2 结膜	1 眼部有脓性分泌物 2 持续流泪　3 其他 右眼 □/□/□　　左眼 □/□/□	1 眼部有脓性分泌物 2 持续流泪　3 其他 右眼 □/□/□　　左眼 □/□/□
	3 眼球	1 双眼球大小不一致　2 其他 右眼 □/□　　左眼 □/□	1 双眼球大小不一致　2 其他 右眼 □/□　　左眼 □/□
	4 角膜	1 混浊　2 双侧不对称 3 其他 右眼 □/□/□　　左眼 □/□/□	1 混浊　2 双侧不对称 3 其他 右眼 □/□/□　　左眼 □/□/□
	5 瞳孔	1 瞳孔不居中 2 瞳孔不圆　3 瞳孔双侧不对称 4 瞳孔区发白　5 其他 右眼 □/□/□/□　左眼 □/□/□/□	1 瞳孔不居中 2 瞳孔不圆　3 瞳孔双侧不对称 4 瞳孔区发白　5 其他 右眼 □/□/□/□　左眼 □/□/□/□
	6 巩膜	1 巩膜黄染　　2 其他 右眼 □/□　　左眼 □/□	1 巩膜黄染　　2 其他 右眼 □/□　　左眼 □/□
	主要眼病高危因素 1 出生时早产或低出生体重	1 出生体重<2000g 的低出生体重儿 2 出生孕周<32 周的早产儿 3 其他　□/□/□	1 出生体重<2000g 的低出生体重儿 2 出生孕周<32 周的早产儿 3 其他　□/□/□
	2 曾入住新生儿重症监护病房	1 曾在重症监护病房住院超过7天并有连续高浓度吸氧史 2 其他　□/□	1 曾在重症监护病房住院超过7天并有连续高浓度吸氧史 2 其他　□/□
	3 遗传性眼病家族史	1 有遗传性眼病家族史，具体病名 2 家庭存在眼病相关的综合征，具体病名 3 其他　□/□/□	1 有遗传性眼病家族史，具体病名 2 家庭存在眼病相关的综合征，具体病名 3 其他　□/□/□
	4 母亲孕期宫内感染	1 巨细胞病毒感染 2 风疹病毒感染　3 疱疹病毒感染 4 梅毒感染　5 弓形体感染 6 其他　□/□/□/□/□	1 巨细胞病毒感染 2 风疹病毒感染　3 疱疹病毒感染 4 梅毒感染　5 弓形体感染 6 其他　□/□/□/□/□
	5 颅面及颜面畸形	1 颅面部畸形 2 大面积颜面血管瘤 3 哭闹时眼球外凸　4 其他□/□/□	1 颅面部畸形 2 大面积颜面血管瘤 3 哭闹时眼球外凸　4 其他□/□/□
	6 眼部情况	1 眼部持续流泪 2 眼部有大量分泌物　3 其他□/□/□	1 眼部持续流泪 2 眼部有大量分泌物　3 其他□/□/□
其他检查	光照反应		1 异常 右眼 □　　　　左眼 □

续表

□项目	新生儿家庭访视	满月健康管理
转诊建议	0 无　1 有　　□ 转诊原因： 1　眼外观检查异常 2　存在眼病高危因素 3　其他□/□/□ 机构：	0 无　1 有　　□ 转诊原因： 1　眼外观检查异常 2　存在眼病高危因素 3　光照反应异常 4　其他□/□/□/□ 机构：
健康指导	普遍性指导 1 新生儿视力发育需要良好的环境亮度，白天要保证室内光线明亮，夜间睡眠时应关灯。 2 日常养育照护注意保持眼部清洁卫生。 3 保证新生儿充足睡眠和营养。 4 从出生就要有近视防控意识。 5 定期带新生儿做眼保健。 6 告知家长注意观察新生儿眼病有无异常，若发现异常及时就医。 针对性指导 1 出生体重＜2000g 的低出生体重儿和出生孕周＜32 周的早产儿未按要求进行眼底检查者，告知家长应在出生后 4~6 周或矫正胎龄 32 周，由眼科医师进行首次眼底病变筛查。 2 其他眼病相关危险因素，告知家长新生儿应尽早接受进一步眼科检查。 3 其他指导	普遍性指导 1 新生儿视力发育需要良好的环境亮度，白天要保证室内光线明亮，夜间睡眠时应关灯。 2 日常养育照护注意保持眼部清洁卫生。 3 保证新生儿充足睡眠和营养。 4 从出生就要有近视防控意识。 5 定期带新生儿做眼保健。 6 告知家长注意观察新生儿眼病有无异常，若发现异常及时就医。 针对性指导 1 出生体重＜2000g 的低出生体重儿和出生孕周＜32 周的早产儿未按要求进行眼底检查者，告知家长应在出生后 4~6 周或矫正胎龄 32 周，由眼科医师进行首次眼底病变筛查。 2 其他眼病相关危险因素，告知家长新生儿应尽早接受进一步眼科检查。 3 其他指导
检查日期	年　　月　　日	年　　月　　日
医生签名		
医疗机构名称		

表3 0~6岁儿童眼保健及视力检查记录表

婴儿期（1岁以内）

儿童姓名：_____ 性别：____ 出生日期：____ 年__月__日

编号□□□□□□□□□□□□□□□□□□□□□

	项目	3月龄	6月龄	8月龄	12月龄
眼病筛查及视力评估	总体情况	□0 未见异常 □1 异常 如"异常"顺序填写以下项目	□0 未见异常 □1 异常 如"异常"顺序填写以下项目	□0 未见异常 □1 异常 如"异常"顺序填写以下项目	□0 未见异常 □1 异常 如"异常"顺序填写以下项目
	眼外观 1 眼球	1 双眼球大小不一致 2 其他 右眼 □/□ 左眼 □/□	1 双眼球大小不一致 2 眼球震颤 3 其他 右眼 □/□/□ 左眼 □/□/□	1 双眼球大小不一致 2 眼球震颤 3 其他 右眼 □/□/□ 左眼 □/□/□	1 双眼球大小不一致 2 眼球震颤 3 其他 右眼 □/□/□ 左眼 □/□/□
	2 结膜	1 结膜充血 2 眼部有分泌物 3 持续溢泪 4 其他 右眼 □/□□/□ 左眼 □/□□/□	1 结膜充血 2 眼部有分泌物 3 持续溢泪 4 其他 右眼 □/□□/□ 左眼 □/□□/□	1 结膜充血 2 眼部有分泌物 3 持续溢泪 4 其他 右眼 □/□□/□ 左眼 □/□□/□	1 结膜充血 2 眼部有分泌物 3 持续溢泪 4 其他 右眼 □/□□/□ 左眼 □/□□/□
	3 角膜	1 角膜混浊 2 角膜双侧不对称 3 其他 右眼 □/□/□ 左眼 □/□/□	1 角膜混浊 2 角膜双侧不对称 3 其他 右眼 □/□/□ 左眼 □/□/□	1 角膜混浊 2 角膜双侧不对称 3 其他 右眼 □/□/□ 左眼 □/□/□	1 角膜混浊 2 角膜双侧不对称 3 其他 右眼 □/□/□ 左眼 □/□/□
	4 瞳孔	1 瞳孔不居中 2 瞳孔不圆 3 瞳孔双侧不对称 4 瞳孔区发白 5 其他 右眼 □/□/□/□ 左眼 □/□/□/□	1 瞳孔不居中 2 瞳孔不圆 3 瞳孔双侧不对称 4 瞳孔区发白 5 其他 右眼 □/□/□/□ 左眼 □/□/□/□	1 瞳孔不居中 2 瞳孔不圆 3 瞳孔双侧不对称 4 瞳孔区发白 5 其他 右眼 □/□/□/□ 左眼 □/□/□/□	1 瞳孔不居中 2 瞳孔不圆 3 瞳孔双侧不对称 4 瞳孔区发白 5 其他 右眼 □/□/□/□ 左眼 □/□/□/□
	其他检查 1 瞬目反射	1 异常 □	/	/	/
	2 红球试验	1 异常 □	/	/	/
	3 视物行为观察	1 异常 □	1 异常 □	1 异常 □	1 异常 □
	*4 红光反射	/	1 异常 右眼 □ 左眼 □	/	/
	*5 眼位检查	/	1 眼位偏斜 2 其他□/□	/	/
	*6 单眼遮盖厌恶试验	/	1 异常 右眼 □ 左眼 □	/	/

续表

项目	3月龄	6月龄	8月龄	12月龄
转诊建议	0 无　1 有　☐ 转诊原因： 1 眼外观检查异常 2 瞬目反射异常 3 红球试验异常 4 视物行为异常 5 其他 ☐/☐/☐/☐ 机构：	0 无　1 有　☐ 转诊原因： 1 眼外观检查异常 2 视物行为异常 3 红光反射异常 4 眼位检查异常 5 单眼遮盖厌恶试验异常 6 接受专项检查 7 其他 ☐/☐/☐/☐/☐ 机构：	0 无　1 有　☐ 转诊原因： 1 眼外观检查异常 2 视物行为异常 3 其他 ☐/☐ 机构：	0 无　1 有　☐ 转诊原因： 1 眼外观检查异常 2 视物行为异常 3 其他 ☐/☐ 机构：
健康指导	普遍性指导 1 婴儿视力发育需要良好的环境亮度，白天要保证室内光线明亮，夜间睡眠时应关灯。 2 日常养育照护中注意保持婴儿眼部清洁卫生。 3 保持婴儿充足睡眠和营养。 4 婴儿应避免强光直射，建议婴儿禁用手机、电脑等视屏类电子产品。 5 告知远视储备量的知识。 6 指导家长树立婴儿近视防控意识。 7 告知家长注意观察婴儿眼病有无异常，若发现异常及时就医。 针对性指导 1 若儿童存在眼病相关危险因素，告知家长到眼科检查。 2 其他指导	普遍性指导 1 婴儿视力发育需要良好的环境亮度，白天要保证室内光线明亮，夜间睡眠时应关灯。 2 日常养育照护中注意保持婴儿眼部清洁卫生。 3 保持婴儿充足睡眠和营养。 4. 婴儿应避免强光直射，建议婴儿禁用手机、电脑等视屏类电子产品。 5 告知远视储备量的知识。 6 指导家长树立婴儿近视防控意识。 7 告知家长注意观察婴儿眼病有无异常，若发现异常及时就医。 针对性指导 1 若儿童存在眼病相关危险因素，告知家长到眼科检查。 2 告知家长带婴儿到县级妇幼保健机构或具备条件的县级医疗机构做红光反射、眼位检查、单眼遮盖厌恶试验。 3 其他指导	普遍性指导 1 婴儿视力发育需要良好的环境亮度，白天要保证室内光线明亮，夜间睡眠时应关灯。 2 日常养育照护中注意保持婴儿眼部清洁卫生。 3 保持婴儿充足睡眠和营养。 4 婴儿应避免强光直射，建议婴儿禁用手机、电脑等视屏类电子产品。 5 告知远视储备量的知识。 6 指导家长树立婴儿近视防控意识。 7 告知家长注意观察婴儿眼病有无异常，若发现异常及时就医。 针对性指导 1 若儿童存在眼病相关危险因素，告知家长到眼科检查。 2 其他指导	普遍性指导 1 婴儿视力发育需要良好的环境亮度，白天要保证室内光线明亮，夜间睡眠时应关灯。 2 日常养育照护中注意保持婴儿眼部清洁卫生。 3 保持婴儿充足睡眠和营养。 4 婴儿应避免强光直射，建议婴儿禁用手机、电脑等视屏类电子产品。 5 告知远视储备量的知识。 6 指导家长树立婴儿近视防控意识。 7 告知家长注意观察婴儿眼病有无异常，若发现异常及时就医。 针对性指导 1 若儿童存在眼病相关危险因素，告知家长到眼科检查。 2 其他指导
检查日期	年　月　日	年　月　日	年　月　日	年　月　日
医生签名				
医疗机构名称				

注：标记"*"的服务项目主要由县级妇幼保健机构或具备条件的县级医疗机构开展，鼓励有条件的乡镇卫生院、社区卫生服务中心开展这些服务项目。

表4 0~6岁儿童眼保健及视力检查记录表

幼儿期（1~3岁）

儿童姓名：_____ 性别：_____ 出生日期：_____ 年__月__日

编号□□□□□□□□□□□□□□□□□□□□□□

	项目	18 月龄	24 月龄	30 月龄	36 月龄
眼病筛查及视力评估	眼外观 总体情况	□0 未见异常□1 异常 如"异常"顺序填写以下项目	□0 未见异常□1 异常 如"异常"0 顺序填写以下项目	□0 未见异常□1 异常 如"异常"顺序填写以下项目	□0 未见异常□异常 如"异常"顺序填写以下项目
	1 眼睑	1 眼睑红肿 2 眼睑有肿物 3 眼睑内、外翻 4 倒睫 5 其他 右眼 □/□/□/□ 左眼 □/□/□/□	1 眼睑红肿 2 眼睑有肿物 3 眼睑内、外翻 4 倒睫 5 其他 右眼 □/□/□/□ 左眼 □/□/□/□	1 眼睑红肿 2 眼睑有肿物 3 眼睑内、外翻 4 倒睫 5 其他 右眼 □/□/□/□ 左眼 □/□/□/□	1 眼睑红肿 2 眼睑有肿物 3 眼睑内、外翻 4 倒睫 5 其他 右眼 □/□/□/□ 左眼 □/□/□/□
	2 眼球	1 双眼球大小不一致 2 眼球震颤 3 其他 右眼 □/□/□ 左眼 □/□/□	1 双眼球大小不一致 2 眼球震颤 3 其他 右眼 □/□/□ 左眼 □/□/□	1 双眼球大小不一致 2 眼球震颤 3 其他 右眼 □/□/□ 左眼 □/□/□	1 双眼球大小不一致 2 眼球震颤 3 其他 右眼 □/□/□ 左眼 □/□/□
	3 结膜	1 结膜充血 2 眼部有分泌物 3 持续溢泪 4 其他 右眼 □/□/□/□ 左眼 □/□/□/□	1 结膜充血 2 眼部有分泌物 3 持续溢泪 4 其他 右眼 □/□/□/□ 左眼 □/□/□/□	1 结膜充血 2 眼部有分泌物 3 持续溢泪 4 其他 右眼 □/□/□/□ 左眼 □/□/□/□	1 结膜充血 2 眼部有分泌物 3 持续溢泪 4 其他 右眼 □/□/□/□ 左眼 □/□/□/□
	4 角膜	1 角膜混浊 2 角膜双侧不对称 3 其他 右眼 □/□/□ 左眼 □/□/□	1 角膜混浊 2 角膜双侧不对称 3 其他 右眼 □/□/□ 左眼 □/□/□	1 角膜混浊 2 角膜双侧不对称 3 其他 右眼 □/□/□ 左眼 □/□/□	1 角膜混浊 2 角膜双侧不对称 3 其他 右眼 □/□/□ 左眼 □/□/□
	5 瞳孔	1 瞳孔不居中 2 瞳孔不圆 3 瞳孔双侧不对称 4 瞳孔区发白 5 其他 右眼 □/□/□/□/□ 左眼 □/□/□/□/□	1 瞳孔不居中 2 瞳孔不圆 3 瞳孔双侧不对称 4 瞳孔区发白 5 其他 右眼 □/□/□/□/□ 左眼 □/□/□/□/□	1 瞳孔不居中 2 瞳孔不圆 3 瞳孔双侧不对称 4 瞳孔区发白 5 其他 右眼 □/□/□/□/□ 左眼 □/□/□/□/□	1 瞳孔不居中 2 瞳孔不圆 3 瞳孔双侧不对称 4 瞳孔区发白 5 其他 右眼 □/□/□/□/□ 左眼 □/□/□/□/□
	其他检查 1 视物行为观察	1 异常 □	1 异常 □	1 异常 □	1 异常 □
	*2 眼位检查	/	1 眼位偏斜 2 其他□/□	/	1 眼位偏斜 2 其他□/□
	*3 单眼遮盖厌恶试验	/	1 异常 右眼 □ 左眼□	/	1 异常 右眼 □ 左眼□

续表

			18月龄	24月龄	30月龄	36月龄
眼病筛查及视力评估	其他检查	*4 屈光筛查	/	右眼 S C A 左眼 S C A （非散瞳验光结果仅供参考） 1 可疑屈光不正 2 其他 右眼□/□ 左眼□/□	/	右眼 S C A 左眼 S C A （非散瞳验光结果仅供参考） 1 可疑屈光不正 2 其他 右眼□/□ 左眼□/□
转诊建议			0 无　1 有　□ 转诊原因： 1 眼外观检查异常 2 视物行为异常 3 其他 □/□/□ 机构：	0 无　1 有　□ 转诊原因： 1 眼外观检查异常 2 视物行为异常 3 眼位检查异常 4 单眼遮盖厌恶试验异常 5 屈光筛查异常 6 接受专项检查 7 其他 □□□□□□ 机构：	0 无　1 有　□ 转诊原因： 1 眼外观检查异常 2 视物行为异常 3 其他 □/□/□ 机构：	0 无　1 有　□ 转诊原因： 1 眼外观检查异常 2 视物行为异常 3 眼位检查异常 4 单眼遮盖厌恶试验异常 5 屈光筛查异常 6 接受专项检查 7 其他 □□□□□□ 机构：
健康指导			普遍性指导 1 指导家长注意观察幼儿有无歪头视物、视物距离过近等行为。 2 保证充足睡眠和营养。 3 告知家长至少每半年带幼儿接受一次眼保健和视力检查。 4 家长给幼儿阅读绘本，减少近距离用眼时间。 5 建议幼儿禁用手机、电脑等视屏类电子产品。 6 户外活动不少2小时/天。 7 避免幼儿玩尖锐物、接触强酸强碱等洗涤剂。 8 教育、帮助幼儿经常洗手，不揉眼睛，不带患传染性眼病幼儿到人群聚集场所活动 9 告知家长注意观察幼儿眼病有无异常，若发现异常及时就医。	普遍性指导 1 指导家长注意观察幼儿有无歪头视物、视物距离过近等行为。 2 保证充足睡眠和营养。 3 告知家长至少每半年带幼儿接受一次眼保健和视力检查。 4 家长给幼儿阅读绘本，减少近距离用眼时间。 5 建议幼儿禁用手机、电脑等视屏类电子产品。 6 户外活动不少2小时/天。 7 避免幼儿玩尖锐物、接触强酸强碱等洗涤剂。 8 教育、帮助幼儿经常洗手，不揉眼睛，不带患传染性眼病幼儿到人群聚集场所活动 9 告知家长注意观察幼儿眼病有无异常，若发现异常及时就医	普遍性指导 1 指导家长注意观察幼儿有无歪头视物、视物距离过近等行为。 2 保证充足睡眠和营养。 3 告知家长至少每半年带幼儿接受一次眼保健和视力检查。 4 家长给幼儿阅读绘本，减少近距离用眼时间。 5 建议幼儿禁用手机、电脑等视屏类电子产品。 6 户外活动不少2小时/天。 7 避免幼儿玩尖锐物、接触强酸强碱等洗涤剂。 8 教育、帮助幼儿经常洗手，不揉眼睛，不带患传染性眼病幼儿到人群聚集场所活动 9 告知家长注意观察幼儿眼病有无异常，若发现异常及时就医	普遍性指导 1 指导家长注意观察幼儿有无歪头视物、视物距离过近等行为。 2 保证充足睡眠和营养。 3 告知家长至少每半年带幼儿接受一次眼保健和视力检查。 4 家长给幼儿阅读绘本，减少近距离用眼时间。 5 建议幼儿禁用手机、电脑等视屏类电子产品。 6 户外活动不少2小时/天。 7 避免幼儿玩尖锐物、接触强酸强碱等洗涤剂。 8 教育、帮助幼儿经常洗手，不揉眼睛，不带患传染性眼病幼儿到人群聚集场所活动 9 告知家长注意观察幼儿眼病有无异常，若发现异常及时就医。

续表

项目	18 月龄	24 月龄	30 月龄	36 月龄
健康指导	针对性指导 1 儿童远视储备量不足,需进一步排查发生近视风险,并改变不良用眼行为,定期检查。 2 若儿童存在斜视、弱视等眼病及危险因素,告知家长到眼科检查。 3 其他指导	针对性指导 1 儿童远视储备量不足,需进一步排查发生近视风险,并改变不良用眼行为,定期检查。 2 若儿童存在斜视、弱视等眼病及危险因素,告知家长到眼科检查。 3 告知家长带婴儿到县级妇幼保健机构或具备条件的县级医疗机构做红光反射检查、眼位检查、单眼遮盖厌恶试验。 4 其他指导	针对性指导 1 儿童远视储备量不足,需进一步排查发生近视风险,并改变不良用眼行为,定期检查。 2 若儿童存在斜视、弱视等眼病及危险因素,告知家长到眼科检查。 3 告知家长带婴儿到县级妇幼保健机构或具备条件的县级医疗机构做红光反射检查、眼位检查、单眼遮盖厌恶试验。 4 其他指导	针对性指导 1 儿童远视储备量不足,需进一步排查发生近视风险,并改变不良用眼行为,定期检查。 2 若儿童存在斜视、弱视等眼病及危险因素,告知家长到眼科检查。 3 告知家长带婴儿到县级妇幼保健机构或具备件的县级医疗机构做红光反射检查、眼位检查、单眼遮盖厌恶试验。 4 其他指导
检查日期	年 月 日	年 月 日	年 月 日	年 月 日
医生签名				
医疗机构名称				

注:标记"*"的服务项目主要由县级妇幼保健机构或具备条件的县级医疗机构开展,鼓励有条件的乡镇卫生院、社区卫生服务中心开展这些服务项目。"S"为球镜数值;"C"为柱镜数值;"A"为散光轴位度数。

表5 0~6岁儿童眼保健及视力检查记录表

学龄前期（4~6岁）

儿童姓名：_____ 性别：_____ 出生日期：_____年__月__日

编号□□□□□□□□□□□□□□□□□□□□□

项目			4岁	5岁	6岁
眼病筛查及视力评估	眼外观	总体情况	□0 未见异常□1 异常 如"异常"顺序填写以下项目	□0 未见异常□1 异常 如"异常"顺序填写以下项目	□0 未见异常□1 异常 如"异常"顺序填写以下项目
		1 眼睑	1 眼睑红肿 2 眼睑有肿物 3 眼睑内、外翻 4 倒睫 5 其他 右眼 □/□/□/□/□ 左眼 □/□/□/□/□	1 眼睑红肿 2 眼睑有肿物 3 眼睑内、外翻 4 倒睫 5 其他 右眼 □/□/□/□/□ 左眼 □/□/□/□/□	1 眼睑红肿 2 眼睑有肿物 3 眼睑内、外翻 4 倒睫 5 其他 右眼 □/□/□/□/□ 左眼 □/□/□/□/□
		2 眼球	1 双眼球大小不一致 2 眼球震颤 3 其他 右眼 □/□/□ 左眼 □/□/□	1 双眼球大小不一致 2 眼球震颤 3 其他 右眼 □/□/□ 左眼 □/□/□	1 双眼球大小不一致 2 眼球震颤 3 其他 右眼 □/□/□ 左眼 □/□/□
		3 结膜	1 结膜充血 2 眼部有分泌物 3 持续溢泪 4 其他 右眼 □/□/□/□ 左眼 □/□/□/□	1 结膜充血 2 眼部有分泌物 3 持续溢泪 4 其他 右眼 □/□/□/□ 左眼 □/□/□/□	1 结膜充血 2 眼部有分泌物 3 持续溢泪 4 其他 右眼 □/□/□/□ 左眼 □/□/□/□
		4 角膜	1 角膜混浊 2 角膜双侧不对称 3 其他 右眼 □/□/□ 左眼 □/□/□	1 角膜混浊 2 角膜双侧不对称 3 其他 右眼 □/□/□ 左眼 □/□/□	1 角膜混浊 2 角膜双侧不对称 3 其他 右眼 □/□/□ 左眼 □/□/□
		5 瞳孔	1 瞳孔不居中 2 瞳孔不圆 3 瞳孔双侧不对称 4 瞳孔区发白 5 其他 右眼 □/□/□/□/□ 左眼 □/□/□/□/□	1 瞳孔不居中 2 瞳孔不圆 3 瞳孔双侧不对称 4 瞳孔区发白 5 其他 右眼 □/□/□/□/□ 左眼 □/□/□/□/□	1 瞳孔不居中 2 瞳孔不圆 3 瞳孔双侧不对称 4 瞳孔区发白 5 其他 右眼 □/□/□/□/□ 左眼 □/□/□/□/□
	其他检查	1 视物行为观察	1 异常　　　□	1 异常　　　□	1 异常　　　□
		2 视力检查	右眼左眼 1 视力低常 2 其他 右眼□/□ 左眼□/□	右眼左眼 1 视力低常 2 其他 右眼□/□ 左眼□/□	右眼左眼 1 视力低常 2 其他 右眼□/□ 左眼□/□
		*3 眼位检查	1 眼位偏斜 2 其他　□/□	1 眼位偏斜 2 其他　□/□	1 眼位偏斜 2 其他　□/□

续表

项目			4 岁	5 岁	6 岁
眼病筛查及视力评估	其他检查	*4 屈光筛查	右眼 S C A 左眼 S C A （非散瞳验光结果仅供参考） 1 可疑屈光不正 2 其他右眼□/□ 　　　左眼□/□	右眼 S C A 左眼 S C A （非散瞳验光结果仅供参考） 1 可疑屈光不正 2 其他右眼□/□ 　　　左眼□/□	右眼 S C A 左眼 S C A （非散瞳验光结果仅供参考） 1 可疑屈光不正 2 其他右眼□/□ 　　　左眼□/□
转诊建议			0 无　　1 有　　□ 转诊原因： 1 眼外观检查异常 2 视物行为异常 3 视力检查异常 4 眼位检查异常 5 屈光筛查异常 6 接受专项检查 7 其他 □/□/□/□/□/□ 机构：	0 无　　1 有　　□ 转诊原因： 1 眼外观检查异常 2 视物行为异常 3 视力检查异常 4 眼位检查异常 5 屈光筛查异常 6 接受专项检查 7 其他 □/□/□/□/□/□ 机构：	0 无　　1 有　　□ 转诊原因： 1 眼外观检查异常 2 视物行为异常 3 视力检查异常 4 眼位检查异常 5 屈光筛查异常 6 接受专项检查 7 其他 □/□/□/□/□/□ 机构：
健康指导			普遍性指导 1 告知家长至少每年带儿童进行一次眼保健和视力检查。 2 培养良好用眼习惯，科学护眼和防控近视。 3 避免接触和使用电子视屏类电子产品。 4 减少近距离用眼时间。 5 增加户外活动，每天2小时以上在室外活动"目"浴阳光。 6 读写和握笔姿势正确。 7 保证儿童充足睡眠和营养。 8 告知家长注意观察儿童视物有无异常，一旦发现异常，要到正规医疗机构进行医学验光，并遵医嘱正确矫正。	普遍性指导 1 告知家长至少每年带儿童进行一次眼保健和视力检查。 2 培养良好用眼习惯，科学护眼和防控近视。 3 避免接触和使用电子视屏类电子产品。 4 减少近距离用眼时间。 5 增加户外活动，每天2小时以上在室外活动"目"浴阳光。 6 读写和握笔姿势正确。 7 保证儿童充足睡眠和营养。 8 告知家长注意观察儿童视物有无异常，一旦发现异常，要到正规医疗机构进行医学验光，并遵医嘱正确矫正。	普遍性指导 1 告知家长至少每年带儿童进行一次眼保健和视力检查。 2 培养良好用眼习惯，科学护眼和防控近视。 3 避免接触和使用电子视屏类电子产品。 4 减少近距离用眼时间。 5 增加户外活动，每天2小时以上在室外活动"目"浴阳光。 6 读写和握笔姿势正确。 7 保证儿童充足睡眠和营养。 8 告知家长注意观察儿童视物有无异常，一旦发现异常，要到正规医疗机构进行医学验光，并遵医嘱正确矫正。

续表

项目	4岁	5岁	6岁
健康指导	针对性指导 1 儿童远视储备量不足。需进一步检查并改变不良用眼行为，定期检查。 2 若儿童存在斜视、弱视等眼病及危险因素，告知家长到眼科检查。 3 科学护眼和防控近视。 4 告知家长带婴儿到县级妇幼保健机构或具备条件的县级医疗机构做眼位检查、屈光筛查。 5 其他指导	针对性指导 1 儿童远视储备量不足。需进一步检查并改变不良用眼行为，定期检查。 2 若儿童存在斜视、弱视等眼病及危险因素，告知家长到眼科检查。 3 科学护眼和防控近视。 4 告知家长带婴儿到县级妇幼保健机构或具备条件的县级医疗机构做眼位检查、屈光筛查。 5 其他指导	针对性指导 1 儿童远视储备量不足。需进一步检查并改变不良用眼行为，定期检查。 2 若儿童存在斜视、弱视等眼病及危险因素，告知家长到眼科检查。 3 科学护眼和防控近视。 4 告知家长带婴儿到县级妇幼保健机构或具备条件的县级医疗机构做眼位检查、屈光筛查。 5 其他指导
检查日期	年　月　日	年　月　日	年　月　日
医生签名			
医疗机构名称			

注：标记"*"的服务项目主要由县级妇幼保健机构或具备条件的县级医疗机构开展，鼓励有条件的乡镇卫生院、社区卫生服务中心开展这些服务项目。"S"为球镜数值；"C"为柱镜数值；"A"为散光轴位度数。

附件 4　0~6 岁儿童眼保健及视力检查健康指导要点

乡镇卫生院、社区卫生服务中心完成眼病筛查和视力评估后，应结合检查结果及时向家长普及儿童眼保健知识，开展健康指导。

1. 生儿期（新生儿家庭访视和满月健康管理）

（1）普遍性指导要点。

新生儿能感受光亮及明暗变化，对光照有反应。新生儿视力发育需要良好的环境亮度，白天要保证室内光线明亮，夜间睡眠时应关灯。日常养育照护中注意保持眼部清洁卫生。保证充足睡眠和营养。儿童眼球和视力是逐步发育成熟的，新生儿出生时，眼睛发育未成熟，处于远视状态，随着生长发育，眼球逐渐增长，眼屈光度数逐渐趋向于正视，这就是"正视化过程"。0~6 岁儿童视力是逐渐发育过程，新生儿出生仅有光感，1 岁视力一般可达 0.2，2 岁视力一般可达 0.4 以上，3 岁视力一般可达 0.5 以上，4 岁视力一般可达 0.6 以上，5 岁及以上视力一般可达 0.8 以上。6 岁之前是儿童视觉发育的关键时期，若此期间视力未正常发育，长大后将难以弥补，从出生就要有近视防控意识。儿童斜视、弱视、先天性白内障等常见眼病会严重影响儿童视觉发育，一般发病隐匿，家长不易发现，需定期检查，早筛早诊早治。告知家长注意观察眼部有无异常，若发现异常及时转诊。

（2）针对性指导要点。

出生体重＜2000 g 的低出生体重儿或出生孕周＜32 周的早产儿，应当在生后 4~6 周或矫正胎龄 32 周，由眼科医师进行首次眼底病变筛查。并应遵照专业眼科医生指导意见，按时接受眼底复查。若存在其他眼病高危因素，未做过眼科专科检查，告知家长尽早检查。

如果眼部分泌物增多，提示可疑为结膜炎或泪囊炎或泪道阻塞。可能由于泪道发育不完全导致，应转诊治疗。若大量脓性分泌物要警惕化脓性结膜炎，易致盲，告知家长要尽早转诊。

如果瞳孔区发白，可疑为先天性白内障和视网膜母细胞瘤等。孕期风疹病毒感染可导致新生儿先天性白内障。我国先天性白内障发病率约为 4‰，在婴儿中发病率约为 0.2‰~0.5‰，约占新生儿致盲性眼病的 30%，筛查发现异常一定要及早诊断。明显影响视力的白内障须尽早手术，手术越早，获得良好视力的机会越大。

2. 儿期（3、6、8、12 月龄）

（1）普遍性指导要点。

指导家长观察婴儿视觉发育情况，注意有无异常的视觉行为。视力发育需要良好的环境亮度，白天要保证室内光线明亮，夜间睡眠时应关灯。日常养育照护中注意保持眼部清洁卫生。保证充足睡眠和营养。婴儿应避免强光直射，建议婴儿禁用手机、电脑等视屏类电子产品。告知远视储备量：婴儿正常的屈光状态为轻度远视，这是生理性远视，为"远视储备量"。远视储备量不足可能会发展为近视。指导家长树立近视防控意识。告知家长注意观察眼部有无异常，若发现异常及时转诊。

（2）针对性指导要点。

若眼部有分泌物、持续溢泪提示可疑为结膜炎或泪囊炎，应及时到眼科检查；若瞳孔区发白，提示可疑为先天性白内障和视网膜母细胞瘤等，一定要及早诊治；若眼位检查异常，提示可疑为斜视，儿童斜视会影响视力和立体视觉的发育，应进行视功能评估及排查，及早诊治。

3. 幼儿期（18、24、30、36 月龄）

（1）普遍性指导要点。

应指导家长注意观察幼儿有无歪头视物、视物距离过近等异常行为。保证充足睡眠和营养。告知家长至少每半年带幼儿接受一次眼保健和视力检查，筛查异常者应遵医嘱进一步检查确诊，及时矫治，以免错过最佳治疗时期。建议低龄儿童尽量以家长读绘本为主进行阅读，减少近距离用眼时长。建议幼儿禁用手机、电脑等视屏类电子产品。户外活动每天不少于 2 小时。避免让幼儿玩尖锐物，避免接触强酸、强碱等洗涤剂。教育和督促幼儿经常洗手，不揉眼睛，不带患传染性眼病幼儿到人群聚集场所活动。告知家长注意观察眼部有无异常，若发现异常及时转诊。

（2）针对性指导要点。

若儿童远视储备量不足，需进一步检查排除发生近视的风险，并改变不良用眼行为，定期检查。

若眼位检查异常提示可疑为斜视，儿童斜视除了影响美观外，还会影响视力和立体视觉的发育，导致弱视及双眼单视功能不同程度的丧失，应进行视功能评估及排查，及早诊治。早期治疗斜视可以在矫正眼位、恢复外观的基础上，促进视力发育和双眼视觉功能的建立。

若瞳孔检查、眼位检查和屈光筛查异常，提示可疑为先天性白内障、斜视、远视、散光、屈光参差等。上述病症可能容易造成视力发育停滞，从而引起弱视。目前，弱视患病率为1%~5%，主要表现为视力差、戴镜矫正不能立刻提高视力。大部分弱视可以有治愈机会，应及早发现并治疗，年龄越小效果越好，6岁以前治疗效果更佳。一旦错过儿童视觉发育的可塑期，则会造成终生的视觉缺陷。

4. 学龄前期（4~6岁）

（1）普遍性指导要点。

学龄前儿童正常的屈光状态为轻度远视，远视可以中和发育过程中眼轴增长所致的近视，称为"远视储备量"。因此，家长在判断孩子视力是否正常时，一定要考虑孩子的年龄因素，不同发育时期有不同标准。告知家长至少每年带儿童进行一次眼保健和视力检查，重点关注儿童弱视、斜视和屈光不正的筛查和治疗。4岁儿童裸眼视力一般可达0.6以上、5岁及以上一般可达0.8以上，若儿童视力不能达标，或双眼视力相差两行及以上（标准对数视力表），或双眼视力相差0.2及以上（国际标准视力表），主要是由于远视、散光、屈光参差、斜视或发育停滞后等所致，需进一步检查确诊，并培养儿童良好的用眼习惯，科学护眼和防控近视。

尽量避免接触和使用视屏类电子产品，每次20分钟，每天累计不超过1小时。

减少近距离用眼时间，做到保护视力三个"20"法则：20分钟近距离用眼后远眺20英尺[①]（约6米）外的景物20秒。

增加户外活动时间，每天2小时以上在室外活动"目"浴阳光。户外活动接触阳光，能增加眼内多巴胺释放，从而抑制眼轴变长。

读写和握笔姿势做到三个"一"（眼离书本一尺、胸部离桌一拳、手指尖离笔尖一寸）。

均衡营养，不挑食不偏食，多吃水果蔬菜和富含维生素食物，少吃甜食和零食。

养成良好的睡眠习惯，保证每天充足睡眠时间。

一旦发现儿童看远处物体模糊、眯眼、频繁揉眼等异常，要到正规医疗机构进行医学验光，并遵医嘱正确矫正。如果该戴眼镜而不戴，反而会加重近视度数的增长。

帮助儿童保留足够的远视储备量，对抗未来可能发生的近视。告知家长注意观察眼部有无异常，若发现异常及时转诊。

（2）针对性指导要点。

若瞳孔检查、眼位检查和屈光筛查等提示可疑为弱视，应告知家长尽早诊治，年龄越小治疗效果越好，6岁以前治疗效果最佳，一旦错过最佳时期可能会造成终生的视觉缺陷。

若眼位检查异常，提示可疑为斜视。儿童斜视除了影响美观外，还会影响视力和立体视觉的发育，导致弱视及双眼单视功能不同程度的丧失，应进行视功能评估及排查，及早

---

① 英尺为非法定使用计量单位，1英尺约等于30.48厘米。

诊治。早期治疗斜视可以在矫正眼位、恢复外观的基础上，促进视力发育和双眼视觉功能的建立。

若视力检查及屈光筛查异常提示可疑为视力低常、远视储备量不足或近视，要告知家长进一步检查明确诊断干预，并培养儿童良好的用眼习惯，科学护眼和防控近视。确诊近视后应尽可能延缓近视进展，避免发展为高度近视而出现视网膜脱落等致盲性并发症。成年后的激光近视手术不能减少近视并发症。

附件 5 0~6 岁儿童眼保健及视力检查转诊单

（第一联：乡镇卫生院或社区卫生服务中心留存）

编号 □□□□□□□□□□□□□□□□□□

儿童姓名：＿＿＿＿＿性别：＿＿＿出生日期：＿＿＿年＿月＿日

身份证号：□□□□□□□□□□□□□□□□□□

家长姓名：　　　联系电话：

儿童存在以下情况，建议转诊到医疗机构科室进一步接受专项检查或复查、诊治。

□1 在我单位未做专项检查，建议在你机构接受下列检查：

项目	6 月龄	24 月龄	36 月龄	4 岁	5 岁	6 岁
红光反射	□	/	/	/	/	/
眼位检查	□	□	□	□	□	□
单眼遮盖厌恶试验	□	□	□	/	/	/
屈光筛查	/	□	□	□	□	□

□2 在我单位初筛结果异常，建议在你机构进一步复查、诊治。

□眼外观检查异常：	
□存在眼病高危因素：	
□光照反应异常	□红光反射异常
□瞬目反射异常	□眼位检查异常
□红球试验异常	□单眼遮盖厌恶试验异常
□视物行为异常	□屈光筛查异常
□视力检查异常	□其他：

申请机构：

申请医师：

申请日期：　　年　　月　　日

0~6 岁儿童眼保健及视力检查转诊单

（第二联：由家长携带至县级接诊单位）

编号□□□□□□□□□□□□□□□

儿童姓名：_____性别：____出生日期：____年__月__日

身份证号：□□□□□□□□□□□□□□□□□□

家长姓名：_____联系电话：

儿童存在以下情况，建议转诊到医疗机构科室进一步接受专项检查或复查、诊治。

□1 在我单位未做专项检查，建议在你机构接受下列检查：

项目	6 月龄	24 月龄	36 月龄	4 岁	5 岁	6 岁
红光反射	□	/	/	/	/	/
眼位检查	□	□	□	□	□	□
单眼遮盖厌恶试验	□	□	□	/	□	/
屈光筛查	/	□	□	□	□	□

□2 在我单位初筛结果异常，建议在你机构进一步复查、诊治。

□眼外观检查异常：	
□存在眼病高危因素：	
□光照反应异常	□红光反射异常
□瞬目反射异常	□眼位检查异常
□红球试验异常	□单眼遮盖厌恶试验异常
□视物行为异常	□屈光筛查异常
□视力检查异常	□其他：

申请机构：

申请医师：

申请日期：　　年　　月　　日

附件6 0~6岁儿童眼保健及视力检查回执单

编号□□□□□□□□□□□□□□□□□□

儿童姓名：_____性别：____出生日期：____年__月__日

身份证号：□□□□□□□□□□□□□□□□□□

家长姓名：　　联系电话：

1. 儿童在本机构接受专项检查情况：

项目	6月龄	24月龄	36月龄	4岁	5岁	6岁
红光反射	□未查□已查 0 未见异常 1 异常 右眼□左眼□	/	/	/	/	/
眼位检查	□未查 □已查 1 未见异常 2 眼位偏斜 3 其他□/□	□未查 □已查 1 未见异常 2 眼位偏斜 3 其他□/□	□未查 □已查 1 未见异常 2 眼位偏斜 3 其他□/□	□未查 □已查 1 未见异常 2 眼位偏斜 3 其他□/□	□未查 □已查 1 未见异常 2 眼位偏斜 3 其他□/□	□未查 □已查 1 未见异常 2 眼位偏斜 3 其他□/□
眼遮盖厌恶试验	□未查 □已查 0 未见异常 1 异常 右眼□ 左眼□	□未查 □已查 0 未见异常 1 异常 右眼□ 左眼□	□未查 □已查 0 未见异常 1 异常 右眼□ 左眼□	/	/	/
屈光筛查	/	□未查 □已查 右眼SCA 左眼SCA （非散瞳验光结果仅供参考） 0 未见异常 1 可疑屈光不正 2 其他 右眼□/□ 左眼□/□	□未查 □已查 右眼SCA 左眼SCA （非散瞳验光结果仅供参考） 0 未见异常 1 可疑屈光不正 2 其他 右眼□/□ 左眼□/□	□未查 □已查 右眼SCA 左眼SCA （非散瞳验光结果仅供参考） 0 未见异常 1 可疑屈光不正 2 其他 右眼□/□ 左眼□/□	□未查 □已查 右眼SCA 左眼SCA （非散瞳验光结果仅供参考） 0 未见异常 1 可疑屈光不正 2 其他 右眼□/□ 左眼□/□	□未查 □已查 右眼SCA 左眼SCA （非散瞳验光结果仅供参考） 0 未见异常 1 可疑屈光不正 2 其他 右眼□/□ 左眼□/□

注："S"为球镜数值；"C"为柱镜数值；"A"为散光轴位度数。

2. 儿童初筛检查结果异常及专项检查结果异常，在本机构复查或诊断结果：

3. 进一步转诊建议：□无□有，转诊机构名称

医疗机构：

医师签名：

日期：　　年　　月　　日

附件7　0~6岁儿童眼保健及视力检查基本设备

机构	检查设备名称	用途
乡镇卫生院（社区卫生服务中心）	1.手电筒/聚光手电灯	光照反应
	2.红球（直径5cm左右）	红球试验
	*3.眼位板（遮眼板）	眼位检查及视力检查用于遮盖眼睛
	4.标准对数视力表（灯光箱）或国际标准视力表	视力检查
	*5.屈光筛查仪（视力筛查仪）	筛查儿童近视、远视、散光及屈光参差
	*6.直接检眼镜	眼底红光反射检查，筛查先天性白内障、白瞳症等
	*7.条栅视力卡	适用0~3岁以内儿童视力检查
	*8.点状视力表	适用1.5~3岁儿童视力检查
	9.其他设备：电脑等。	辅助开展相关工作
县级妇幼保健机构（其他具备条件的县级医疗机构）	1.手电筒/聚光手电灯	光照反应
	2.红球（直径5cm左右）	红球试验
	3.眼位板（遮眼板）	眼位检查及视力检查遮眼用
	4.标准对数视力表（灯光箱）或国际标准视力表	视力检查
	5.屈光筛查仪（视力筛查仪）	筛查儿童近视、远视、散光及屈光参差
	6.直接检眼镜	眼底红光反射检查，筛查先天性白内障、白瞳症等
	7.视网膜检影镜	儿童验光
	8.镜片箱	儿童验光及配镜试戴
	9.试镜架	辅助开展验光及配镜工作
	*10.裂隙灯显微镜	放大眼球前节进行检查
	11.电脑自动验光仪	检查近视、远视和散光
	12.弱视矫治及训练系列设备（同视机、CAM机红光闪烁仪等）	弱视儿童的视功能训练
	*13.视动性眼震仪	视力检查
	14.条栅视力卡	适用0~3岁以内儿童视力检查
	15.点状视力表	适用1.5~3岁儿童视力检查
	16.其他设备：电脑等。	辅助开展相关工作

注：标注"*"的设备，推荐乡镇卫生院（社区卫生服务中心）、县级妇幼保健机构或其他具备条件的县级医疗机构配置。

附件 8   0~6 岁儿童眼保健及视力检查结果异常登记表

序号	编号	登记日期	儿童姓名	性别	出生日期	家长姓名	家庭住址	联系电话	结果记录	转诊
1									1 眼外观异常 2 存在眼病高危因素 3 光照反应异常 4 瞬目反射异常 5 红球试验异常 6 视物行为异常 7 红光反射异常 8 眼位检查异常 9 单眼遮盖厌恶试验异常 10 屈光筛查异常 11 其他异常	0 无 1 有
2									1 眼外观异常 2 存在眼病高危因素 3 光照反应异常 4 瞬目反射异常 5 红球试验异常 6 视物行为异常 7 红光反射异常 8 眼位检查异常 9 单眼遮盖厌恶试验异常 10 屈光筛查异常 11 其他异常	0 无 1 有
3									1 眼外观异常 2 存在眼病高危因素 3 光照反应异常 4 瞬目反射异常 5 红球试验异常 6 视物行为异常 7 红光反射异常 8 眼位检查异常 9 单眼遮盖厌恶试验异常 10 屈光筛查异常 11 其他异常	0 无 1 有
4									1 眼外观异常 2 存在眼病高危因素 3 光照反应异常 4 瞬目反射异常 5 红球试验异常 6 视物行为异常 7 红光反射异常 8 眼位检查异常 9 单眼遮盖厌恶试验异常 10 屈光筛查异常 11 其他异常	0 无 1 有
.. ..										

省市（州）县（市、区）乡（镇）机构

填表说明：

1. 该表用于记录 0~6 岁儿童眼保健和视力检查结果异常的儿童，由乡镇卫生院（社区卫生服务中心）填写。

2. 若"眼外观异常""存在眼病高危因素"或有"其他异常"，请在下划线上具体说明。

第二章　国外儿童青少年近视现状及防控措施

第一节　概述

目前世界各国学者对研究干预儿童和青少年近视及进展的兴趣越来越大，目的是降低以后生活中与近视相关的并发症的风险。尽管有许多关于近视防控主题的出版物，但很少有人关注和了解近视防控及其应用的"功效"。

治疗效果已以多种方式呈现，因此难以对患者之间的治疗和预后进行比较。可用的疗效数据通常限于两到三年，因此长期疗效不明确。而且从基于证据的角度来看，"功效"的预测应该是保守的，并且不能超出经验确定的范围。

一、研究背景

1. 近视的相关研究现状

近视的流行病学和并发症已经在其他地方进行了广泛的回顾，这里不再详细重复。总而言之，近视发病率的增加及其与近视性黄斑变性等疾病的关联，对未来几十年全球人们的视觉健康构成了重大威胁，如 MMD（近视性黄斑病或近视性视网膜病）、后葡萄肿、视网膜脱离、白内障和青光眼等。

近视及其发展与眼轴延长有关，所以很多国家的学者主要研究工作是寻找减缓儿童和青少年近视发展的方法，而不是简单地矫正视力。然而这些方法是否会在以后的生活中减少近视相关的病理发展仍然是未知的。尽管还存在很多不确定性，但在降低晚年患近视相关疾病的风险、生活质量方面、最终近视度数以及屈光不正矫正手术的结果等方面有潜在的巨大益处。这也激发了临床医生、学术界和工业界的极大兴趣，治疗疾病而不是简单的处理症状将对临床的标准造成很大的影响，但对患者却大有裨益。

目前已有许多书籍、刊物专门讨论近视及其防控，但很少有人关注近视防控研究及其应用中"功效"的解释。较多的文献报道了临床试验的治疗组和未治疗组之间的近视进展差异。尽管如此，研究的终点、研究研究持续的时间、研究人群的统计和研究报告的不同使得治疗结果之间的比较更加困难。例如，如果声称一种治疗可以减少 0.50D/年的进展，另一种治疗在 5 年内眼轴长减少 0.40 mm，还有另一种治疗可以让近视度数减少 50%等治疗结局，我们无法说明哪种治疗方式比较有临床益处。虽然科学分析倾向于陈述绝对治疗效果，但时间分量是可变处理的，而且大多数近视防控效果的临床评价立场是引用百分比，这是一个不充分且具有误导性的指标。

本章除了为近视防治之间的比较提供基础外，还揭示了近视防控中治疗效果及其他相关的关键问题，如：

①应该使用哪个终点来评估近视进展。

②如何适用跨不同年龄和种族人群的绝对、相对或年化效应大小。

③治疗效果是否因治疗者的基线特征而异。

④我们如何将组均值应用于个体的进展率。

⑤我们实际上可以在多大程度上减缓近视的进展。

⑥在治疗期间和治疗后是否保持治疗效果。

⑦当前的临床经验是否与证据基础相匹配。

⑧进行这样的分析以阐明我们应该治疗的对象，我们应该如何治疗，我们应该治疗多久。

在本章中，我们利用科学文献中积累的信息以及国外相关卫生组织公布的研究数据，对近视防控有效性的概念进行了深入的回顾和分析，以得出一种基于数据的方法来评估干预措施的有效性并探索由此产生的影响。

二、控制近视的原因

根据现有的研究结果及临床数据，对近视防控的效果在很大程度上依赖于一个未经证实的假设，即干预儿童青少年近视进展将减少晚年眼科疾病及相关并发症的患病率。很难获得这种假设的证据，而且以最纯粹的形式，需要进行数十年不间断的研究。该理论依赖于这样的假设，即近几年相关学者观察到的"新"高度近视与几十年前一些学者发现的"老"高度近视具有相似的起源。另一种假设是，"新"高度近视源于生活环境及生活方式，常见于获得性近视病例，与遗传性的"老"高度近视类型不同。也就是说，"老"高度近视可能更倾向于遗传，影响后代的视力，而"新"高度近视可能不会。

遗传特征也解释了在低度近视和短眼轴长度的眼睛中发现病理并发症的原因。Jonas发现受教育程度与新类型近视之间的密切关联，通过对高度近视患者和 MMD 相关的基因位点的研究发现与近视的遗传关联并不常见。在横断面分析中，Nakao 发现高度近视的患病率随着年龄的增长而保持不变，而近视和高度近视在年轻一代中有所增加，也更加促进年轻患者产生极端表型和遗传倾向。然而，这并没有考虑到随着年龄的增长，高度近视和眼轴长度会持续增加。

另一方面，弗里特克罗夫特为新老类型的近视是一回事的命题提供了一些旁证。提出了剂量反应效应，其中高度近视与更严重的并发症相关，他还指出高度近视与视网膜脱离、青光眼和 MMD 风险之间的联系机制的合理性。此外，弗里特克罗夫特还提出了一个间接因果假设，即"近视患者的流动是否会导致青光眼、白内障、视网膜脱落和近视性黄斑病发病率的增加"。针对这一假设，上田等人在对日本久山 40 岁及以上居民进行的一项大型、前瞻性、长期、基于人群的研究中，测量了 12 年来不同程度近视患病率的显著增加。这并不出人意料，因为过去半个世纪儿童和青少年近视患病率增加的趋势是最快的几十年。随之而来的是 MMD 的显著增长。近视患病率（<−0.50D）从 37.7% 上升到 45.8%。在这相对较短的时期内，高度近视（<−8.00 D）、眼轴过长（≥26.5 mm）和 MMD（META-PM 量表 2 级及以上）的患病率分别增加了 100%、66% 和 112%。伴随着高度近视的世代增长，MMD 患病率急剧上升，这使得 MMD 在这个稳定的人群中没有单独的遗传来源。

虽然这些研究结论可能无法提供确凿的证据来证明减缓环境引起的高度近视的进展会降低晚年近视相关疾病的发病率，但这些结论增加了推动近视防控在临床实践中的趋势。

三、研究应用

这项工作的目的是研究报告近视防控效果的理论基础以及此类调查产生的影响。迄今为止，已经开发和测试的减缓近视进展的干预措施主要集中在儿童青少年，而且低中度儿童青少年近视很少观察到严重影响视力的并发症。事实上，治疗的目标通常就是那些可能发展为高度近视但目前仍处于中低度近视水平的人群。

由于减缓儿童青少年高度近视的发展的数据有限，因此在将本章节的研究结果应用于该类型或眼轴长度较长的近视患者时应谨慎行事。同样，我们得出的结论不适用于发现葡萄肿等严重的眼科疾病，以及与近视进展的早期阶段相比，眼轴长度和眼睛形状的变化受到不同程度的影响。

为了与循证医学的精神保持一致，我们应用了基本的保守原则，即除非得到证实，否则假设没有疗效。迄今为止的治疗研究通常持续时间有限，应谨慎将短期数据外推到长期。任何关于治疗的有效程度的表述都应该限于已确定的数据或从可用数据进行合理推测。在减缓近视进展方面的治疗效果也应在治疗后仍然有效。由此产生的建议应该有助于近视患者对近视治疗效果可能实现的实际目标的期望。这是具有实用价值的，因为在实践中无法准确测量个体所达到的治疗效果。

目前没有通过卓越的疗效来支持特定的干预措施，而是提供了使临床医生或研究人员能够以深思熟虑的方式进行疗效评估的工具。对近视防控的研究结果，在科学研究的背景下进行分析，无意商业用途。能获得监管批准的干预措施是有限的，而且这些批准是有地区限制的。

（罗进城）

第二节　近视防控效果

一、功效的一般概念

"近视研究的主要目的是评估目前近视对全球人民生命质量的影响和各国学者对近视的研究方向"。尽管关于近视的研究越来越多，但仅对近视患病情况进行统计分析是不足以评估治疗的价值。单纯地增加样本量只会增加拒绝没有差异的零假设的可能性。另外，样本量不足（小）可能导致接受无差异的零假设的可能性增加，即使对于患者有显著益处的效应量值也是如此。

真实效应大小基本上与数量无关，并且代表了发现的实际意义。置信区间提供了估计的精度水平。效应大小的研究已成为统计学的焦点，许多论文为解释不同统计分析中效应量的大小提供了指导方针。由于地区差异，一系列的科学、医学等解释也有所不同，我们提炼了有关近视防控的现有证据，以得出一种表达功效的首选方法。

二、功效与安全性

已经提出了多种治疗方法，包括药物、隐形眼镜、框架眼镜和行为矫正，以改善视力和减缓近视的进展。不同的治疗措施和干预方法都是风险和收益并存的。在风险方面，有安全考虑，包括治疗的副作用以及对眼睛甚至个人造成永久性长期损害的可能性。不同的治疗方法具有不同的风险特征，这些风险通常尚未完全量化。从益处方面来看，延迟近视发生或减缓近视进展或降低导致近视的最终程度，同时近视相关并发症的风险也会相应降低。因此，我们关注治疗效果的大小，并从基于证据的角度探索这种现象是本章的目的。评估疗效可能具有挑战性，因为汇总数据有多种格式：发病或进展，屈光不正或轴向伸长的变化，绝对的或相对的，累计或年化，符合阈值标准的平均进展率或比例，短期或长期疗效，有或没有反弹。而且，很多正视眼、近视眼和近视眼的进展数据被汇总，但这些人群在许多方面存在差异。本章的主题是减缓现有近视的进展，这是近视防控领域的一个子领域，仍处于起步阶段。

三、近视防控效果的不同描述

研究设计的差异是阻碍近视防控效果比较的一个主要问题，尤其是随访时间。受试者纳入标准的异质性，例如遗传背景、近视程度、年龄、进展速度、种族和环境，也是非常难以控制的问题。尽管存在一些困难，但在我们后续章节中，通过仔细选择传达功效的方式，可以消除临床试验中受试者的多样性所产生的大部分不确定性。

近视防控干预的临床试验通常会呈现屈光不正、眼轴长度或两者的变化，并以治疗组和未治疗组之间的变化差异作为效应大小的衡量标准，还定期报告治疗组与未治疗组相比治疗组平均进展减少计算的治疗效果百分比。此外，结果可通过平均随时间的进展计算近视治疗的年化效果。

在比较不同治疗方法的临床评价中，最常见的疗效表现是进展的相对减少，以百分比表示。这种评价结果隐含的假设是，相对治疗效果适用于整个进展范围，并且在整个治疗期间是一致的。例如，在一项研究中，未治疗组进展 1.00D，治疗组进展 0.50D，可以说近视进展减少了 50%。这种解释表明，一个近视患者，比方说，在一定时间内增进 4.00D，通过这种干预，将会进 2.00D，减 2.00D 的进展。据我们所知，这一假设尚未得到验证或证明是真的。其他领域的许多作者强调将治疗数据报告为相对效应是有缺陷的。他们声称，相对测量通常无法解释或影响对试验结果的幅度、重要性和影响的判断，最常见的是夸大临床收益。

已经对近视防控治疗进行了几项 Meta 分析。疗效已被不同地报告为年进展率、单个时间点的绝对进展量、多个时间点的绝对进展量和混合结果。在这些分析中，除少数例外情况外，通常很少关注治疗效果如何随时间变化。通常情况下，都研究了平均值，几乎没有注意到个体对治疗反应的影响因素。

四、关于比例分析的说明

呈现近视防控的又一方法是在每个未治疗组和治疗组中进展表现大于或小于给定阈值的受试者比例，从而计算优势比。美国食品和药物管理局 （FDA） 负责监督眼科产品的监管审批，有两个不同的分支机构负责监督药品和设备的审批。药物由药物评估和研究中心 （CDER） 处理，特别是抗菌产品办公室的移植和眼科产品部。包括隐形眼镜和眼镜片在内的设备是 FDA 设备和放射健康中心 （CDRH） 的职权范围，特别是眼科、麻醉、呼吸、耳鼻喉科和牙科设备。FDA CDER 更倾向于比例分析方法，基于 2003 年皮肤科和眼科药物咨询委员会会议的记录，该会议讨论了近视防控研究的结果，以及寻求 FDA 批准的公司正在进行的三项低浓度阿托品临床试验，其中记录了屈光进展超过某个阈值的患者比例，作为其疗效的主要终点指标。

使用后一个端点需要将度量二元法转化为一个二元变量。Cohen 在一篇题为"二分法的成本"的文章中对这种做法提出了质疑。Moher 等人指出，"对于二元结果，影响大小可以是风险比（相对风险）、优势比或风险差异"，而"对于连续数据，通常是均值的差异"。麦卡勒姆等人更是指出二分法很少站得住脚，而且往往会产生误导性的结果。将近视进展分为快速进展和缓慢进展意味着一个潜在的和未说明的假设，即给定的优势比将对应于给定的治疗效果幅度。这种方法可能会高估近视防控的收益，尽管效果大小与临床无关，但仍会出现显著差异。有学者发现一年后近视防控干预的治疗效果为 0.14 D，在统计学上不显著。然而，在多数研究中发现，对照组中快速进展者（>0.75 D/年）的几率是测试组中的 2.8（95%CI，1.1~7.4）倍，具有统计学意义（P< 0.05）。所以，二分法会导致信息丢失，因此也可能会遗漏重要的差异。这种方法与 CDRH 小组的结果形成鲜明对比，后者的平均效应超过预期阈值，这从 FDA 联合主办的关于近视防控和 MiSight® 1 天隐形眼镜批准令的研讨会就可以看出。除了可能提供对临床疗效的误导性表示外，将治疗效果表示为比例仅与从业者具有中等相关性，在预测个体进展可能减少的幅度方面几乎没有价值，并且在此阶段不能用于预测长期疗效。

从这个讨论中可以看出，没有采用标准化的方法来阐述近视防控效果。另一个混淆因素是近视进展是否应该表现为屈光度的变化、眼轴伸长或两者兼有。这个问题对于在近视防控试验中表达功效的问题至关重要，将在后面章节说明。

（罗进城）

第三节　眼轴伸长率是首选的结果测量方法

一、临床试验中的结果测量

近视治疗主要终点的选择对于最大化疗效研究的价值和平衡对治疗和未治疗受试者施加的风险至关重要。它被描述为"可能是设计临床试验以测试治疗是否对患者有效的一个最重要的因素"，因此一项研究的有用性取决于实施方案的充分性。通常选择的干预措施是已应用于类似的人群或干预措施，并已成为事实上的黄金标准。但随着技术的进步、新的治疗方法的开发和新的认识的达成，有必要开发与理论观点和干预中反映的假设变化机制相一致的新措施。未能充分注意主要终点的选择可能导致结果与疾病的概念因果模型不一致。选择主要终点的依据可能包括统计数据、与疾病过程的关系、临床相关性、数据收集的便利性、解释的便利性和后勤考虑，但理想情况下，它将涉及疾病过程的表现并最终应提供可靠的证据关于干预是否为患者健康提供临床上有意义的益处。

二、近视进展试验中的结果测量

测量近视进展的两种常用方法是屈光不正和眼部生物测量。尽管这两种度量通常高度相关，但仅用一种方式对近视进展的预测准确性较差。例如，在一项针对 12 386 名欧洲参与者的研究中，其中 12% 的成年女性研究对象眼轴为 22.6mm 或更短，这些人是近视的，而 13% 的成年男性眼睛大于 25.7mm 却并不近视（图 2-1）。两种测量方法之间也可能存在重要差异，在获取数据的难易程度和成本、偏倚和敏感性、与近视并发症的关系、调节睫状肌麻痹的影响，以及临床实践与研究的适用性等。尽管如此，当考虑近视进展而不是横截面值时，屈光不正变化和轴向伸长高度相关。

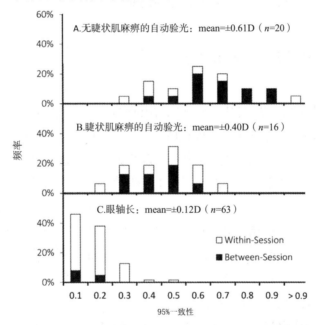

图 2-1　无和有睫状肌麻痹的自动光学验光测定的 95% 一致性限度分布
A：无睫状肌麻痹的自动验光；B：睫状肌麻痹的自动验光；C：眼轴长。使用 2.5 D/mm 的比率测量
屈光度的轴向长度值，干涉式生物测量比自动折射更具可重复性

一般来说，屈光不正的测量已被用于跟踪近视进展。这在临床上是合适的，因为眼睛的生物测量方法精度有限并且需要与眼睛接触。但使用越来越多的干涉测量技术来测量生物特征参数可能会对这一方法带来挑战。

FDA CDER 已对药物和生物批准的功能性终点有明显的倾向而非解剖学终点。在上述提到的眼科药物咨询委员会会议上，一致认为散瞳自动验光应该是主要的结果测量，轴向伸长率作为次要结果指标进行了讨论。值得注意的是，此次会议是在推出首款商用光学生物测量仪 Zeiss IOLMaster 后不久举行的。在这个阶段，对检测近视进展的轴长干涉测量的价值并不一定完全理解。尽管如此，基于前文中提到的寻求 FDA 批准的公司正在进行的三项低浓度阿托品临床试验，将屈光不正变化作为主要终点的目的仍在继续。所有三项的主要结果测量是接受治疗的受试者的比例进展小于屈光度标准，例如与使用散瞳自动折射测量的基线相比，显示小于 0.50 D（球形等效）近视进展的主要研究眼睛的比例。尽管所有三项研究都收集了这些数据，但三项研究中只有一项将轴向伸长列为次要结果。

另一方面，FDA 的 CDRH 倾向于解剖结果的测量。"控制近视的进展：隐形眼镜和未来的医疗器械"提供了"三个小组中每个小组讨论的信息和建议的摘要"。它将"主要有效性终点"列为"轴向长度变化和屈光不正变化，首选轴向长度"。这反映在寻求批准近视干预设备的正在进行的临床试验中，将轴向长度的变化和与基线的等效球面折射作为主要结果测量。例如，美国的一家公司正在进行的一项新型眼镜镜片设计的试验，将考虑使用轴向伸长率与屈光不正变化作为主要终点的优缺点。

三、近视发作和进展的关系

近视发作和进展的某些既定特征明确地与眼睛的屈光状态相关，并且对于这些特征而言，轴向长度的信息最少。屈光不正，理想情况下是在儿科人群中通过睫状肌麻痹获得的，屈光度是确定眼睛是远视、近视还是正视的明确指标，尽管这项确切的标准仍有争议。通常，新生儿是远视的，在生命的早期，屈光不正程度会降低。屈光度稳定在传统上被认为是低远视范围内的正常发育（平光至+2.00 D，平均值约为+0.75 至+1.00 D）。眼轴的长度继续增长、晶状体变薄等是影响眼睛屈光稳定性的主要原因。对于那些变得近视的受试者，眼睛会加速生长，晶状体似乎停止变薄、变平和失去力量。虽然最初，屈光状态本身可能不保证被诊断为近视，但屈光偏离在将保持正视的人群中观察到的负方向，这种情况被称为近视前期。近视眼屈光度的平均瞬时变化似乎在确诊近视的前一年发展得最快。

虽然眼睛长度的变化与屈光度变化相关，并且随着近视发展而显著增加，但眼轴长度的绝对值不能用作确定发展的指标。有意思的是，尽管存在相当大的差异，但近视的发病似乎在整个年龄范围内的平均眼轴长度（23.85 mm）大致相同。一旦眼睛因屈光而变得近视，它就有发展为更大程度的近视的风险；然而，轴向长度的绝对值对于预测加速进展的风险也不是特别有用。

高度近视的屈光度标准是一个武断的基准，已经提出了多个值。虽然高度近视的分类通常与屈光不正有关，但眼轴长度也被用作阈值，最常用的是 25.5 mm、26.0 mm 和 26.5 mm。屈光不正的屈光度每增加一个度数或眼轴长度增加 1 mm，MMD 的风险就会呈指数增加。

总之，对于屈光状态的分类和理解与近视发作相关的过程，屈光不正显然是首选。尽管如此，一旦确定近视并且需要监测进展，通过干涉法测量眼轴长度就会成为最终的标准。

四、近视与疾病风险的关系

尽管屈光度作为近视发病的指标具有明确的价值，但大多数专家同意增加眼轴长度是近视相关病理的主要危险因素。这是一个确切的因素，而不是基于证据的发现，并且往往基于研究中观察到的关联和逻辑推断，而不是直接的因果归因。有许多例子表明病理性近视变化与眼轴长度增加有关。在临床调查中，Curtin 和 Karlin 报告说，随着眼轴长度从大约 27 mm 增加到超过 33.5 mm，后葡萄肿的患病率从大约 1% 增加到超过 70%。Gozüm 报道脉络膜视网膜萎缩、Fuchs 斑和后葡萄肿随着眼轴长度的增加患病率显著增加。在一项基于人群的研究中，Numa 观察到眼轴长度小于 26 mm 的近视患者，只有 1% 患后部葡萄肿的风险，而眼轴长度超过 28 mm 的近视患者有近 50% 的风险患后葡萄肿。通过研究一系列被摘除的高度近视眼黄斑的病理形态，乔纳斯观察到一些眼睛的黄斑布鲁赫膜缺损，与视网膜色素上皮和脉络膜毛细血管的完全丧失有关。在多元二元回归分析中，这些缺陷的存在与轴长单独相关，具有高度统计学意义（P<0.001）。较长的轴向长度也与开角型青光眼和后囊下白内障的患病率增加独立相关。

近视最严重的并发症 MMD 也和轴向长度有关联。MMD 是导致失明的主要原因，没有既定的治疗方法，因此导致一些近视患者不可避免地丧失视力，即使在年轻时也是如此。专家小组对 MMD 进行了系统化分级，从而改进了其与风险因素关联的定义，尽管我们确实注意到这种分类会不断修改。多项研究将 MMD 的患病率与轴向伸长率联系起来。其中，三个对 MMD 的风险因素进行了多变量分析。在所有情况下，最终模型中都保留了眼轴长度而不是屈光不正。

为了检查轴长和等效球面对视力障碍的作用，作为近视所有并发症综合发病率的指标，Tideman 分析了来自多项大型研究的基于人群的数据以及来自第三项研究的病例对照数据。将眼轴长和等效球面同时添加到逻辑回归模型时，眼轴长与视力障碍显著相关（OR，1.46；95% CI，1.09~1.97），而等效球面则没有（OR，0.98；95% CI，0.86~1.10）。这些发现可能只是反映了眼轴长度和屈光不正之间的共线性和/或干涉测量眼轴长度相对屈光度的灵敏度，但这并没有降低眼轴长度作为衡量近视及相关眼病风险的指标的优势。

值得注意的是，一些眼轴长度正常的眼睛也会出现视网膜病变，而其他细长的眼睛则没有病变。正如我们在前面指出的，一些研究人员提出了这一观察的遗传基础。另一种解释是，眼轴长度与 MMD 风险的屈光不正之间存在相互作用。其原因是身材较大的人通常有更大的眼睛，这意味着他们的眼轴长度可能在病理出现之前就更长。预计"更大"的眼睛在给定的轴向长度下会具有更低的屈光不正，我们计算出 60% 的女性和 38% 的男性，眼轴长度为 24 mm 或更长时就近视。同样，人们可能会假设，在给定的眼轴长度上，近视程度较低的人患 MMD 的风险可能较小。显示轴向长度的多变量分析足以模拟没有屈光不正的 MMD，这可能表明情况并非如此。综上，近视相关疾病危险因素的回顾将轴伸长确定为主要指标。鉴于此前提，抑制这种伸长被认为是降低近视及相关病变风险的主要手段。

五、治疗可以影响屈光不正，与眼轴长度无关

近视防控治疗可以引起眼睛屈光成分的变化，而与眼轴长度无关，这意味着屈光不正的变化并不是一个合适的指标来跟踪近视相关疾病的进展和风险，角膜塑形术和阿托品尤其易受这种影响。

1. 角膜塑形术

角膜塑形术都可以暂时减少或消除近视和减慢进展，主要是通过临时减少中央角膜变平来实现的——通过角膜上皮的中央变薄和中周增厚来实现——在夜间配戴专门设计的硬性隐形眼镜期间，其量可以抵销屈光不正。Bullimore 和 Johnson 最近发表了一篇关于角膜塑形术的光学组件和机制变化的综述，阐述了该方法会导致角膜光学的暂时性、复杂性变化，而这些变化会在继续治疗时保持不变。可以在短时间内通过角膜塑形术治疗来改变屈光变化改善视力，且在术后角膜形状也能持续发生变化，从而阻止屈光进展。因此，角膜塑形术的近视防控只能通过测量轴向伸长率来评估。应该注意的是，与角膜塑形术相关的角膜上皮厚度和前房深度的小幅减少可能有利于这种干预的疗效估计，但这些影响应该很小。

2. 阿托品

阿托品治疗与轴向伸长、影响屈光进展也有很大相关性。最近，人们对使用低浓度（通常也称为"低剂量"）阿托品（0.01%）控制近视表现出浓厚的兴趣。大多数关于低浓度阿托品的研究仅测量屈光度并注意到近视进展的减少。尽管屈光不正变化减缓，但测量轴向长度（ATOM2 和 LAMP）的研究并未发现轴向伸长显著减少。Chia 等人对 ATOM2 研究因缺乏安慰剂对照组，从而说服力不强。有时也提到用于测量测试组（干涉测量法）和历史对照组（超声）之间轴向伸长率的技术差异作为差异的解释；然而，没有理由相信超声测量轴向长度变化的有效性低于干涉测量法，尽管它在重复性方面明显较为困难。LAMP 研究设计更加稳妥，尽管关于溶液中低浓度阿托品的稳定性以及预防措施是否足以解决这一问题的问题仍然存在。迄今为止，Zloto 等人在最近的一项调查中将这种疗法报道为儿科眼科医生中最流行的方式。但尚无同行评审、对照、随机研究证明低浓度阿托品在减缓轴向伸长方面的有效性。目前，似乎 0.01% 的阿托品只能适度减缓屈光进展，或者是部分矫正。

同样，在美国，Siatkowski 等人发现，在用 2%哌仑西平软膏控制近视的研究中，发现其可以减缓屈光度进展但对轴向伸长没有显著效果，尽管使用的是重复性较低的超声生物测量法进行测量眼轴长，所以该研究中的轴向长度可能导致差异未能达到统计学标准。

这些研究中，屈光不正变化和眼轴伸长的明显差异导致两者之间的关系因使用阿托品而被混淆。为了检验这种可能性，我们绘制了屈光不正变化与轴向伸长的关系（图 2-2），用于追踪单独配戴眼镜的受试者的进展以及使用阿托品的研究。两条线的最佳拟合斜率显著不同，未经治疗的眼镜配戴者的斜率为－2.05 D/mm，而使用阿托品的研究斜率为－0.83 D/mm。虽然使用阿托品的一些研究的稳健性可能会受到质疑，但存在差异的可能性仍然存在，而且更加体现了轴长测量相对于屈光不正测量的价值。

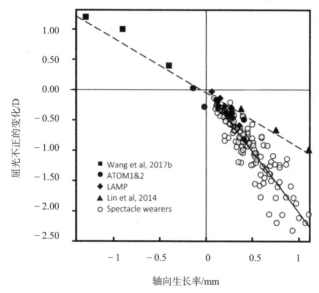

图 2-2　屈光不正变化与轴向伸长的关系

单独配戴眼镜的受试者中追踪进展（空心圆圈，根据文献资料提供的数据），或受试者接受阿托品治疗（闭合符号），显示受试者与阿托品使用的关系存在差异。

最合理的解释是阿托品会导致眼睛前部光学结构发生变化。在 Chia 等人的研究中，除了使用阿托品滴剂外，研究方案还指出在屈光测量之前对未经治疗和治疗的手臂进行睫状肌麻痹。已知睫状肌麻痹的深度受药物类型和剂量以及滴注后持续时间的影响。这些因素可能在这些试验中发挥作用，导致接受治疗的眼睛出现严重的睫状肌麻痹，从而在没有相应减少轴向伸长的情况下产生明显的屈光进展减少。

3. 单光软性隐形眼镜

有报告指出，配戴软性隐形眼镜会导致屈光进展的变化。虽然最初假设这些变化与水凝胶隐形眼镜过夜配戴引起的缺氧性角膜水肿有关，但可能的光学效应的大小无法解释这些变化。通过与较硬模量硅水凝胶材料相关的角膜曲率变化，物理机械病因是更可能的原因之一。在早期试验中使用的硅水凝胶镜片的不同光学系统，与水凝胶镜片相比，其设计具有减少的负球面像差，也可能在不同的屈光度进展中发挥作用。这些变化可能相对较小，但在中期（如一或两年）近视防控研究中实现的进展减少，因此不应忽视。通过让未经治疗的对照组配戴相同材料的镜片，可以在一定程度上减轻软镜片配戴的混杂影响。

近视的治疗，尽管对轴向伸长有有益影响，但有可能改变眼睛的前部光学。这可能导致屈光不正的变化，而不仅仅是由于轴向伸长。直观地说，这些变化引起的屈光进展减少，但不会降低近视相关疾病的患病风险。人们也担心这些收益会在近视治疗措施结束后复发。近视的矫正在角膜塑形术中被广泛接受，但对于低浓度阿托品却不能这么说，因为它仍然是儿科眼科医生选择的近视防控治疗方法。

六、灵敏度

通过光学干涉法测量轴向长度比屈光不正测量灵敏度高出三倍以上。为了量化这一点，对通过自动折射测量屈光不正的重复性和通过光学干涉技术进行轴向长度测量的重复性进行了全面的文献检索。对于自动验光，PubMed 中使用了可重复性或再现性或精度和自动验光或自动验光或自动验光进行搜索。同样，对于轴向长度，使用了以下术语：可重复性或再现性或精度和轴向长度进行搜索。通过搜索引用早期的、关于自动折射和光学生物测量学的可重复性的开创性论文来补充搜索。

对由此产生的 194 篇关于自动屈光的论文的摘要进行了回顾分析，排除了一些智能手机或手持设备以及非英语来源的论文，总共有 56 篇已经评估了自动验光重复性的论文被更详细地分析。排除使用相关系数、单独评估有效性或不包含新数据的论文，这些被削减到 25 篇，从这些数据中可以有把握地提取重复性的估计值，表示为 95%的一致性。在 25 篇论文中，两篇评估了两种不同的仪器，因此有 27 个可重复性的估计，其中 11 个没有睫状肌麻痹，4 个有睫状肌麻痹，9 个两者都有，3 个关于人工晶状体眼。最常被评估的设备是 Grand-Seiko/Shin Nippon、Nidek 和 Canon。

图 2-1 A 和 B 分别显示了无和有睫状肌麻痹的自动验光的一致性分布。无和有睫状肌麻痹的平均一致性分别为±0.61 D 和±0.42 D。基于组内和组间比较的估计数据单独显示。两组一致性估计值之间没有差异。例如，对于睫状肌麻痹，五个组内估计值平均为±0.41 D，而八个组间估计值则为±0.37 D。

又分析了 446 篇关于轴向长度测量的论文摘要，排除了仅评估超声或使用 IOL 功率或手术结果的论文以及非英语来源。共有 108 篇通过光学手段评估了轴向长度可重复性的论文进行了更详细的分析。使用相关系数、仅评估有效性或不包含新数据的论文被进一步排除，剩下 49 篇论文，可以从其中提取以 95% 一致性表示的可重复性估计值。在 49 篇论文中，12 篇评估了至少两种不同的仪器，从而获得了 63 种可重复性估计值：28 篇没有睫状肌麻痹，4 篇有睫状肌麻痹，1 篇两者都有，4 篇关于假晶状体眼。最常评估的设备是 Zeiss IOLMaster（700 型号的 11 篇论文和早期版本的 18 篇论文）和 Lenstar（瑞士伯尔尼的 Haag-Streit）（15 篇论文）。有 63 篇论文显示估计值中轴向长度的一致性平均值为 ±0.050 mm（0.001~0.194 mm）。为了与自动折射进行比较，假设 0.10 mm 轴向伸长对应于屈光不正有 0.25 D 的变化，将轴向长度的一致性转换为屈光度当量。图 2-1 C 显示了光学生物测量的一致性分布。一致性的平均值为 ±0.12 D。基于组内和组间比较的估计数据单独显示，这两组一致性估计值没有区别。对于睫状肌麻痹，有 55 篇论文显示疗程内估计平均为 ±0.13 D，而有 8 篇论文显示疗程间估计为 ±0.11 D。

虽然没有数据显示，但睫状肌麻痹似乎对轴向长度测量的可重复性几乎没有影响。在 63 篇显示估计值的论文中，有 54 篇是在没有睫状肌麻痹的情况下获得的，平均值为 ±0.12 D。5 篇使用睫状肌麻痹的研究的平均一致性为 ±0.13 D。只有 1 篇研究比较了没有和有睫状肌麻痹的轴向长度测量的可重复性，并为两名检查者提供了数据。对于一位检查员，在睫状肌麻痹时，一致性从 ±0.09 mm 提高到 ±0.06 mm，而对于第二位检查员，两种情况下的一致性均为 ±0.08 mm。从图 2-1 可以看出，即使在使用散瞳药物后，通过光学生物测量法测量轴向长度的重复性也远优于自动验光，轴向长度的一致性小于自动折射的一致性。对于临床试验，测量可重复性的改进意味着对样本量需求降低。对于个体患者的管理，可以更精确地评估任何干预的进展和效果。

上述大多数研究都是在成人中进行的。另有 4 篇论文报道了儿童自屈光重复性的估计值。均评估了睫状肌麻痹的可重复性，其中两篇还报道了没有睫状肌麻痹的测量。有和没有睫状肌麻痹的平均一致性分别为 ±0.55 D 和 ±1.04 D。同样，之前的 49 篇关于轴向长度测量重复性的研究中有 4 篇论文评估了平均一致性为 ±0.12 D 的儿童。总之，光学生物测量学优于自动折射的整体优势延伸到儿童。

轴向长度测量的良好重复性仅限于干涉测量技术，当在成人中评估重复性时，超声测量的 95% 一致性大 3~6 倍，在儿童中，其差异更大。Carkeet 在 179 名儿童中将 IOLMaster 与超声波进行了比较。IOLMaster 的可重复性提高了近 20 倍（95% 一致性= ±0.043，±0.76 mm）。最后，需要注意的是，自从引入干涉轴长度技术以来的 20 年里，性能有所提高。IOLMaster 700 采用扫频光学相干断层扫描和十项研究评估其重复性报告的平均一致性为 ±0.024 mm，相当于 ±0.06 D。

七、轴向伸长率与屈光不正变化之比

尽管屈光不正和轴向伸长率的变化具有很强的相关性，但两个指标之间的比率在年龄或轴向伸长率上不一定是恒定的。这里有两种不同的情况。一种被称为"生理性"眼睛生长的现象。Mutti观察到6~14岁的正视眼的眼睛平均伸长率约为0.1 mm/年。由于维持正视，因此该人群的屈光不正发生轴向伸长而没有显著变化。同样，Tideman 报告 9 岁的正视眼以 0.19mm/年的速度增长。这些生长中的眼睛的屈光稳定性是通过眼光学系统的补偿性变化来维持的。最值得注意的是，晶状体因变薄和变平而失去回弹力量，这种变化在青少年时期持续存在。虽然注定要变成近视的眼睛在近视发作之前表现出类似的变化，但据报道，Mutti 在近视发作时晶状体回弹功能突然停止。如果这个观察是正确的，那么在近视眼中，眼睛生长的生理成分是不现实的，因为在近视眼发展过程中角膜屈光力的变化相对较小。Rozema 的纵向观察和 Xiong 的横断面研究与 Mutti 的发现一致，尽管观察到他们研究的过渡更加缓慢。与 Mutti 和 Xiang 的研究结果相矛盾的是，晶状体在近视发作时继续失去回弹力量。当然，一些研究人员相信近视眼包含生理性眼睛生长，尽管我们无法确定任何经过同行评审的参考资料来验证这一观点。由于随着儿童年龄的增长，眼睛的年度生长趋于减慢，因此推定的生理生长的贡献预计会随着年龄的增长而减少。总体而言，最终结果是眼睛可能因正常生长和近视进展而扩大，每个成分的比例贡献随年龄而变化。

第二个因素与光学有关。除了负相关之外，眼轴长度和屈光不正也呈负相关。假设眼睛的前部光学组件的功能不变，眼轴长度的变化需要随着眼睛大小的增加而减少屈光不正的偏移，相应地，近视的单位增加需要增加眼轴长度的变化。例如，对于轴向长度约为23 mm 的眼睛，通常使用 2.7 D/mm 的值作为屈光度和毫米之间的转换。如果前部眼光学器件不变，则对于 30 mm 长的眼睛，该比率可以计算为小于该比率的一半。年龄和身高是屈光不正和眼轴长度之间关系的混杂因素，因为对于给定程度的屈光不正，年龄较大的人的眼睛往往往往会更大。潜在生理生长和眼睛生长的光学现实对屈光进展/轴向伸长比的不同影响尚未明确阐明。

量化屈光变化和轴向伸长之间的比率而进行的分析在方法上遇到了困难，为了进一步研究这个问题，采取了三种主要方法。屈光进展与眼轴长度变化的散点图中的最佳拟合线近似于该比率。简单线性回归（也称为 OLS 或普通最小二乘回归）用于估计该斜率。理论上，截距可用于评估生理生长，假设它在整个进展范围内是恒定的。这种类型的回归假设所有测量方差都位于 Y 变量中，并且依赖于 X 值作为真实测量值，即没有随机误差。这种假设可能在研究因为折射和轴向长度的测量受到测量方差的影响，这意味着简单回归不是用于此目的的适当分析方法。导出的比率将受到衰减偏差的影响，其幅度取决于哪个变量被指定为因变量以及使用哪个测量系统。我们在前文中对一致性的回顾表明，如果使用低相干干涉法测量的轴长作为 X 变量，则简单回归的斜率和截距可以提供屈光不正变化与轴伸长之间比率的可接受估计值（最佳拟合线的斜率）和生理眼睛生长（X-截距）。使用超声生物测量或屈光不正作为 X 变量的分析不能提供准确的估计。称为戴明回归（也称为"总最小二乘"或"变量误差"回归）的程序可用于解释 X 和 Y 变量均存在误差的观察结果。

迄今为止，尚未将这种校正应用于屈光变化与轴向伸长率联系起来。

第二种方法是直接根据纵向研究中屈光不正和眼轴长度的平均变化来计算比率。例如，在 Lam 的研究中，未治疗组的屈光不正和眼轴长度在两年内平均变化分别为 −0.85 D 和 0.55 mm，比率为 −1.55 D/mm。这种方法排除了直接考虑生理性眼睛生长的可能性（基本假设是屈光不正变化为 0 D 时，轴向长度会发生 0 mm 变化）。在存在这种生长的情况下，会错误地观察到该比率会根据近视进展的程度和轴向伸长而变化，需要用其他来源获得修正，从而削弱估计的有效性。

屈光不正与轴向长度的散点图是从横截面研究构建的，不是纵向研究。假定如此得出的比率与进展期间屈光不正的变化和轴向伸长之间的比率相匹配。应考虑戴明回归对 X 变量的测量误差，但是，在屈光不正分布曲线的峰值处，即在低远视值处，与屈光不正和眼轴长度相关的曲线中存在一个特征凸台。因此，由此得出的比率的估计将取决于所研究的屈光不正分布。

尽管它们通常具有很强的相关性，但该讨论揭示了直接和准确预测屈光变化引起的轴向伸长。重要的是，在整个轴向长度范围内、跨年龄并因此在长期内，屈光度变化可能与轴向伸长不成线性关系。虽然 MMD 的几率往往与屈光不正和眼轴长度呈指数相关，但前文中也表明眼轴长度是更重要的风险因素。鉴于屈光测量的额外较差的敏感性，使用屈光不正作为眼睛长度的代表来估计 MMD 风险是一个不恰当的选择。

八、实用性

在某种程度上，所有眼保健从业者都可以测量屈光度。虽然所有进行眼科保健或手术的机构都有测量眼轴长度的仪器，但大多数验光和儿科眼科不太普遍。理想情况下，所有从事近视防控的从业者都应具有光学生物测量设备。儿童的最佳屈光测量需要睫状肌麻痹，因为没有它，变异性会高 50%。自动验光避免了检查者的偏见，并且比主观验光更具可重复性。例如，Bullimore 报告了 86 名年龄在 11~60 岁的受试者的可重复性数据，他们在一次就诊中接受了两名临床医生的检查。由两名不同验光师获取的自动折射读数之间的平均差异为 +0.02D，95% 一致性为 −0.36 至 +0.40 D。两位临床医生的主观验光之间的平均差异为 −0.12 D，95% 一致性为 −0.90 至 +0.65 D。虽然脉络膜厚度存在微小差异，但无论有无睫状肌麻痹，都可以实现有效且可重复的轴向长度测量。这使得更频繁的测量成为有吸引力的选择，从而提高了监测治疗进展和疗效的能力。

九、关于使用轴向伸长率的一些混淆问题

有人认为，眼睛的生理生长可能会混淆对轴向伸长的解释。鉴于相同的校正应用于治疗组和未治疗组，减去伸长率的这个分量肯定会导致计算更大的疗效百分比估计值，这可能是这种方法的动力。例如，如果在某个时间段内，对照组进展 0.4 mm，治疗组进展 0.2 mm，则将计算 50%的治疗效果。如果考虑到在这段时间内的生理生长，例如 0.1 mm，则可归因于近视进展的表观生长分别为 0.3 和 0.1 mm，治疗效果百分比可计算为 66%。这种方法往往更具说服力，因为治疗和未治疗的眼睛预计会受到相同的影响，并且没有相反的证据。近视防控的最后阶段只是将轴向伸长减少到实际可行的最大程度，而这种增长的来源，无论是否与屈光度进展有关，最终都没有什么影响。而且，正如前文中展示的那样，使用进展百分比减少来评价疗效是一种有缺陷的方法。

关于使用轴向生长作为近视进展的主要指标提出的另一个不确定性是脉络膜厚度的变化可能会对解释产生负面影响。脉络膜是一种具有海绵状质地的血管组织，其厚度会在多种影响下发生变化，包括昼夜节律、视觉刺激和药物。干涉技术测量从前角膜到色素上皮的轴向长度，因此，将反映近似反相的脉络膜厚度变化。这些变化的幅度比近视防控效果小一个数量级，近视防控效果被认为在临床上很重要，因此几乎没有实际影响。例如，Chakraborty 报告年轻成人脉络膜厚度的平均昼夜变化为 0.029（±0.016）mm。正如预期的那样，轴向长度也发生了显著变化 （0.032 ± 0.018 mm）。大部分变化发生在夜间，白天变化测量约为 0.01 mm。施加的光学散焦也可以影响脉络膜厚度，并相应改变轴向长度测量，但平均最大影响不超过 0.013 mm。轴向伸长的临床显着减少可能是至少 0.1 mm 的数量级，远大于观察到的波动。因此，脉络膜厚度变化在使用轴向长度作为监测近视进展的首选指标时只是次要考虑因素。通过在一天中的一致时间进行测量，也可以最大限度地减少脉络膜厚度变化的影响。

其次，不仅脉络膜的厚度在昼夜变化，而且对某些刺激的反应，屈光不正也是一个动态的数值。人们可能期望屈光不正的变化直接对应于在轴向长度中观察到的变化，因为随着脉络膜厚度的变化，视网膜受体将与视网膜色素上皮一致地移动。如果是这种情况，当轴长最短时，预计晚上的屈光度会减少（约 0.083 D）。尽管如此，据我们所知，尚未报道与脉络膜厚度变化相对应的屈光变化，这可能是因为这种测量的可重复性较差。此外，已发现球面等效屈光度遵循明显的、独立的昼夜模式，与早晨相比，傍晚的时候近视度数平均为 0.37（±0.15）D。这些昼夜屈光变化明显使观察到的轴向长度相对变化相形见绌，因此是由其他眼部光学组件（如角膜或晶状体）的昼夜变化引起的。

总之，生理性眼睛的生长和脉络膜厚度的变化都不会影响使用眼轴长度作为测量近视进展的主要结果。

十、总结与讨论

在 FDA 和 IMI 的研讨会中，轴向伸长率被确定为首选的主要终点测量。事实上，Wolffsohn 表示，所有近视防控的临床试验最终目标应该是减少轴向伸长（与后极并发症相关），以对近视患者的健康状况产生最大影响。虽然我们主张将轴向伸长作为近视防控试验的首选终点，但建议仅限于干涉测量。超声测量是一种在干涉测量方法开发之前对屈光不正测量具有一定价值的技术，但它的可重复性很差，只能从中得出一般性结论。

前文中将眼轴长度作为评估近视进展的首选指标，那么随后的问题是屈光不正是否应被视为共同主要终点。这个提议有一些优点，因为屈光不正定义了近视，也许更重要的是，未矫正视力的程度。此外，在一些需要进行近视防控的实践中，测量眼轴长度的设备可能不可用。尽管如此，灵敏度、阿托品研究中观察到的相互矛盾的数据、角膜塑形术中评估屈光状态有困难、眼轴长度与疾病发展之间的密切联系、屈光不正测量的相当大的日变化以及本节概述的其他考虑因素提供了令人信服的证据，即轴向单独的伸长率应该是判断临床试验疗效的主要终点。

（罗进城）

第四节　轴向长度的绝对或相对测量

关于使用百分比值表示治疗效果的可行性，一个关键问题是快速进展者是否具有与较慢进展者相同的百分比治疗效果。对统计学者来说应谨慎使用百分比值，但由于收集证据证明这是近视进展的情况并不是一件简单的事情，为了评估这个命题，我们以四种不同的方式解决这个问题，如下所示：

（1）调查来自先前已发表研究的标准化进展分布，以检验以下假设：近视治疗组的进展是进展范围内未治疗组进展的固定比例。

（2）重新分析已发表的对侧眼研究结果，以检验近视治疗的眼睛进展是未经治疗的对侧眼睛进展的固定比例。

（3）在（1）中，使用年龄作为进展倾向的代表，并按年龄检查进展率，以检验绝对治疗效果随年龄变化的假设。

（4）从已发表的临床试验中比较治疗组与未治疗组的标准差。

一、研究标准化分布

第一种方法的目的是检查近视防控百分比的表达是否是目前已发表论文的作者发表的研究数据中治疗效果的有效表示。对于在整个近视进展范围内的治疗效果是相对的（治疗效果百分比是恒定的），绝对治疗效果应该随着进展速度而增加。具体来说，我们比较了在控制近视进展的镜片治疗或使用标准球形隐形眼镜矫正近视的儿童眼睛中进展的标准化频率分布，并检验了治疗组和未治疗组的分布斜率不同的假设。假设未治疗组中第 n 个百分位的受试者的进展预测治疗组中第 n 个百分位的受试者的进展倾向，则进行频率分布的比较。在已进行的模拟方法，评估这种方法的有效性。结果表明该技术是可行的，前提是经过治疗的眼睛和匹配的未治疗眼睛的进展具有约 0.50 或更大的相关系数。在对侧眼研究中，治疗和未治疗对侧眼的进展相关系数超过了该值。

简而言之，近视儿童被随机配戴对照镜片——传统的框架眼镜、每日一次性的隐形眼镜、软性隐形眼镜或测试镜片，其他方面与对照镜片相同，只是它们的设计具有诱导正球面像差。这种减缓近视进展的光学方法，即在眼科设备周边放置相对正屈光度，同时通过近轴矫正提供远视力，已在先前的实验中广泛用于各种配置。使用光学生物测定法在 0 个月、6 个月和 12 个月时测量轴长，分别来自未治疗组和治疗组中的 59 名和 53 名受试者在 6 个月时以及 12 个月时的数据可用于分析，并且仅使用来自右眼的数据。轴向伸长率计算为在这些时间点从 0 个月轴向长度的变化。在 6 个月和 12 个月时，平均治疗效果（轴向伸长延迟）分别为 0.11 mm（95%CI：0.07~0.16，治疗效果为 65%）和 0.14 mm（95%CI：0.10~0.19，治疗效果为 39%）。

出于描述的目的，为两个时间点构建了累积频率表，显示了十分位进展值以及相应的绝对和相对治疗效果估计值。通过对累积频率应用高斯变换来生成标准化累积频率图，其中归一化计数是计数除以观察总数加一（提供平衡分布）。比较这些图的最佳拟合线的斜率用于评估治疗效果在相对或绝对范围内的程度。平行的最佳拟合线表示在整个进展范围内恒定的绝对治疗效果，进展增加的发散线表明相对治疗效果。

表 2-1 显示了未治疗组和治疗组在 6 个月和 12 个月时的差值十分位进展值以及相应计算百分比和绝对治疗效果。数据集的相对治疗估计范围为 21.7%~24%。对表格的分析显示了随着进展率的增加和 6 个月时给定十分位数的更高百分比估计值，治疗功效百分比有降低的趋势。绝对治疗估计值在 6 个月时在 0.08 和 0.12 mm 之间变化，在 12 个月时在 0.11 和 0.18 mm 之间变化，在整个范围内仅显示轻微的波动，没有明显的趋势。对于 6 个月的屈光不正数据，在中间范围的进展值上有更大的绝对疗效，而对于 12 个月的屈光不正数据，第 70~90 个百分位数显示更高的值。这些趋势通常支持在整个进展范围内保持恒定的绝对疗效，而不是相对疗效。

表 2-1　未治疗组和治疗组在 6 个月和 12 个月时的差值十分位进展值以及相应计算
百分比和绝对治疗效果

时间	进展百分比	对照组/mm	治疗/mm	疗效百分比	绝对疗效/mm
6 个月	10%	0.06	−0.07	217%	0.12
	20%	0.08	−0.03	135%	0.11
	30%	0.12	0.00	102%	0.12
	40%	0.14	0.03	75%	0.10
	50%	0.17	0.07	60%	0.10
	60%	0.19	0.10	50%	0.10
	70%	0.21	0.12	44%	0.09
	80%	0.24	0.16	33%	0.08
	90%	0.31	0.18	41%	0.12
12 个月	10%	0.19	0.07	60%	0.11
	20%	0.27	0.12	54%	0.14
	30%	0.31	0.14	56%	0.17
	40%	0.33	0.15	56%	0.18
	50%	0.35	0.18	49%	0.17
	60%	0.41	0.27	35%	0.14
	70%	0.44	0.29	34%	0.15
	80%	0.50	0.34	32%	0.16
	90%	0.57	0.43	24%	0.13

图 2-3 绘制了两个时间点轴向伸长率的标准化累积频率。最佳拟合线的斜率没有以具有临床意义的方式偏离。据报道，在 12 个月的时间点，并未发现该治疗在统计学上对减少屈光不正进展有效。

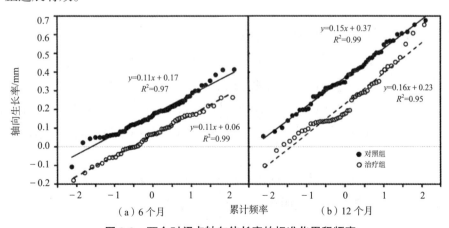

图 2-3　两个时间点轴向伸长率的标准化累积频率

治疗组和对照组 6 个月和 12 个月时的轴向伸长标准化累积频率分布。整个进展范围内治疗效果的一致性表明疗效应该以绝对值而不是百分比（相对）治疗效果来表示。

该分析的结果与整个进展范围内的绝对而非相对治疗效果一致。如果样本量足够大且随机化足以防止选择偏差，该方法是评估近视防控治疗效果的潜在性质的合理技术。未治疗组中第 n 个百分位的受试者的进展预测，治疗组中第 n 个百分位的受试者进展倾向的假设具有直观意义。对于 6 个月的数据，低于十分位数的百分比值要高得多，功效值超过 100%。当治疗组中的受试者显示轴向长度绝对减少时，观察到高于 100% 的值。对治疗组在 6 个月时的分布进行检查表明，进展最慢的三分之一的样本群体显示轴向伸长率的这种减少。这些测量中的大多数都大于前文中描述的生物测量的 95% 一致性，因此被认为是合法的。这种观察是绝对治疗效果真正应用于整个进展范围的必要条件；那些正常进展小于效应大小的个体必然不可避免地具有负轴向伸长率。

二、重新分析已发表的对侧眼部研究结果

对单个研究的标准化分布的调查提供了在近视进展范围内的绝对治疗效果的证据。该方法的新颖性以及该分析中使用的一些不确定性促使我们寻找进一步的证据。一项单眼应用近视防控干预的临床试验提供了证实这一发现的机会。尽管该试验的作者从受试者的每只治疗和未治疗眼睛的配对数据中导出了简单的回归方程，但由于 X 变量测量的差异，该方法不满足预测目的的统计要求。我们应用戴明回归来调整这种影响，来自未治疗眼睛的进展数据被用作治疗眼睛进展倾向的对照。在这里，我们检验了这些数据的戴明回归，揭示了在整个进展范围内提高治疗效果的假设。

40 名近视儿童配戴双焦点软性隐形眼镜，其中心区域可矫正屈光不正，同心治疗区域可在一只眼睛中产生 2.00 D，同时近视视网膜散焦，持续 10 个月。他们在另一只眼睛中配戴了一个单视软镜作为对照。双焦点镜片是 FDA 批准的 MiSight®镜片。在此期间，双焦点镜片的平均轴向伸长率（0.11±0.08 mm）低于对照镜片（0.22±0.09 mm，P<0.001），这相当于基于平均值 50%的治疗效果。Anstice 和 Phillips 论文绘制了研究中每个受试者配戴双焦点镜片的眼睛与未治疗的伴侣眼睛的伸长率（图 2-4）。尽管相关性是中等的（R=0.54，P<0.001），但显著的关联性表明未经治疗的眼睛可以作为对侧治疗眼睛进展倾向的指标；还绘制了来自数据简单回归的最佳拟合线，进一步证实了在整个进展范围内治疗效果百分比可达到 50%。

实线是未建模的最佳拟合曲线，使用 log（年龄）作为因变量，虚线是建模曲线。尽管存在相当大的差异，但没有证据表明绝对治疗效果会因年龄而异。

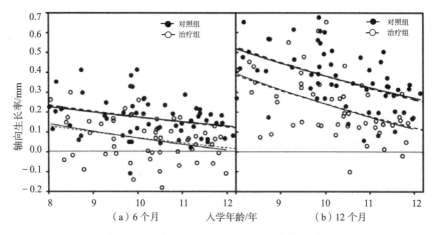

图2-4 6个月和12个月时治疗组和对照组的轴向伸长散点

如前文所述，当 X 值存在显著差异时，简单回归不能提供可靠的斜率。因此，假设双眼轴向伸长估计的方差相等，进行戴明回归。假设包括测量值之间方差的独立性和数据范围内的方差恒定性。为了便于可视化，还创建了作为平均伸长函数的眼间差异的Bland-Altman 图。

上述研究的图 2-4（b）中的数据使用 Image J 进行了数字化。使用 R 版本 3.6.1（R Foundation for Statistical Computing，Vienna，Austria）和戴明回归，斜率的置信区间是通过引导 Linnet 提出的方程确定的。戴明回归的最佳拟合线与等价线和简单回归线一起绘制在图 2-5 中。斜率（95% CI）为 0.97 （0.41~1.54），因此与斜率没有统计学差异。一致地，Bland-Altman 图（图 4-3 b）显示了接近零的梯度。戴明回归与等价线的接近平行性质（以及 Bland-Altman 图的接近零梯度）表明绝对治疗效果在整个进展范围内是恒定的。

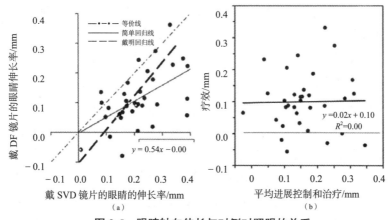

图2-5 眼睛轴向伸长与对侧对照眼的关系

（a）白点表示用于分析的数字化数据点；戴明回归与等价线的斜率接近平行，并且在整个进展范围内显示恒定的绝对治疗效果；（b）使用 Bland-Altman 样图进一步说明绝对治疗效果在整个进展范围内的一致性。快速进步者在右边，缓慢进步者在左边，治疗效果显示在 y 轴上

这里的发现是一个否定的结果，所以零假设不能被拒绝。尽管对侧试验存在局限性，

但这一结果与上述的结论是一致的。两项分析均不支持将治疗效果百分比作为描述疗效的合法方法，并独立指出在整个进展范围内平均绝对效果的一致性。尽管如此，在这个例子的进展范围内，明显的治疗效果差异很大。这表明有些人确实经历了更大的治疗效果，但进展率收益的预测因人而异。

三、使用年龄作为进展倾向的代表

近视的进展随着年龄的增长而减慢，近视进展的绝对减少在进展速度上是恒定的，那么预计治疗效果在整个年龄期间也将是恒定的。我们测试了绝对治疗效果随年龄变化的假设，Cheng 的研究数据分析了年龄对治疗效果的影响。儿童年龄为 8~12 岁，包括 6 个月和 12 个月的轴向伸长数据。因为近视进展率随着时间的推移而降低，我们在模型中使用 log（年龄）作为协变量。图 2-4 绘制了在 6 个月和 12 个月时测试组和未治疗组基线年龄的进展情况。为各个组绘制未建模和建模的最佳拟合对数回归曲线。虽然如预期的那样，轴向伸长率随着年龄的增加而减少，但在治疗组和未治疗组中，治疗组和未治疗组在整个年龄范围内的差异的一致性是显而易见的。通过年龄和进展率的关联，这一观察结果支持了这样一种观点，即干预措施不会按比例减缓近视进展，而是在整个进展范围内以恒定的绝对基础减缓近视进展。混合模型回归分析证实，治疗相互作用的年龄不显著。

图 2-6 绘制了来自其他两项研究的类似数据。第一个是对 Santodomingo-Rubido 图 2-2 中数据的重新绘制，该图最初发布时包含测试组的数据。对于配戴角膜塑形镜的测试组和配戴眼镜的对照组，根据基线年龄绘制 2 年后的轴向伸长率。第二个数据集借鉴了美国 FDA 为 MiSight® 关键研究发布的屈光不正数据。此处为配戴 MiSight® 镜片的测试组和配戴单光隐形眼镜的对照组在 3 年后的平均屈光度变化绘制在基线时按年份分组的不同年龄。在这两个例子中，没有证据表明可以观察到比年长儿童进展更快的年幼儿童获得更大的治疗益处。对于 MiSight® 数据，Chamberlain 特别指出，年龄与治疗的相互作用没有统计学意义。

其他测试儿童近视防控装置的研究也提供了按年龄划分的治疗和未治疗眼睛近视进展的数据。Berntsen 虽然没有按年龄提供数据，也没有在他们对渐进镜片的研究中发现大的治疗效果，但基线年龄、性别或种族都与治疗效果没有相互作用，这与我们的观察一致。Hiraoka 按年龄绘制了配戴角膜塑形镜或眼镜组的五年数据，并报告了交互作用的未经调整的统计显著效应（$P<0.05$）。我们自己对这些数据的数字化和分析发现，当使用对数（年龄）时，效果不显著（$P<0.1$）。Cho 和 Zhu 都绘制了未经治疗和角膜塑形术治疗组的两年轴向伸长数据与年龄的关系。

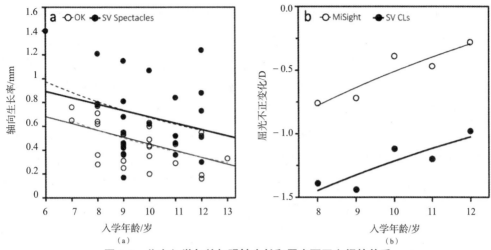

图 2-6　儿童入学年龄与眼轴生长和屈光不正之间的关系

（a）使用来自 Santodomingo-Rubido 研究的数据，在入组时，配戴角膜塑形术（OK）隐形眼镜或单光眼镜（SV）的眼睛在两年时的轴向伸长散点图。实线是未建模的最佳拟合曲线，使用 log（年龄）作为因变量，虚线是建模曲线。（b）配戴 MiSight®隐形眼镜的测试组和配戴单光隐形眼镜（SVCL）的对照组在三年时的平均屈光变化与按年份分组的基线年龄作图。

　　对于这两项研究，未建模的线性回归表明治疗效果随着年龄的增长而降低。尽管如此，我们将这些研究的数据数字化，以治疗为主要因素，年龄为协变量进行 ANCOVA，但无法证明治疗效果与年龄之间的相互作用具有统计学意义。Zhu 还将他们的小组分为大约中位数的年轻和年长受试者，以表明年轻组的疗效更好，但临界点的微小变化可能会显著影响他们的结果。例如，我们将他们的数据数字化并确定年轻和年长的治疗组在 2 年内的平均伸长率分别为 0.35 mm 和 0.34 mm，作者使用的标准为 9.9 年。

　　如果将临界点移至 10.3 年，则平均伸长率分别为 0.41 mm 和 0.22 mm，这是一个显著且重要的差异。有研究报道了一个大样本（N=508）的中国儿童（8~13 岁）配戴四种不同测试隐形眼镜或单光隐形眼镜之一的两年进展，询问治疗效果与年龄、屈光不正的相互作用、性别和父母近视的线性混合模型。人口统计学因素均未显著影响治疗效果。Lam 的研究中为一组使用标准眼镜矫正和另一组使用 Defocus Incorporated Multiple Segments（DIMS）眼镜片进行近视防控提供了两年内屈光变化的散点图。随着年龄的增长，治疗效果没有更大的显著趋势。

　　虽然在一些研究中提出，年幼的儿童以及进展较快的儿童可能比年长的儿童获得更好的疗效，但其证据是模棱两可的。这里的一个重要问题是，年龄和治疗进展之间缺乏显著的相互作用是否仅仅是研究没有能力测试这种相互作用的一个函数。这些数据的 Meta 分析是有用的，尽管这证明起来可能很困难，因为试验之间的实验方案存在巨大差异。

　　这些发现再次对使用百分比作为描述功效的适当参数提出了质疑。例如，Cheng 的数据，如图 2-4 所示，8 岁的孩子在治疗 12 个月后可以预期进展减少 20%，而 11 岁的孩子在 6 个月时得到 75% 受益于相同的干预。随着年龄的增长，绝对不变但相对治疗效果不断增加。一段时间以来，这项研究引起了人们的兴趣，据报道，使用软同心环多焦点隐形眼镜的治疗效果为 80%。在进一步检查中，他们报告在 6 个月时的绝对治疗效果为 0.11 mm，与当时在 Cheng 研究中观察到的效果相同。报告的高百分比疗效部分是 Aller 研究中治疗组和未治疗组在基线时平均年龄相当大（分别为 13.5 岁和 13.0 岁）的函数。

在本章中，我们没有将增加户外时间作为减缓近视进展的一种治疗方法，因为对其疗效存在一些疑问，而且显示积极效果的研究相对较少。一项研究报告称，年轻近视患者的近视得到控制，对照组一年平均轴向伸长 0.60 mm，而参加户外活动时间增加的人的眼睛增加了 0.45 mm。因此，超过一年的轴向伸长减少了 0.15 mm，其效果大小与许多治疗 1 年时的效果相当，包括 SMCL 和角膜塑形术。由于本研究中受试者的基线年龄为 6~7 岁，因此总体进展很高，尽管轴向伸长率总体上显著降低，但治疗效果百分比相对较低，为 25%。Aller 和 Wu 的研究之间治疗效果的百分比差异很大，这是由他们研究对象的年龄来解释的。

脉络膜增厚可能发生的相对较小量的负轴向伸长意味着某些个体的眼球收缩，这在年龄较大的儿童中最为明显。这一显著发现的延伸是，近视防控疗法的应用可能会导致年龄稍大的青少年或几乎没有进展的年轻人的近视减少。

四、标准差分析

如果图 2-3 中的数据完全来自正态分布，则这些图的斜率是分布的标准偏差。如果假设正态性是合理的，那么这种评估可以简化为对标准差的分析，从而有机会在无法获得受试者水平数据的广泛研究中测试治疗效果是否是相对的。对于在整个进展范围内应用的相对治疗效果，标准偏差的比率需要与治疗效果成比例。我们对总体试验数据的标准差进行 Meta 分析，以检验频率分布与相对治疗效果概念一致的假设。

对于这个分析，假设所有增长都是正的，增长足以使频率分布很好地近似于正态分布，并且与增长相比，测量误差很小。待检验的假设基于这样一种范式，其中治疗组中第 n 个百分位受试者的进展是未治疗组第 n 个百分位受试者进展倾向的恒定分数。图 2-7 显示了近视防控治疗可能起作用的不同潜在模式的示意图。图 2-7（a）描绘了对照组和治疗组的轴向伸长率的理论分布，其中 50% 的治疗效果适用于显示 1.0 mm 轴向伸长率的对照组。在图 2-7（b）中，描绘了 0.50 D 的绝对治疗效果。值得注意的是，与对照组相比，治疗组的平均伸长率降低百分比在每种情况下都是相同的，但分布的标准偏差与图 2-7（a）中的百分比降低成正比，但在图 2-7（b）中没有变化。

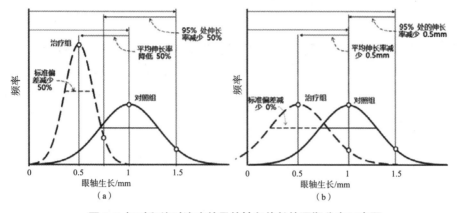

图 2-7 相对和绝对治疗效果的轴向伸长的预期分布示意图

（a）若所有接受治疗的患者进展减少 50%，则分布将被压缩，治疗组的标准差将为对照组的 50%；
（b）若接受治疗的患者进展减少 0.5mm，则分布将简单地平移，治疗组的标准偏差将与对照组的标准偏差相同。

　　通过计算与未治疗组相比，治疗组的进展减少百分比，从相关论文及书籍中呈现的最终时间点的平均值计算相对治疗效果，还计算了这些时间点的标准差的相对降低，作为治疗组与未治疗组相比标准差的降低。如果治疗效果的大小与进展率相关，则治疗组的标准差应相应的更小。来自研究的汇总数据按计算出的治疗效果百分比排列在表 2-2 中。每项研究的治疗组与对照组的标准差比率也被制成表格，没有表明该比率与治疗效果成比例降低。表 4-2 研究按进展减少百分比的顺序列出，显示了对照组标准偏差与治疗组标准偏差的比率。没有明显的趋势将该比率与百分比联系起来，这表明偏离以相对术语表示功效［如图 2-7（a）所示］和使用绝对差异［如图 2-7（b）所示］。

表 2-2 汇总数据

相关论文	Means			SDs		
	治疗组	对照组	比率/%	治疗组	对照组	比值
Chua et al.（2006）	− 0.02	0.38	105	0.35	0.38	1.09
Aller et al.（2016）	0.05	0.24	79	0.14	0.17	1.21
Chram and Cho（2013）	0.19	0.51	63	0.21	0.32	1.52
Lam et al.（2019）	0.21	0.53	60	0.22	0.24	1.09
Walline et al.（2009）	0.25	0.57	56	0.19	0.23	1.21
Chen et al.（2013）	0.31	0.64	52	0.27	0.31	1.15
Yam et al.（2019） Atr 0.05%	0.20	0.41	51	0.25	0.22	0.88
Zhu et al.（2014）	0.34	0.70	51	0.29	0.35	1.21
Anstice and Phillips（2011）	0.11	0.22	50	0.08	0.09	1.13

续表

相关论文	Means			SDs		
	治疗组	对照组	比率/%	治疗组	对照组	比值
Cho et al.（2005）	0.29	0.54	46	0.27	0.27	1.00
Chamberlain et al.（2019）	0.34	0.62	45	0.29	0.31	1.07
Leung and Brown（1999）2	0.42	0.75	44	0.31	0.38	1.23
Cho and Cheung（2012）	0.36	0.63	43	0.24	0.26	1.08
Tan et al.（2005）	0.20	0.33	39	0.33	0.31	0.94
Cheng et al.（2016）	0.23	0.37	38	0.14	0.15	1.07
Paune et al.（2015）1	0.32	0.52	38	0.20	0.22	1.10
Ruiz-Pomeda et al.（2018）	0.28	0.45	38	0.28	0.28	1.00
Sankaridurg et al.（2011）	0.24	0.39	38	0.17	0.19	1.12
Kakita et al.（2011）	0.39	0.61	36	0.27	0.24	0.89
Leung and Brown（1999）1	0.49	0.75	35	0.26	0.38	1.46
Cheng et al.（2014）2	0.54	0.82	34	0.41	0.32	0.78
Santodomingo-Rubido et al.（2017）	0.91	1.36	33	0.63	0.63	1.00
Lam et al.（2014）	0.25	0.37	32	0.23	0.24	1.04
Cheng et al.（2014）1	0.57	0.82	30	0.48	0.32	0.67
Hiraoka et al.（2012）	0.99	1.41	30	0.47	0.68	1.45
Walline et al.（2013）	0.29	0.41	29	0.31	0.31	1.00
Yam et al.（2019）Atr 0.025%	0.29	0.41	29	0.20	0.22	1.10
Paune et al.（2015）2	0.38	0.52	27	0.21	0.22	1.05
Sankaridurg et al.（2019）1	0.44	0.58	24	0.29	0.27	0.93
Sankaridurg et al.（2019）4	0.44	0.58	24	0.25	0.27	1.08
Sankaridurg et al.（2019）2	0.45	0.58	22	0.29	0.27	0.93
Sankaridurg et al.（2019）3	0.45	0.58	22	0.28	0.27	0.96
Mean			42.0			1.076
SD			17.4			0.180
Median			38.0			1.070

　　研究中未经调整的平均数和中位数下降分别为 42.1%和 38.1%。治疗组中未经调整的标准差平均小 7.6%，中位数小 7.0%。使用针对治疗组调整为固定效应的多级元回归模型对均值和对数转换标准差进行元分析。对于标准偏差，均值的对数也作为固定效应包含在回归模型中。治疗组和未治疗组之间的汇总轴向伸长平均差（95% CI）为 − 0.19（治疗

组 - 0.21，未治疗组 - 0.17，P< 0.001），显示预期的显著治疗效果。各组标准差的调整比率（95% CI）为 1.00（治疗组 0.99，未治疗组 1.02，P= 0.56），这不支持拒绝零假设。总之，Meta 分析建立了均值显著差异，但标准差没有显著差异。

近视对照研究的标准差分析指向绝对治疗而不是相对治疗效果。对图 2-3 中绘制的分布分析与以下命题一致，即接受近视防控治疗的组的频率分布仅仅是未治疗组的平移。

这种分析的一个优点是它结合了一系列研究的数据，而不是像上述的那样孤立地考虑单个因素的研究，最终结果支持这些早期部分的解释。我们承认所有样本研究都显示显著的治疗效果，这可能会给结果带来偏差。此外，缺乏关于这些研究中分布性质的信息，即它们是否令人满意地符合正态近似，可能会对这种方法在试验中的应用产生一些疑问。无论如何，在近视研究领域广泛使用均值和标准差来描述计算治疗效果的分布，而不是中位数和百分位数，以及使用参数统计作为标准统计方法，都指向一个基本假设，即正态分布是可接受的近似值。

五、总结与讨论

本章的分析结果在医学研究领域并非独一无二。一项研究发现，88%的报道定量治疗效果的摘要提供了相对测量值，而只有 9%提供了绝对测量值，只有 2%报道了两者。在本章参考的大量文献中，75%报道了相对影响，只有 7%报道了绝对和相对测量。CONSORT和 STROBE 倡议均旨在提高生物医学文献报道的质量，建议报道绝对和相对效果测量。在统计推断工作组中，威尔金森说："如果测量单位在实际水平上有意义，则最好使用非标准化测量而不是标准化测量。"虽然这些倡议的背景可能与近视防控治疗效果有些不同，但一般原则适用。

大多数报告近视防控试验结果的论文呈现绝对和相对差异，但总结临床论文倾向于使用百分比治疗效果，这已成为临床医生考虑近视防控的标准方式，而 Meta 分析将比较结果报告为绝对值。美国 FDA 的近视防控治疗总结文件呈现了相对和绝对变化，国际近视研究所研讨会总结文件呈现了两者的混合。

评估相对与绝对治疗效果的优劣并不简单。我们的分析是根据我们的知识首次尝试在整个进展范围内探索近视防控治疗的性质。我们在这里使用了四种不同的方法。我们的观察表明，相对（百分比）疗效的报告会误导近视防控干预的治疗效果。相对值适用于年龄和进展率方面的特定样本人群。它们也适用于进展谱中的特定位置，通常是平均值或中位数。绝对治疗值在进展率和年龄方面似乎是稳健的，但随着时间的推移可能不是恒定的，这意味着将疗效表示为年化率也具有误导性。需要进一步的研究来确定绝对治疗效果在不同种族之间是否也是恒定的，尽管迄今为止已有少量对此进行测试的研究表明它很可能是恒定的。

在他们的 MiSight®研究中，张伯伦表示："晶状体类型与年龄、性别、先天近视或调查地点之间没有显著的相互作用,这表明在本研究人群中，近视防控效果与这些因素无关。"这并不像所写的那样严格准确，因为该研究不一定能够隔离这些影响，而负面结果表明缺乏证据来支持一种影响，而不是证明它不存在。尽管研究设计存在局限性，但鉴于这些研究缺乏统计证据，这些因素可能产生的影响可能是有限的。考虑到这一点，我们重申上述分析来自一组有限的数据，在本章中的分析来自纳入标准受限的研究。此处的结论可能不适用于较高的屈光不正或较长的眼轴长度，因为不同的进展机制可能在起作用。对于更长的眼轴长度以及作为未来研究的一般考虑因素，将眼轴长度与角膜半径比的变化作为结果测量值可能是有价值的。

近视防控在绝对而非相对基础上进行的观察对实践中的近视管理具有影响。无论进展率和年龄如何，这些值都为可能的治疗效果提供了指导。较快的进展者，包括最需要治疗的年幼儿童，从引用的百分比值中受益将低于预期，并且可能不会比进展较慢的患者获得更大的治疗效果。需要进一步的研究来充分阐明干预措施以及不同年龄、种族、屈光不正和进展率对治疗的反应。

从基于证据的角度来看，我们发现没有足够的支持来声称预期治疗效果优于任何人口或生物特征因素的观察平均值。虽然我们注意到有些人的治疗效果明显高于其他特定人口统计观察到的平均值，但没有可用于确定这些人可能是谁的预测措施。

（罗进城）

第五节　不同时间的治疗效果

一、功效—时间降低的量化

按年计算的疗效产生的限制是假设来自有限期临床研究的结果，用于更长的治疗持续时间。假设从短期研究得出的百分比治疗效果持续十年或更长时间，超过三年的对照试验并不常见，这意味着这种预测是推测的。

治疗效果随时间的变化受到了有限的评估。在他们对来自 30 项为期一年或更长时间的临床试验的 16 种不同近视防控治疗的 Meta 分析中，报告指出"大多数干预措施在第二年就失去了早期效果，尤其是在保护眼轴长度变化方面"。尽管他们自己的分析显示，与第一年相比,第二年的疗效有所下降，但他们还是使用了年度化的进展衡量标准来进行比较。Kaphle 进行了一项系统回顾和 Meta 分析，该分析仅限于使用多焦点眼镜来控制近视，并得出结论："不适合推断前 6 个月或 12 个月观察到的治疗效果来估计治疗的未来收益"。Brennan 和 Cheng 还提出了一些例子，证明随着时间的推移功效会降低（图 2-8）。

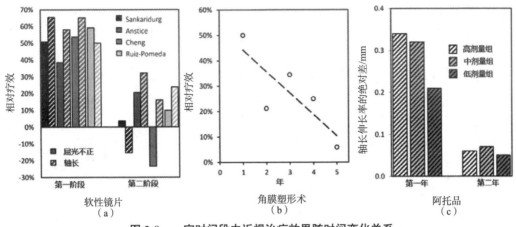

图 2-8　一定时间段内近视治疗效果随时间变化关系

图 2-8（a）来自 4 项研究的近视防控软性镜片的相对治疗效果，这些研究提供了多个时间点的数据,并显示在第一阶段配戴期间轴向伸长率降低了 50%以上。Sankaridurg 和 Cheng 的第一和第二个时期分别为 0~6 个月和 6~12 个月, Anstice 和 Phillips 的第一年和第二年为 0~5 和 5~10 个月, Ruiz-Pomeda 的第一年和第二年。图 2-8（b）显示了角膜塑形镜五年内的相对近视防控治疗效果,并绘制了年度效果图。图 2-8(C)使用 Huang 的亚组分析数据,在治疗的第一年和第二年, 治疗组和对照组之间高剂量、中剂量和低剂量阿托品的延长绝对差异。

药物治疗，在整个浓度范围内观察到的疗效显著不同，还有 SMCL 和眼镜报告的功效也存在相当大的差异，但发现总体模式令人满意。考虑使用具有随机截距和斜率的加权逆方差线性混合模型的元回归来模拟治疗组和未治疗组之间的轴向伸长率随时间的差异。该模型是在对数变换的效应大小测量上进行的。平均年龄的对数、治疗类型和治疗类型交互作用的时间对数作为固定效应包含在模型中。截距和时间的对数作为随机效应包括在内,使用非结构化方差 - 协方差矩阵来估计斜率和截距的方差以及每个斜率和截距之间的协方差, 轴向伸长差的对数的样本方差的倒数用于加权每个估计。图 2-9（a）显示了角膜塑形术、眼镜和 SMCL 的轴向伸长累积减少的散点图以及这些类别中的每一个的最佳拟合调整曲线。由于长期治疗的数据有限，因此预测仅显示 4 年，治疗效果与时间呈非线性关系。最初的疗效预 4 年的疗效约 31%~40%发生在前 6 个月，46%~54%发生在第一年。曲线中的明显差异不应被视为表明每个类别中表现最佳的治疗的不同治疗效果。

图 2-9（a）具有至少 10 个数据点的类别（角膜塑形术、SMCLS、眼镜）列出的具有多个时间点的近视防控治疗的轴向伸长的累积绝对减少。曲线拟合是幂函数，显示随时间降低的功效。图 2-9（b）显示近视防控治疗中每年间隔的治疗效果百分比，不仅绝对治疗效果随着时间的推移而降低，还可以观察到治疗效果的百分比也是如此。虚线表示超声波用于测量轴向伸长的位置。未显示同样基于超声测量的两个极端值。

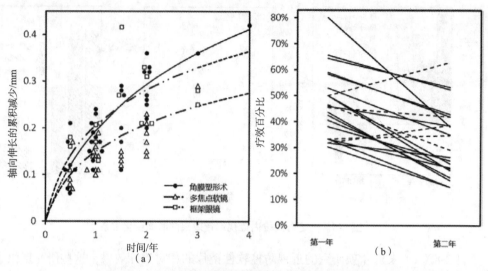

图 2-9　不同矫正方式随时间变化疗效之间的对比

　　一些学者将治疗效果报告为进展的年度减少，以 D/年 或 mm/年 表示，通过对多年减少的平均得出。我们在此的分析结果表明，这种方法将导致对此类治疗的长期疗效的错误预期。作为对数据进行谨慎推断的非常普遍的经验法则，绝对进展的 4 年减少似乎是第一年观察到的两倍左右。

　　上述分析基于绝对治疗效果，由于轴向伸长随时间自然减慢，因此对观察到的减少是否仅仅是这种生长减速的函数存在质疑，或相对（百分比）处理效果是否随时间保持不变。图 2-9（b）绘制了研究的第一年和第二年轴向伸长率的增量百分比减少。在 24 个可用数据集中的 20 个中观察到治疗效果百分比降低（未调整的二项式概率 P<0.001）。一年中位疗效为 48%，第二年降至 32%。值得注意的是，所有四项具有明显增加的疗效百分比的研究都是通过超声测量轴向长度的六项研究的一部分。测量差异可以解释为什么这些结果与使用光学生物测量的结果不同。

　　我们得出结论，不仅绝对功效会随着时间的推移而降低，而且功效百分比也会降低。解释随时间降低的治疗效果百分比的一种理论是上述的眼睛的初始收缩。这种在治疗初期对疗效的一次性提升将导致随着时间的推移相对治疗明显减少。一旦收缩阶段过去，与未治疗的眼睛相比，治疗的眼睛会出现恒定比例的生长速率。因此，治疗的第二年和第三年的百分比效应可能是恒定的。目前没有足够的数据来检验这一假设，需要进一步的研究来描述治疗与时间关系的确切性质。

二、治疗时间的疗效模式

鉴于治疗效果随着时间的推移以一种尚未完全量化的方式下降，与近视发展的时期相比，大多数研究的持续时间相对较短，并且治疗的时间要长于研究的持续时间，因此有必要对更长时间内的疗效进行预测。一个重要初步观察结果是，在 6 个月和 18 个月时测量的有效性存在相当大的不规则性，而在 12，24 和 36 个月时获得的数据遵循更规律的模式。通过比较 Aller 和 Cheng 的研究，提供了一个数据可变性的例子。两项研究均观察到 6 个月时的治疗效果为 0.11 mm。在 Aller 研究中，这转化为 12 个月时 0.19 mm 的非常可观的效应大小。相比之下，Cheng 研究中 12 个月时的效应大小为 0.14 mm，屈光进展的相应减少没有统计学意义。我们暂时将这种现象归因于已广泛报道的对进展的季节性影响，以及在一年中以统一速度寻找合适的研究对象的可能性不大，特别是在受试者未被随机分配到治疗和未治疗组的情况下。使用每年获得的数据统一整合增长，从而消除季节性影响造成的不一致。

我们并绘制了三年内每种治疗的累积绝对疗效降低（图 2-10）。只有 Hiraoka 和 Santodomingo-Rubido 有超过 3 年的研究数据，因此这里没有绘制这些数据。对趋势的观察表明，第一年的效果有相当大的扩散，但在治疗的第二年，整个研究的增量效果明显一致，这种效果在那些持续第三年的研究中普遍持续。该组第一年治疗的未调整平均值（±SE）为 0.16（± 0.070）mm，治疗效果范围为 0.02~0.34 mm。第二年，未经调整的平均增量治疗效果为 0.08（± 0.007）mm，范围为 0.04~0.17 mm。值得注意的是，第二年治疗效果的研究使用历史对照组和超声测量轴向长度，增加了数据随机变化的机会。在第三年，未经调整的平均增量治疗效果为 0.07（± 0.006）mm，范围为 0.04~0.10 mm，尽管数据仅来自 4 项研究。这些观察结果值得注意，因为第一年后治疗效果的显著均匀性，与第一年（0.070 mm）相比，治疗第二年和第三年的平均值（分别为 0.007 mm 和 0.006 mm），是非常严重的标准误差的例证。由于这种效应，第 2 年和第 3 年的治疗效果也在很大限度上得到了保留。

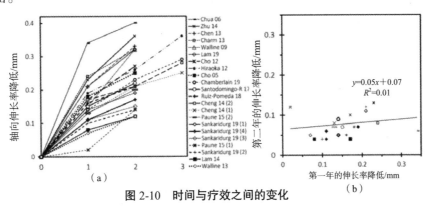

图 2-10　时间与疗效之间的变化

这种现象的结果是，尽管第一年的表现明显不同，但减缓近视的干预措施在治疗的第二年和第三年提供了显著相似的治疗效果。图 2-10（b）绘制了第二年相对于第一年的增量治疗效果。未经调整的回归线没有统计学上显著的斜率，导致第一年良好治疗效果并不预示着随后几年同样具有良好的效果。相对较小的第二年效应大小（0.06 mm）用于第一年效应最大（0.34 mm）的治疗和第一年效应最小（0.02 mm）的治疗相对较大的第二年效应大小（0.12 mm）提示建议回归到平均值。事实上，在这两种情况下，超声都被用于测量轴向长度，并且这种技术的低重复性将支持这样的命题，即回归到平均值可能解释观察到第二年治疗效果的均匀性。另外，回归到均值往往会导致图 2-10（b）中最佳拟合曲线的负斜率，这是没有观察到的。

由于干预措施的第二年和第三年效果大小明显相对一致，人们可能会假设可以根据一项短期研究预测几年内的治疗效果。我们的调查在这个方向上取得了可喜的进展，但缺乏长期数据使我们无法开发合适的模型来进行长期预测。随着时间的推移，预测多年治疗效果的能力变得紧迫，因为在有效治疗可用的情况下将未经治疗的儿童保留在对照组中多年在伦理上是不可接受的。例如，Yam 在他们对低浓度阿托品的研究中，出于这个原因，在一年后将儿童从未治疗组重新分配到治疗组。事实上，未来对临床和监管目的的长期疗效估计可能依赖于大数据方法和真实世界数据。

（罗进城）

第三章　国内近视防控经验、借鉴与启示

　　在我国，最早关于近视的系统记载可能来源于隋代医学家巢元方主持编修的《诸病源候论》，该书第二十八卷第十九论设立了专篇"目不能远视候"来论述近视。而后，明清时期开始称近视为"能近怯远症"。亦有古籍称之为"近觑"，例如明代医学家王肯堂所著《证治准绳·杂病》。直至清代乾隆时期，黄庭镜所著《目经大成》中所设专篇《近视》中史称这种疾病为"近视"，从此沿用至今。

　　有关近视的治疗和防控方法在我国古代同样拥有悠久的历史。唐代名医孙思邈在《备急千金要方·目病》中就已经意识到近视诸法难治，必须从根本上减少用眼。在北宋医学家王怀隐主持编修的《太平圣惠方》中，有"猪肝一具，葱白一握，鸡子三枚"治疗"远视无力"的记载。明代医学家王肯堂所著《证治准绳·杂病》针对近视提出了"治在胆肾"。

　　虽然中华民族自古以来十分注重视力的保护与矫正，并且在古代取得了不俗的成就，但是自从 1851 年德国生理学家黑姆霍尔茨发明了检眼镜，从而引发现代眼科学逐步兴起以来，我国的现代眼视光学发展长期落后于国外。改革开放以来，中国的经济发展不断增速，国民生活质量不断提高，然而近视率却居高不下，形势越发严峻。国民的视力问题，尤其是以学生为代表的儿童青少年近视问题已经受到社会各界的广泛关注。最近 40 年，我国政府在改善国民视力，促进全民健康方面的投入不断加大，颁布、完善、修订了一系列近视防控政策。1988 年 2 月，国家教育委员会办公厅颁布了《中小学学生近视眼防治工作方案（试行）》，这是我国首次颁布学生近视防控工作方案。2008 年 9 月，教育部发布了《中小学学生近视眼防控工作方案》，对 1988 年颁布的《中小学学生近视眼防治工作方案（试行）》进行了修订。2018 年 6 月，国家卫生健康委员会发布《近视防治指南》，其中最重要的两个主题词分别是近距离负荷和户外活动，提倡孩子从学龄前或从幼儿园就开始体验户外活动。同年 8 月，教育部、国家卫生健康委员会等 8 部门联合印发了《综合防控儿童青少年近视实施方案》，提出了到 2023 年，力争实现全国儿童青少年总体近视率在 2018 年的基础上每年降低 0.5 个百分点以上，近视高发省份每年降低 1 个百分点以上的短期目标；以及到 2030 年，实现全国儿童青少年新发近视率明显下降，视力健康整体水平显著提升，6 岁儿童近视率控制在 3%左右，小学生近视率下降到 38%以下，初中生近视率下降到 60%以下，高中阶段学生近视率下降到 70%以下的长期目标，儿童青少年近视防控由此上升为国家策略。2019 年 10 月，国家卫生健康委发布了《儿童青少年近视防控适宜技术指南》，指导各地形成综合的、具有地方特色的近视防控行动措施。2021 年 10 月，国家卫生健康委发布了《儿童青少年近视防控适宜技术指南（更新版）》，进一步完善了近视防

控的基本知识内容和适宜技术要求。

《儿童青少年近视防控适宜技术指南（更新版）》介绍了我国最新版的近视分类情况。近视可以分别根据散瞳后验光仪测定的等效球镜（SE）度数及近视度数、近视病程进展和病理变化、视光学特征来进行分类（表3-1）。其中，根据近视程度可以将近视分为近视前期、低度近视和高度近视3类。既往与近视相关的研究中，在以近视程度为分类依据时，应用最广泛的是将近视分为低度近视（屈光度 < − 3.00 D，即近视300度以下）、中度近视（屈光度 − 3.00 D~ − 6.00 D，即近视300~600度之间）和高度近视（屈光度 > − 6.00 D，即近视600度以上）。

表3-1 《儿童青少年近视防控适宜技术指南（更新版）》近视分类情况

分类依据	近视分类	分类描述
散瞳后验光仪测定的SE度数及近视度数	近视前期	− 0.50 D < SE ≤ +0.75 D （近视50度以下）
	低度近视	− 6.00 D < SE ≤ − 0.50 D （近视50~600度）
	高度近视	SE ≤ − 6.00 D （近视600度以上）
病程进展和病理变化	单纯性近视	多指眼球在发育期发展的近视，发育停止，近视也趋于稳定，绝大多数患者的眼底无病理变化，屈光度数一般在 − 6.00 D 以内
	病理性近视	多指发育停止后近视仍在发展，并伴发眼底病理性变化的近视类型，亦称为进行性近视，大多数患者的度数在 − 6.00 D 以上
视光学特征	轴性近视	一般指真性近视，眼轴伸长使平行光线进入眼内聚焦在视网膜前而引起的近视
	屈光性近视	眼轴在正常范围内，由于晶状体等屈光因素改变使平行光线进入眼内聚焦在视网膜前形成的近视，主要是受眼科疾病以及其他因素引起晶状体病变影响屈光率而导致的近视

第一节　低度、中度近视防控研究方向

近视常起于幼年时期，在儿童和青年阶段发展迅猛。早期的低度近视发展速度很快，并且难以控制，而低度近视的发病年龄、初始发生程度和持续进展速度将会对未来发展成为高度近视的可能性造成极大影响。因此，当低度近视出现时，一定要引起患儿父母的警觉，及早采取干预措施，防止儿童近视程度继续向上发展。在儿童和青少年中，大多数患者的低度、中度近视属于单纯性近视，患者的眼底没有出现病理变化，防控的重点主要在于矫正裸眼视力，改善屈光度和控制眼轴长度。近年来针对儿童青少年低度、中度近视，我国学者所采取的防控、治疗措施主要包括2类，即西医学的近视干预方法和中医学的近视干预方法。

一、西医学的近视干预方法

常用的西医学近视干预方法包括药物干预、光学矫正和体育运动。

在药物干预方面，最具有代表性的药物当数阿托品。唐勋伦和张建华对长期使用 1% 阿托品眼药水交替点眼治疗儿童青少年低度近视的疗效进行了观察，结果表明，全部 100 名患者的裸眼视力均有不同程度的提高，并且使用阿托品交替点眼对 −1.75D 以下的低度近视还能明显改善屈光度。李双莲评估了 3 种低浓度阿托品滴眼液延缓儿童青少年近视进展的有效性和安全性，并且针对不同近视程度的患者进行了研究。结果发现，局部使用 0.01% 或 0.005% 低浓度阿托品滴眼液都可以有效延缓儿童青少年低度、中度、高度近视屈光度增大和眼轴增长，但是在高度近视患者中延缓效果最弱，表明低浓度阿托品滴眼液更加适合干预儿童青少年低、中度近视发展。阿托品是目前国际社会公认的对于儿童近视防控具有较好效果的一种睫状肌调节抑制剂，我国将阿托品应用于近视治疗的临床观察可以追溯到 20 世纪 80 年代。

在光学矫正方面，框架眼镜是应用范围最广，最为人所熟知的儿童青少年近视矫正方法，相对而言，角膜塑形镜（Orthokeratology，OK 镜）则是矫正效果更加优越的一种光学矫正方法。角膜塑形镜是一种经过特殊设计的高透氧硬性接触镜，可以通过改变角膜光学区的屈光力而缓解近视的程度，我国有多位学者验证了夜晚配戴角膜塑形镜是一种有效控制儿童近视的方法。李雪娇等的研究发现，单眼低度近视患儿配戴角膜塑形镜可以有效抑制患眼眼轴延长，从而控制患眼近视进展。尹叶薇等的研究发现角膜塑形镜在青少年低、中度近视患者中都可以取得良好的近视矫正效果，中度近视患者的视力提升会更加明显。近年来，随着角膜塑形镜的不断发展与改进，临床应用受益人群也越来越多。

在体育运动方面，我国学者的研究表明诸多体育项目都对儿童青少年的视力防护有益。例如，刁运堂对 7~9 岁的低度近视学生进行了为期 6 个月的乒乓球和羽毛球训练，结果显示采用乒乓球、羽毛球运动干预方案均能在一定程度上改善儿童青少年的双眼调节功能，控制近视的进展程度。体育运动作为无须借助光学仪器和药物辅助的最廉价、最方便的视力保护方法，将会逐步在我国各所中小学校应用与普及。

二、中医学的近视干预方法

中医中药在我国传承千年，对于改善国民体质，促进视力健康影响深远。刘素采用随机对照试验，观察研究视宁口服液对儿童低、中度近视的防控作用。其研究成果表明，应用视宁口服液能够有效提高近视儿童的双眼调节能力，进而改善低、中度近视儿童裸眼视力。不过，在改善屈光成分方面，视宁口服液的应用并没有表现出明显成效。除去常规的中药内服控制儿童近视进展之外，针灸也是大家比较熟悉的一种中医学领域的常用方法。张璐的研究分析了对低度近视儿童施行"益肝养血"针刺法的疗效，证明针刺法可以延缓低度近视患者屈光度的增长趋势，显著改善患者眼部症状，在干预短期内可提高患者裸眼视力。虽然提高裸眼视力的远期疗效不明显，但是相较于配戴框架眼镜，针刺法仍然具有延缓裸眼视力降低趋势的能力。田昭春等开展的研究观察到了针刺法对于视力变化影响的长期趋势，证明了针刺法改善近视患者裸眼视力的短期、长期效应均较好，在延缓近视患者屈光度增长方面具有一定效果，在改善双眼调节灵敏度方面效果显著，从而在一定程度上弥补了张璐研究的不足。另外，按摩推拿、耳穴贴压等方法均适用于儿童青少年低度、中度近视的治疗。

近年来，中西医结合是我国传统医学领域中的一个重要的研究方向，在儿童近视防控方面也不乏中西医结合的尝试。陈广使用补脾益气法联合 0.01%阿托品滴眼液，刘泽浩使用增视敷药眼罩联合消旋山莨菪碱滴眼液，均取得了不俗的效果，有效减轻了近视对患儿学习、生活的影响。

（杨迪）

第二节　高度近视防控研究方向

高度近视根据年龄可分为早发性高度近视和迟发性高度近视，早发性高度近视通常发生在学龄前（小于 7 岁），而迟发性高度近视则发生在学龄后。在当今社会，高度近视的发病率日渐升高，已经成为患者生活不便、学习受阻、就业障碍的重要原因。在高度近视人群中，白内障、青光眼、玻璃体混浊、视网膜脱离、高度近视眼底改变等由眼部病理性变化引起的严重并发症，一旦出现就会造成不可逆性的视力降低，甚至造成失明，从而导致近视患者基本生活质量严重下降，加重个人负担以及社会负担。对于出现眼部结构和功能改变的高度近视，迄今为止尚未发现安全有效无副作用的治疗手段。近年来我国青少年近视发病年龄越来越小，近视屈光度增长趋势越来越快，随年龄增长成为高度近视的可能性也越来越大。因此，对于处于视力发育敏感期的儿童青少年，进行科学全面的屈光状态检查，及早采取干预措施，并且进行定期随访，将有助于控制近视度数的增长和并发症的产生，从而降低高度近视所带来的视力威胁，这是近视防控中非常重要的一步，也是全民任重而道远的一项艰难任务。

就目前而言，高度近视的矫正方法中效果最好的是近视矫正手术，例如飞秒激光辅助制瓣的准分子激光原位角膜磨镶术（laser in situ keratomileusis，LASIK）、飞秒激光小切口角膜基质透镜取出术（small incision lenticule extraction，SMILE）以及有晶状体眼人工晶状体植入术（phakic intraocular lens，PIOL）等。其中，PIOL 是在保留人体自然晶状体的前提下，通过在前房或后房植入负度数的人工晶状体以矫正视力。这种手术方式可以尽可能保留眼睛原有屈光介质的良好光学特性，再加上手术过程并未损伤患者自身晶状体，保留了晶状体的调节功能，因此非常适合提升高度近视患者术后的视觉质量。王华分析了 40 名接受有晶状体眼后房型人工晶状体植入术的高度近视患者的术后疗效，发现仅有 1 名患者术后的裸眼视力未达到术前的最佳矫正视力，并且在术后为期 1 年的随访观察中，所有患者均未发生明显屈光度下降，这可以证明这种手术方式具有良好的有效性、安全性和稳定性。

上述提到的另外 2 种近视矫正手术 LASIK 和 SMILE，虽然经常应用于高度近视的治疗，但是术后一段时间内发生屈光回退的风险较高，相对而言更加适合于治疗低、中度近视。

（杨迪）

第三节　儿童青少年近视防控常用方法

一、药物干预

近视的药物治疗包括口服药物和滴眼液的使用，主要以抗胆碱能类药物为主，最常见的有阿托品、消旋山莨菪碱、哌仑西平等。由于使用药物容易出现光敏感、视力模糊等副作用，而且需要用大量的临床试验来综合评估药物的风险，因此近视的药物治疗长期以来发展缓慢，争议较多，目前也没有专门用于控制近视进展的药物上市销售。

阿托品是一种睫状肌调节抑制剂，浓度为 0.5%~1.0% 的阿托品制剂在临床上常用于散瞳和麻痹睫状肌，其延缓近视进展的具体机制尚未完全明确，主要体现在限制眼轴和屈光度的过度增长，作用的靶点可能是视网膜或巩膜。目前，国内外大量研究均证实不同浓度的阿托品滴眼液能够有效控制近视屈光度和眼轴的增长，并且其控制效果与浓度相关，浓度越高则近视控制效果越好。但是，由于低浓度（0.010%、0.025%、0.050%、0.100%）的阿托品制剂在局部应用后，能够有效延缓近视发展的同时，不易对受试者的视觉质量产生不良影响；而高浓度（0.5%、1.0%）的阿托品制剂在局部应用后容易出现畏光、视近模糊、过敏性结膜炎、面红口干、停药后近视屈光度反弹等不良反应，使得阿托品在临床上的应用长久以来饱受争议。

我国将阿托品应用于近视治疗的临床观察可以追溯到 20 世纪 80 年代，夏文慧、胡诞宁等观察到应用浓度为 0.05% 或 1.00% 的阿托品滴眼液治疗近视切实有效，但是副作用亦非常明显。自此以后，我国关于应用低浓度阿托品治疗近视的研究逐渐增多，对于阿托品有效性和安全性的探索从未停止。近年来，有关低浓度阿托品滴眼液在控制近视度数增长中的效果及其作用机制的研究，仍然在眼视光学的药物控制近视研究领域热度不减。

虽然我国目前没有相关规范方案明确规定低浓度阿托品的正确使用剂量和治疗周期，但是国内已经存在相关临床研究证实了低浓度阿托品滴眼液控制儿童青少年近视的有效性及安全性。中国第一个证明 0.01%阿托品滴眼液能够有效改善儿童视力的对照试验由北京同仁眼科中心王宁利教授带领的团队完成，其研究纳入了 220 名 6~12 岁的低、中度近视儿童，随机平均分成安慰剂组和 0.01%阿托品组，观察周期为 1 年，分别在基线期、治疗后半年、治疗后 1 年测量屈光度和眼轴长度，同时记录患者的不良反应。研究结果表明，与安慰剂组相比，0.01%阿托品组的屈光度和眼轴增长趋势均得到控制，除少数几名患者出现过敏性结膜炎和畏光外，其余患者未出现严重不良反应。

早些年，我国学者对于阿托品滴眼液的使用方式也进行过深入研究。唐勋伦和张建华对长期使用 1%阿托品滴眼液交替点眼治疗儿童青少年低度近视的疗效进行了观察。100 名近视患者使用 1%阿托品滴眼液先点右眼 1 周，然后改点左眼 1 周，交替点眼。观察期最短者为 7 个月，最长者达 2 年，平均为 12.4 个月。观察结果表明，所有患者的裸眼视力均有不同程度的提高，并且使用阿托品交替点眼对 −1.75 D 以下的低度近视可明显改善屈光度。研究者认为使用阿托品交替点眼令双眼睫状肌既能得到松弛，有效调节视力，又能避免调节过度，防止睫状肌持续受抑制而失去调节力，从而达到比较合理的调节状态。

近年来，虽然 0.01%是目前国际公认的对于儿童近视防控效果最好的阿托品滴眼液浓度，其不良反应较少，患者耐受性较高，但是我国学者对于其他浓度滴眼液效果的研究也未曾停滞。李双莲评估了 3 种低浓度阿托品滴眼液延缓儿童青少年近视进展的有效性和安全性，并且针对不同近视程度的患者进行了研究。共纳入 4~16 岁近视儿童青少年 240 名，分为治疗组和对照组。其中，治疗组又分为低度近视组、中度近视组和高度近视组，在这 3 个近视组中，每组再分为 3 个小组，分别给予 0.005%、0.010%、0.020%低浓度阿托品滴眼液，每小组 20 人，共 9 组 180 人。对照组分为低度近视组、中度近视组和高度近视组，每组 20 人，共 3 组 60 人。治疗组和对照组均正常配镜，并且进行为期 2 年的观察随访。由于部分患者不能配合坚持治疗而失访，造成 0.020%低浓度阿托品滴眼液治疗组未纳入最终分析。研究结果发现，对于不同阿托品浓度，局部使用 0.010%或 0.005%低浓度阿托品滴眼液都可以有效延缓儿童青少年近视屈光度增大和眼轴增长，并且浓度为 0.010%的阿托品滴眼液效果更好。虽然 0.005%阿托品滴眼液疗效未能超过 0.010%阿托品，但是依旧为低浓度阿托品控制近视进展的临床应用提供了一项新的选择。对于不同近视程度，局部使用 0.010%或 0.005%低浓度阿托品滴眼液都可以有效延缓儿童青少年低、中、高度近视进展，但是在高度近视患者中延缓效果最弱，表明低浓度阿托品滴眼液更加适合干预儿童青少年低、中度近视发展。对于安全性，在随访过程中发现了少数出现畏光、视近困难症状的患者，其症状在一段时间后逐渐消失，造成这种现象的原因可能与机体出现药物耐受及代偿有关。总体而言，使用 0.010%或 0.005%低浓度阿托品滴眼液的不良反应发生率较低，安全性较高。

除了上述研究之外，一些综合性的分析也认为阿托品具有较好的控制效果。白志玲等综合分析了国内外 22 篇文献，经过总结后，认为阿托品滴眼液可有效减缓儿童近视的发展，控制眼屈光度过度增长。Huang 等通过 Meta 分析对比了 16 种临床应用较普遍的近视治疗措施，结果显示局部使用阿托品是控制近视加深最有效的方法。

应特别注意，阿托品需要长期使用才能真正降低眼屈光度，防止视力进一步恶化。在接受阿托品治疗时，较敏感的青少年近视患者容易出现口角干燥、瞳孔散大、调节麻痹、眼内压升高以及轻度发热等不良反应，导致眼的调节功能下降，出现眩光、视力模糊，在一定程度上会影响患者的生活起居和日常工作，造成患者依从性降低，抗拒使用药物。另外，由于阿托品控制近视加深的效果主要体现在睫状肌麻痹方面，在停药后，这种抑制作用会不断减弱，睫状肌本身的张力会逐渐恢复，因此在治疗结束后近视的屈光度易出现回弹现象。

消旋山莨菪碱是阿托品的同类药物，其制剂同样可以应用于儿童青少年近视防控。例如，陈静嫦等提出消旋山莨菪碱滴眼液具有减缓儿童近视发展的作用，并且具有较好的安全性和耐受性。关于这种药物防治近视的机制尚不明确，可能与消旋山莨菪碱具有松弛平滑肌、解除血管痉挛、改善视网膜微循环的作用有关。浓度为 0.5% 的消旋山莨菪碱滴眼液调控眼球生长和减缓眼轴延长的作用较明显，可以有效控制儿童近视程度加深。与阿托品相比，消旋山莨菪碱引起的调节障碍和瞳孔扩大等副作用更弱，不过，其药效也相对较弱。叶黄素是存在于人眼视网膜黄斑区中的主要色素，有中国香港研究者发现口服以叶黄素为代表的抗氧化剂可以增加视觉灵敏度，从而改善近视、白内障等退行性病变。托吡卡胺的药理作用是促进睫状肌松弛，减少调节作用，缓解视疲劳，从而使儿童青少年的近视进展得到减缓。由于药物作用的持续效应较短，因此在临床上的应用范围逐渐缩小。其它药物诸如哌仑西平、环戊酮，由于副作用比较明显，实际应用相对较少。

综上所述，由于药物干预往往会出现一些副作用，造成了我国在将药物应用于儿童青少年近视防控方面还存在一定的顾虑。在未来一段时间内，关于低浓度阿托品制剂作用机制、浓度配制、使用方法、安全性能的探讨仍然会成为药物控制近视加深研究的主要方向。目前，低浓度阿托品滴眼液已经在我国台湾地区通过审查，批准注册上市。沈阳兴齐制药有限公司关于阿托品的临床试验申请已于 2018 年由国家药品监督管理局受理，并获批同意开展低浓度阿托品延缓儿童近视发展的临床试验，目前仍然处于试验阶段。

二、光学矫正

光学矫正是我国控制近视发展最常用的手段，其原理是在视力受损眼的屈光介质前主动添加凹透镜片，通过光学折射效应使物体成像焦点重新落回到视网膜上。这些凹透镜片可根据配戴形式分为框架眼镜、角膜接触镜和角膜塑形镜。由于框架眼镜便捷廉价，而角膜接触镜与角膜塑形镜对使用者要求较高，价格也相对高，导致框架眼镜仍然是目前国内矫正视力和控制近视的主要手段。

1. 框架眼镜

现代社会，对于近视患者而言，配戴框架眼镜是其日常学习、工作、生活中必不可少的一部分。在框架眼镜的使用过程中，有一点需要注意，那就是为了切实起到延缓近视发展的作用，眼镜需要随着近视程度的变化而及时更换，配戴过矫眼镜和欠矫眼镜都会对视力造成损害。

近年来，儿童青少年在医院或眼镜店进行验光配镜时，其父母有时会陷入一个误区。这个误区就是由于升学压力、学习环境、不良用眼习惯等因素，造成近视儿童所配戴的眼镜度数越来越大，但是家长却单纯认为更换眼镜会使孩子的近视情况越来越深，所以更愿意让孩子使用原本度数较低的眼镜。有时，家长会提出只要矫正到孩子能看清黑板就可以，眼镜度数小一些也无所谓。如此一来，配戴眼镜后光学成像依旧位于视网膜黄斑中心前，属于欠矫状态，所以患儿在视远时还是会略显模糊。早在 19 世纪末，就有相关研究指出配戴全矫眼镜者近视进展速度会减慢，而欠矫不但无法延缓近视发展，与之相反，还会促进近视化进程。我国学者俞阿勇等的研究也认为欠矫者的近视进展速度比全矫者更快。王远辉等比较了青少年单纯性近视患者配戴欠矫与全矫单焦点框架眼镜后的近视进展情况。其研究纳入了 152 名 8~20 岁的青少年近视患者，确定全矫度数后，在全矫度数的基础上将等效球镜度减少 0.25 ~ 0.50D 作为欠矫度数。当所有患者试戴欠矫与全矫镜片后，研究人员向患者及家长讲明欠矫与全矫的有关情况以及在近视发展过程中可能存在的干预程度差异，由患者自行决定进入欠矫组或全矫组。每隔半年验光观察一次，凡等效球镜度变化 ≥ − 0.5 D 者更换镜片。研究结果显示，第 1 年、第 2 年、第 3 年欠矫组患者等效球镜度的平均增长量分别为 − 0.47 D、 − 0.58 D 和 − 0.57 D，平均每年增长 − 0.54 D；全矫组分别为 − 0.56 D、 − 0.43 D 和 − 0.23 D，平均每年增长 − 0.41 D。由此可知，全矫组近视度数增长相较欠矫组更慢，青少年配戴全矫单焦点框架眼镜能够较好地恢复视觉生理功能。

一副合适的框架眼镜，可以将落在视网膜前面的物像恰好转移到视网膜之上，这样才能矫正近视和提高视力。然而过矫的框架眼镜则可以把落在视网膜前面的物像转移到视网膜的后侧，造成了人为的远视状态，这时落在视网膜上的只是一个模糊的成像。在我们的眼睛里，存在着一个完整的调节系统，依靠睫状肌的收缩和晶状体的膨胀，可以将落到视网膜后侧的物像前移到视网膜之上，这样就可以保持良好的视力。而这种调节是有一定限度的，如果出现长时间的过度调节，睫状肌将长期处于紧张收缩状态，容易发生调节痉挛。此时若长时间近距离用眼，眼外肌对眼球压迫时间过长，会引起眼压升高。久而久之，不断促进眼球壁扩张，眼轴延长，引起近视度数增加。一般情况下，长期配戴过矫的框架眼镜会使近视患者感到眼睛憋胀、干涩、疲劳，甚至出现头昏、头胀、头痛等，少数人还会表现出注意力不集中、记忆力下降、健忘、失眠等症状，进而影响患者的学习、工作和日常生活。这一点，对于正处在生长发育期的儿童和青少年来说，危害更加明显。

框架眼镜由于具有操作简单、配戴方便、经济性高、安全性好以及无须特殊保养等优点，在日常生活和临床实践中应用最为广泛，是儿童青少年普遍接受的近视矫正方法，但是也存在一些固有的缺点。除了上述提到的由于验光可能存在误差，所引起的过矫或欠矫反而会加速近视的发展之外，屈光度高的镜片通常比较沉重，其对于鼻根部、眼周肌肉的压迫作用会加速近视患者的屈光度改变，并且可能会导致局部的酸胀不适感。同时，框架眼镜也会对配戴者的视野产生一定影响，引起视物缩小、暗适应障碍等。另外，在光学矫正领域的大多数科学研究中，框架眼镜都是作为对照组出现。一般情况下，这些研究普遍会得出试验组优于对照组的结论。所以，可以从侧面体现常规框架眼镜只能尽量减缓近视度数的增加，而控制近视进展的效果相对较差。因此，框架眼镜在未来的发展方向将会是更加轻便化、小巧化，采用渐进多焦点镜片、周边视力控制技术镜片等，使框架眼镜更加多元化，提升其延缓儿童青少年近视进展的效果。

2. 角膜接触镜

角膜接触镜通称隐形眼镜，是通过模拟角膜前表面形态而制成的放置于角膜表面泪液层上的微小镜片，包括硬性透气性角膜接触镜（rigid gas permeable contact lens，RGP）和软性角膜接触镜（soft corneal contact lens，SCL），能够克服配戴框架眼镜而引起的视网膜成像大小失真、视野缩小等缺点。硬性透气性角膜接触镜的主要成分是在聚甲基丙烯酸甲酯中添加硅、苯乙烯、氟等配料，其透氧性、成型性较好；软性角膜接触镜使用的材料包括聚甲基丙烯酸羟乙酯水凝胶、硅水凝胶等，有柔软、亲水、配戴舒适、验配简单的特性。我国自 20 个世纪 60 年代开始引进硬性角膜接触镜，主要在 18~40 岁的人群中应用，现如今软性角膜接触镜的应用则更为普遍。

无论是硬性角膜接触镜还是软性角膜接触镜，都不能防止近视发生，也不能对已经出现的近视起到治疗作用，但是可以有效延缓儿童青少年近视的发展。肖志刚等纳入了 40 名 9~14 岁患有高度近视的儿童来评价硬性透气性角膜接触镜对儿童近视的矫治作用。将所有患儿平均分为 2 组，试验组患儿配戴硬性透气性角膜接触镜，对照组患儿配戴框架眼镜，每天戴镜时间不少于 8 h。结果显示，干预 1 年后试验组近视患儿屈光度的平均增加量低于对照组，角膜屈折力的平均减少量高于对照组，眼轴长度的平均增加量低于对照组，表明硬性透气性角膜接触镜对儿童高度近视有良好的视觉矫正效果，可以减缓近视屈光度的加深及眼轴的延长，矫正效果明显优于框架眼镜。刘立洲和谢培英认为配戴硬性透气性角膜接触镜引起角膜屈折力减小是由于镜片的轻度塑形作用使角膜形态向扁平化发展，加大角膜曲率半径，减少屈光力，从而抑制近视的发展。而对于配戴硬性透气性角膜接触镜能够减缓眼轴增长程度，有学者认为这是由于眼睑闭合瞬间角膜接触镜对眼球产生压迫作用，以及可能通过平推及绷带样作用，抑制眼轴延长，从而抑制近视的发展。

并非所有学者都认为角膜接触镜的实际应用效果优于框架眼镜。孔庆慧等选取了45名16~18岁的中学生进行临床随机试验，将所有学生分为配戴硅水凝胶软性角膜接触镜组和配戴框架眼镜组。所有患者每天戴镜8 h，分别于配镜1、6、12、24个月后分析眼屈光度以及眼轴长度的变化情况。研究结果显示，在2组患者戴镜的24个月内，屈光度以及眼轴长度均逐渐增加，2组患者的变化情况没有明显区别。这说明长期配戴硅水凝胶角膜接触镜对中学生近视发展的控制效果并没有优于框架眼镜。

基于视网膜周边离焦理论，当视网膜周边出现远视化离焦时会助长眼轴变长，而出现近视化离焦时会延缓眼轴变长。因此，近年来，一些研究者相继开发了离焦性角膜接触镜、双焦点角膜接触镜、多焦点角膜接触镜等，试图通过改变周边像面结构参数，形成视网膜周边近视化离焦来控制近视发展。杨洋等采用Meta分析的方法系统评价了周边离焦软性角膜接触镜（PDSCLs）与单焦点软性角膜接触镜（SVSCLs）对青少年近视进展的控制效果。其研究纳入了4项高质量的临床试验，共包括310名配戴PDSCLs和298名配戴SVSCLs的7~14岁儿童。该研究结果表明，与使用SVSCLs相比，使用PDSCLs延缓近视儿童屈光度进展的效果更好，而缓解眼轴长度增加的效果与使用SVSCLs相同。总体而言，与单焦点软性角膜接触镜相比，周边离焦软性角膜接触镜可以更加有效地减缓儿童青少年近视的发展。不过，由于纳入研究的临床试验仅有4项，数量较少，因此研究结果的可靠性有待进一步验证。

综上所述，配戴角膜接触镜可以在一定程度上延缓儿童近视发展。不过，由于长期配戴角膜接触镜会干扰正常的眼表代谢，可能引起角膜的生理和生化改变，导致角膜组织出现一系列变化，引发包括角膜炎在内的多种并发症。并且，角膜接触镜直接与眼角膜接触，对个人生活、工作环境的卫生要求较高，所以儿童青少年在选择角膜接触镜矫正视力时应慎重。

3. 角膜塑形镜

角膜塑形镜（Orthokeratology，OK镜）起源于美国，是一种经过特殊设计的高透氧硬性接触镜，可以通过改变角膜光学区的屈光力而缓解近视的程度，已经被证实是一种能够有效控制近视发展的非手术物理性矫正方法，并且角膜塑形镜的安全性及舒适性相较于其它角膜接触镜更好。

角膜塑形镜的原理涉及近视的离焦学说。人的眼球并不是完全的球体，视网膜形态也不是完全的球面。视力正常者用眼视物时，在视网膜中央区，平行光线成像会聚焦在视网膜上；在视网膜周边部，平行光线成像会聚焦在视网膜前（近视化离焦）或视网膜后（远视化离焦），以远视化离焦居多。由于控制眼轴增长的受体分布在视网膜周边部，所以视网膜周边部的成像状态可以直接影响眼轴的发育。近视的离焦学说认为，这种视网膜周边部远视化离焦的情况可以加速巩膜生长，刺激眼轴代偿性拉长，从而促进近视度数不断增加。一般情况下，角膜塑形镜由于采用了反几何的设计原理，中央区弧度较小、较薄，周边区弧度较大、较厚，此构造和人体眼角膜弧度恰好相反。当患者夜间睡眠时间将塑形镜配戴在眼球角膜上时，其对角膜上皮细胞产生的机械性压力并不是呈均匀分布，再加上眼睑的压力和泪液引起的渗透负压吸附作用，产生了塑形效应，引发角膜上皮细胞重新分布。中央区的细胞受到压力作用后向周边移行，改变了角膜的前表面形态，使中央区角膜弧度变平坦，周边区变陡峭，这样就可以增加角膜周边区域的屈光力，使视网膜周边部成像产生近视化离焦或降低远视化离焦，从而使眼轴缩短或减缓其增长速度。如此，白天摘镜时就可以短暂的提高裸眼视力，有效控制近视的发展，被誉为"睡觉就能控制"的近视矫正技术。

近年来，角膜塑形镜被认为是当前控制近视患者屈光度和眼轴增长最有效的手段之一，逐步成为光学矫正控制近视的热门而备受关注，吸引着一批又一批的学者进行深入研究。李兰燕为了观察夜戴型角膜塑形镜对青少年近视的控制效果和安全性，选取了 90 名 12~19 岁的近视患者，根据患者意愿分成配戴角膜塑形镜组与配戴框架眼镜组，每组 45 人。角膜塑形镜组患者每天晚上睡眠配戴夜戴型角膜塑形镜，保证 8~10 小时睡眠；框架眼镜组患者白天常规配戴框架眼镜。对 2 组患者均进行为期 1 年的随访，分别收集整理 2 组患者戴镜后 1 个月、3 个月、6 个月、1 年的裸眼视力、屈光度、角膜曲率、眼轴等参数的变化情况。结果发现，配戴角膜塑形镜的患者裸眼视力呈现逐步提高的特征，在戴镜 1 个月后视力提升非常明显，3 个月后视力处于稳步提升的状态，1 年后裸眼视力已经得到了大幅度提升；与之相对应的是，配戴框架眼镜的患者在戴镜 1 个月后裸眼视力基本稳定，3 个月后视力呈现下降趋势，1 年后裸眼视力下降幅度较大。在其他方面，与戴镜之前相比，角膜塑形镜组患者的屈光度、角膜曲率在戴镜之后呈现减小的趋势；框架眼镜组患者的屈光度、角膜曲率在戴镜之后呈现增大的趋势。在 1 年的观察期中，角膜塑形镜组患者的眼轴平均增长 0.15 mm，框架眼镜组患者平均增长 0.36 mm，明显高于角膜塑形镜组。最终，研究者得到的结论是夜戴型角膜塑形镜能够更安全有效地降低患者的屈光度，提高裸眼视力，延缓眼轴增长，其控制近视发展的效果优于框架眼镜。在验配人员充分掌握夜戴型角膜塑形镜的验配程序与验配技术的前提之下，科学合理地运用角膜塑形镜来开展近视防控具有重要的临床意义。

李秀红等的研究除了对角膜塑形镜和框架眼镜进行比较之外，还加入了角膜接触镜。该研究选取了 148 名青少年近视者作为研究对象，将其中 50 人分配到角膜塑形镜组，48 人分配到角膜接触镜组，50 人分配到框架眼镜组。经过为期 2 年的矫治，3 组患者的平均眼轴长度以及等效球镜度均有不同程度的增加。其中，角膜塑形镜组眼轴长度增加 0.30 mm，等效球镜度增加 − 0.83 D；角膜接触镜组眼轴长度增加 0.55 mm，等效球镜度增加 − 1.55 D；框架眼镜组眼轴长度增加 0.59 mm 等效球镜度增加 − 1.73 D。通过对比可以发现，角膜塑形镜组的增加量是最少的。另外，该研究还发现角膜塑形镜组患者戴镜后各时间点的裸眼视力与配戴前相比均明显提高。综合分析后可以证明在这三种光学矫正方法中，角膜塑形镜在控制青少年近视进展方面的效果最佳。

儿童的眼部发育尚不完善，容易受不良用眼习惯影响，造成双眼屈光性质或程度存在一定差异，引起双眼屈光状态不平衡，使视功能受损，医学上称之为屈光参差。如果双眼屈光度数相差超过 2.5 D，那么，双眼就会因融像困难而影响视功能。对于近视性屈光参差的矫正，传统方法以框架眼镜为主，但是当双眼屈光参差较大，尤其是超过 3.0 D 时，患者双眼不能融像，容易产生融像性复视，造成框架眼镜矫正失效。为探讨单眼近视患儿配戴角膜塑形镜对患眼及对侧眼的影响，缓解儿童近视性屈光参差，李雪娇等将 120 名患有单眼近视的学生随机分为 2 组，对照组学生配戴框架眼镜，试验组学生夜间单眼配戴角膜塑形镜，分别于戴镜前、戴镜后以及停止配戴后测量学生的眼轴长度和等效球镜度。结果显示，戴镜 12 个月之后，试验组患眼的眼轴增长速度慢于对照组，对侧眼的眼轴增长速度快于对照组。停止配戴 1 个月后，试验组患眼的眼轴相较于对照组更短，等效球镜度增长速度慢于对照组；对侧眼的眼轴相较于对照组更长，等效球镜度增长速度快于对照组。由此可以看出，与配戴框架眼镜相比，配戴角膜塑形镜可以有效抑制单眼近视儿童患眼的眼轴延长、控制患眼近视发展，停止配戴后无明显屈光回退现象；可以促进对侧健康眼的眼轴延长和屈光度增加，从而降低屈光参差值，在一定程度上解决双眼视轴发育不平衡的问题，促进双眼协调发展。

近些年，不同国家设计研发了多种型号的角膜塑形镜，正在陆续应用于临床实践。目前，国内应用的角膜塑形镜主要有 VST （Vision Shaping Treatment）和 CRT （Corneal Refractive Thearpy）两类不同设计，其区别在于，VST 是四弧段设计，由基弧区、反转弧区、定位弧区和周边弧区组成；CRT 是三区设计，由基弧区、反转弧区、着陆区组成。为了解不同型号的角膜塑形镜控制近视发展的效果，Chen 等对采用 VST 设计的 4 种角膜塑形镜与框架眼镜进行了比较。结果发现，相对于框架眼镜，4 种型号的角膜塑形镜都能更加有效地减缓眼轴增长，但是这 4 种角膜塑形镜之间在延缓眼轴增长方面没有表现出区别。谢龙堂等纳入了 3 种 VST 设计的镜片和 1 种 CRT 设计的镜片，对 4 种型号的角膜塑形镜在控制儿童低度近视发生发展过程中所起的作用进行了研究。该研究共纳入初次配戴角膜塑形镜的 8~12 岁儿童 175 名，分成 4 组，每组分别配戴中国 Mouldway、日本 Alpha、韩国 Lucid 以及美国 CRT 角膜塑形镜。1 年后，分析儿童眼轴长度和等效球镜度变化的差异。结果发现，Mouldway 组、Alpha 组、Lucid 组和 CRT 组的眼轴长度变化量以及等效球镜度变化量没有明显区别，说明不同型号的角膜塑形镜在控制低度近视儿童眼轴增长和改变眼球屈光状态方面的效果是基本一致的。

由于角膜塑形镜属于非手术疗法，具有无创、安全性高、简便易行、白天摘镜后不影响配戴者正常生活等优势，易被患者及其家属接受，近年来在临床应用上的受益人群也越来越多。但是，角膜塑形镜价格昂贵，夜间配戴舒适感略低，容易对使用者睡眠质量产生一定影响，难以长期坚持。并且，角膜塑形镜可能通过增加泪液渗透压引起眼表慢性炎症反应，也可能通过机械性或非机械性方式对角膜上皮造成损害，例如镜片移动摩擦可能会损伤角膜上皮细胞，破坏角膜上皮的完整性。此外，夜间眼睑闭合，角膜处于相对缺氧状态，角膜上皮内无氧代谢增强，容易产生过多乳酸。这些乳酸一旦进入基质层就会引起角膜水肿变性，导致角膜上皮点状脱落。以上这些不足之处，造成了目前角膜塑形镜在我国的应用较为局限，远不如框架眼镜广泛。

三、手术治疗

近视矫正手术是通过手术方式改变眼睛的屈光度，旨在使患者完全摘掉眼镜，是目前比较成熟的且唯一有可能根治近视的治疗方式。近视手术的主要方法包括激光角膜屈光手术和晶状体屈光手术，其中，角膜屈光手术的发展尤其迅猛。近视矫正手术主要适用于18岁以上，屈光度保持稳定的近视患者，必须严格按照各类手术的禁忌症和适应症进行筛查和实施。由于儿童青少年的眼球处于发育状态，对于手术后可能出现的不良影响无法进行准确评估，也无法保证手术效果，因此不推荐未成年以及早期的近视患者接受手术治疗。

1. 激光角膜屈光手术

随着科技的不断进步，激光技术日益成熟，在近视手术中的应用也越来越广泛。激光角膜屈光手术可以通过激光能量精准切削角膜，改变角膜的屈光度，使光线重新聚焦于视网膜黄斑部，从而达到矫正近视的目的。对于年龄在18岁以上，屈光度近2年基本维持稳定的患者，可以考虑进行激光角膜屈光手术。但是在手术前需要进行相关术前检查，符合相应规定的角膜厚度、屈光度数以及预设切削深度等条件方可进行手术。激光角膜屈光手术主要分为两类：激光表层角膜屈光手术和激光板层角膜屈光手术。

激光表层角膜屈光手术是指以机械、化学或激光等方式去除角膜上皮，或者使用机械刀制作角膜上皮瓣后，对角膜前弹力层表面及角膜基质进行激光切削。常用的激光表层角膜手术主要包括准分子激光屈光性角膜切削术（photo refractive keratectomy, PRK）、准分子激光上皮瓣下角膜磨镶术（laser subepithelial keratomileusis, LASEK）、机械刀—准分子激光角膜上皮瓣下磨镶术（epipolis-laser in situ keratomileusis, Epi-LASIK）以及经上皮准分子激光角膜切削术（trans-epithelial photo refractive keratectomy, TPRK）。

与激光表层角膜屈光手术相比，激光板层角膜屈光手术在临床上的应用更为广泛。通常采用以机械刀或飞秒激光辅助制作角膜瓣的准分子激光原位角膜磨镶术（laser in situ keratomileusis, LASIK），也可以采用以飞秒激光完成的小切口角膜基质透镜取出术（small incision lenticule extraction, SMILE）。准分子激光原位角膜磨镶术由于保留了角膜上皮和前弹力层，在有效矫正近视，使患者术后恢复良好视力的基础上，还能够减少术后疼痛，加快视力恢复、减轻刺激反应、提高手术安全性，在 20 世纪 90 年代就得到了医学界的普遍认可。如今，经过 30 年的发展，准分子激光原位角膜磨镶术在设备和技术方面都日趋成熟，已经成为矫正近视最主要的手术方式之一。

以往角膜瓣的制作需要应用角膜板层机械刀制瓣技术，近年来飞秒激光的快速发展与应用，使得角膜瓣的制作方式有了新的选择。飞秒激光制瓣技术与传统角膜板层机械刀制瓣技术相比，可以大幅度减少角膜瓣不全、角膜瓣破碎，游离角膜瓣等并发症，几乎使其消失不见。同时，应用飞秒激光制作的角膜瓣不受角膜曲率、厚度、大小以及弹性的影响，可以结合患者的瞳孔直径、角膜直径、屈光度数，对角膜瓣的中心位置、蒂部位置、边缘角度、直径和厚度进行个体化地设计，因此具有较高的安全性、可预测性以及生物力学的稳定性。这种角膜瓣的应用大大提高了近视手术的安全性和精准度，所以以飞秒激光制瓣技术被越来越多地应用于临床。

应用飞秒激光制作的角膜瓣切削光滑，更加符合角膜的生理特性，因此该技术与准分子激光切削的结合也成为了角膜屈光手术的主要发展方向之一。飞秒激光辅助制瓣的 LASIK 是先应用飞秒激光制作角膜瓣，再用准分子激光在角膜板层进行切削手术，最后将角膜瓣复位，尤其适用于角膜厚度薄，角膜曲率不规则的患者。近年来，飞秒 LASIK 在近视矫正手术中的比例不断增加，被越来越多的医生和患者所选择。买志彬等对飞秒激光辅助制瓣 LASIK 与角膜机械刀辅助制瓣 LASIK 的术后效果进行了对比分析。该研究共纳入了 98 名患有近视的青年，将其中接受飞秒激光辅助制瓣 LASIK 的 46 人作为试验组，接受角膜机械刀辅助制瓣 LASIK 的 52 人作为对照组。经过 3 个月的观察期，买志彬等发现 2 种手术方式具有同等的安全性和有效性，术中、术后均未发生能够明显影响视力恢复的并发症；2 组患者术后裸眼视力均达到了术前的最佳矫正视力，术后的屈光度也没有表现出明显区别；高阶像差增加可以引起视觉质量降低和视物模糊，研究发现试验组的高阶像差小于对照组，可以反映通过飞秒激光的精确切削，减少了因制作的角膜瓣不合适而引起的高阶像差增大；对比敏感度可以间接反映物体在视网膜上的光学成像质量，由于试验组术后对比敏感度的检查结果优于对照组，表明飞秒激光辅助制瓣 LASIK 的光学成像质量更好。总而言之，飞秒激光制瓣技术比角膜机械刀制瓣技术更有优势，飞秒激光辅助制瓣 LASIK 未来在青少年近视防控中的应用前景会更好。

2. 晶状体屈光手术

目前最常用的晶状体屈光手术是有晶状体眼人工晶状体植入术（phakic intraocular lens, PIOL）。该方法是在保留自然晶状体的前提下，在眼球前房或后房植入负度数的人工晶状体以矫正视力。PIOL 分为有晶状体眼前房型人工晶状体植入术（phakic anterior chamber intraocular lens, PACIOL）和有晶状体眼后房型人工晶状体植入术（phakic posterior chamber intraocular lens, PPCIOL）。由于 PACIOL 可能对角膜内皮存在潜在损伤效应，所以其应用相对受限。PPCIOL 的晶体稳定性较好，对角膜的损伤较小，并且不易改变角膜表面曲率，因此更受近视患者欢迎。

由于角膜厚度的限制，LASIK 的矫正范围不能无限制增加，对于高度近视，可能会出现欠矫状态，使矫正效果降低。而 PIOL 不受角膜厚度的限制，可以矫正更高度数的近视，一般适用于近视度数较高、角膜薄以及不适合进行激光角膜屈光手术的近视人群。目前，PIOL 由于术后可以保留晶状体调节功能等优点，正在逐步成为矫正高度近视最好的手术方式，为高度近视的治疗提供了一条崭新的途径。王华分析了 40 名接受有晶状体眼后房型人工晶状体植入术的高度近视患者的术后疗效，发现仅有 1 名患者术后的裸眼视力未达到术前的最佳矫正视力，并且在术后为期 1 年的随访观察中，所有患者均未发生明显屈光度下降，出现较严重并发症的患者仅 1 名，可以证明这种手术方式具有良好的有效性、安全性和稳定性。

需要注意的是，无论是 LASIK 还是 PIOL，每一种手术方式在各自具备优势的同时也存在其局限性。LASIK 属于外眼手术，出现术后并发症的风险相对较低。但是，在矫正近视的同时，LASIK 可能会引起像差增加，造成视觉质量下降。另外，近视度数越高，采用 LASIK 治疗后发生屈光回退的风险也会逐渐增高。因此，与高度近视相比，LASIK 更加适合治疗低、中度近视。对于 PIOL 而言，该方法的矫正范围更广，由于角膜像差改变对术后视觉质量造成的影响比 LASIK 小。但是由于这种方法属于内眼手术，可能对晶状体上皮细胞代谢和房水引流产生不利影响，患者发生瞳孔阻滞、角膜失代偿、继发性青光眼以及术后感染等并发症的风险相对较高，而且这种方法几乎是目前最昂贵的近视手术。事实上，所有近视手术都属于有创操作，会对角膜产生不可逆性的结构改变，并且会伴随着风险和并发症，比如近视屈光度的过矫、欠矫、度数回退、角膜感染、眩光、干眼症等。近年来，虽然近视手术日趋成熟，并发症的伴发风险也越来越低，但是严重的手术并发症一旦出现就难以逆转，非常有可能引起视力损伤。儿童青少年正处在身体发育的高峰时期，进行眼部手术的不确定因素较多，诊疗过程必须十分慎重，不适宜过早开展近视矫正手术。

四、体育运动

运动处方的概念于 20 世纪 50 年代由美国学者提出，主要是用于恢复人体各项身体机能而制定的一系列措施，是指导人们有目的、有计划地进行科学锻炼的一种方法。现如今，运动处方的应用范围越来越广，陆续蔓延到了儿童近视防控领域，使人们逐渐认识到体育运动在延缓近视发展的进程中可以起到积极作用。

近些年，虽然国家一直在提倡学校减负，减少中小学生课后家庭作业，增加其户外活动时间，通过更多的体育运动来保护视力，但是在实践过程中却很难实现。来源于朋辈的压力以及家长的期望迫使学生们不得不将更多的精力投入到学习上，户外活动时间则随着年级的增长反而越来越少。从 2019 年冬天开始，新型冠状病毒肺炎疫情席卷全球，给世界经济带来了不可估量的损失。为了控制肆虐的病毒，阻断其主要传播途径，我国连续采取了一系列措施，其中最重要的一项便是居家隔离。居家隔离导致人们的近距离用眼时间逐渐增加，户外运动强度以及运动时间急剧减少，在一定程度上增加了近视发生、发展的风险。一份探究户外活动在儿童近视防控中所起作用的 Meta 分析报告指出，近视的发生风险与儿童每周的户外活动时间呈负相关关系，户外活动时间越少，近视发生风险越高。经常进行户外活动的儿童，其近视度数和眼轴长度的增长速度明显低于很少进行锻炼的儿童，近视防控效果更好。

体育运动无须借助眼镜和药物的辅助，是最廉价、最方便的视力保护方法。其控制近视的原理主要包括三点：一是在户外活动时，人们多处于视远状态，瞳孔因自然光线刺激而缩小，使景深增大，视网膜成像模糊程度减少，因而能够抑制近视发生；二是户外强光照射可以促进人体内多巴胺的分泌，国内外众多研究表明多巴胺在抑制近视的发生、发展过程中具有重要作用；三是运动状态下会频繁出现眼球追踪物体进行视远——视近互相交替的过程，这样可以使睫状肌得到放松，同时锻炼睫状肌肌力，消除长时间视近引起的睫状肌疲劳、痉挛、肌力衰退和调节紊乱，有助于提高动态视力。我们通常所说的"视力"一般是指静态视力，是眼睛在静止状态下分辨最小物体的能力。与之对应，存在观察移动目标时，对影像进行捕获、分解、感知，并且看清细节的能力，即动态视力。动态视力主要是通过睫状肌的调节使移动的物体呈现在视网膜上，由于眼球追踪运动的物体比追踪静态物体所需要的调节过程更为复杂，在此过程中，睫状肌张弛有度，会得到充分锻炼。因此，动态视力的提高往往会伴随着睫状肌调节能力的明显改善，对静态视力也会产生积极影响。孙雷在研究中发现儿童的动态视力与静态视力呈正相关，可以通过锻炼动态视力的方式进一步改善静态视力，控制近视发展。随着年龄的增长，儿童动态视力与静态视力的变化趋势将会逐渐统一，更加适合通过户外锻炼和体育运动来防止和控制儿童青少年近视的发生与发展。

最近 10 年间,我国学者的研究表明诸多体育项目都对儿童青少年的视力防护有益。例如张蝶蝶对网球与视力的关系进行了探讨。网球被击飞后,由于球体具有飞行距离远、运动轨迹多变的特点,此时运动员若想挥拍接球,就必须在击球前保持注意力集中,眼睛需要时刻跟随球体转动,判断来球的后续飞行方向及飞行路线。在眼睛跟随球体移动的过程中,视远—视近互相交替的现象大量出现,能够在一定程度上使眼睛周围的韧带与肌肉群得到锻炼,进而提升了眼睛内部睫状肌的收缩能力和弹性,促进眼健康。

与网球运动相似,在乒乓球运动中,由于每一名运动员的击打方式与力度都不相同,乒乓球在空中呈现的运动轨迹与球速也随之各异。眼睛在观察高速移动、往返运动频率较快的球体时,睫状肌的收缩与舒张频率也随之加快,因此可以有效锻炼运动员的动态视力,改善视功能。张泽宇的研究就表明长期坚持乒乓球训练能够有效预防和控制近视的发生。其研究选取了 60 名身体健康、无遗传病史的 7~8 岁近视儿童,随机分成试验组和对照组,每组各 30 人。对试验组儿童进行为期 12 周的乒乓球训练,每周 3 次,每次时间为 1 小时,而对照组除不参加乒乓球训练外,其他一切条件与试验组基本相同。对干预前后两组的双眼视力进行检测,结果显示,在为期 12 周的干预结束后,试验组的视力检测结果明显优于干预开始前,而对照组的视力检测结果则相反;干预结束 3 个月后对所有受试者进行复测,发现继续坚持乒乓球训练者视力水平仍有提升,而中断训练者视力水平出现下降趋势,提示长期的乒乓球训练可以改善近视儿童的视力状况,对预防和控制儿童近视具有一定的效果。但是,这种效果会随着乒乓球训练中断而逐渐弱化,甚至出现反弹。刁运堂从小学生中选取 36 名 7~9 岁的低度近视儿童作为研究对象,随机分为乒乓球训练组、羽毛球训练组以及对照组,每组 12 人。前 2 组每周分别进行 3 次乒乓球左推右攻训练和羽毛球高远球训练,干预时间为 6 个月,分析比较 3 组受试者在干预结束后等效球镜度、眼轴长度、角膜曲率、调节幅度、调节灵敏度等指标的变化情况,探究乒乓球、羽毛球运动改善儿童近视的实际效果。结果显示,在干预结束后,乒乓球训练组患儿的双眼调节灵敏度、右眼等效球镜度、左眼眼轴长度均优于对照组;羽毛球训练组患儿的双眼等效球镜度、右眼角膜曲率、右眼调节幅度均优于对照组。研究者据此认为采用乒乓球、羽毛球运动干预方案能够在一定程度上改善儿童青少年的双眼调节功能,控制近视的进展程度。

相对于羽毛球、乒乓球等小球类运动,篮球、足球等大球类运动对近视发展进程的干预效果可能更好。在大球类运动中,双眼需要时刻追踪对手的移动位置和球体的运动轨迹,再加上运动场地更加宽阔、参与人数更多、远近距离的变化更加丰富,导致运动员的动态视力参与度更高,视觉锻炼效果可能更好。此外,大球类运动球体飞行距离相对较长,移动速度相对较慢,有利于通过动态视力捕获物体的运动信息,实现由"看得见"向"看得清"的转变。除了球类运动之外,也有研究者对其他体育项目进行了研究。周冲在小学生田径基础练习中增加了多项能够吸引学生兴趣,锻炼学生动态视力的任务,借此研究将附加动态视觉任务的田径基础练习融入小学生体育课正常教学能否对学生的视力产生影响。

该研究对小学四年级近视学生进行了为期16周的试验干预，每周干预3次，每次40分钟，干预方法是在小学生体育课正常田径训练中添加了20种能够锻炼动态视力的练习方案。在干预开始前、干预8周后、干预16周后对学生的动态视力与静态视力进行检测。其研究结果显示，干预结束后受试学生的动态视力和静态视力均显著提高，因此，可以说明附加动态视觉任务的田径基础练习有助于控制近视的发展进程。

由于近年来国家大力推行健康中国战略，在各个年龄段倡导健康文明的生活方式，可以预见，在未来的一段时间内，国家层面将日益重视体育运动在防治儿童青少年近视方面的重要性和独特价值。对近视患儿开展运动干预，不仅需要儿童自身具有锻炼意愿，而且需要家庭和学校的不断引导与支持。在家庭层面，父母要营造良好的家庭体育运动氛围，以身作则，为儿童树立榜样，积极引导、陪伴孩子进行户外活动或体育锻炼。在学校层面，要促进校园体育工作进一步深化改革，逐步推进体教融合。中小学校需要每天安排大课间体育活动，按照动静结合、视近—视远相互交替的原则，有序组织和督促学生到室外活动或远眺，防止学生持续疲劳用眼。另外，各项运动应根据学生的年龄、身体情况以及学校和家庭环境来选择，避免因运动方式不当、运动过度而出现损伤。

五、传统医学

中华民族传统医学对目病的研究源远流长，在促进国民视力健康方面发挥了不可或缺的作用。早在《史记·扁鹊仓公列传》中就提到了"耳目痹医"，而后有诸多如"目不明""目昏""目暗"等关于视物不清的记载，但都不能完全对应近视。最早关于近视的系统记载可能来源于隋代医学家巢元方主持编修的《诸病源候论》，该书第二十八卷第十九论设立专篇"目不能远视候"来论述近视。到了明清之际，眼科发展逐渐进入鼎盛时期，大量的眼科专著问世，人们对近视的认识也逐渐完善明了。从这个时期开始，古人将近视称为"能近怯远症"，明确了近视的特点是"能近视"和"不能远视"同时存在，此时已经显现出了现代医学对于近视定义的雏形。另外，明代医学家王肯堂在《证治准绳·杂病》中称近视为"近觑"，进一步提出了对于近视要"治在胆肾"。同一时期的眼科医学家傅仁宇在《审视瑶函》中将近视分为"禀受生长近觑"和"久视伤睛近觑"，强调近视的发生既与先天禀赋不足密切相关，又与后天过度用眼致精血阳气损伤有关，说明古人已经意识到遗传因素与环境因素皆可引起近视。清代乾隆时期，黄庭镜所著《目经大成》形象地描述了近视的临床表现："此症禀赋无恙，忽而只见近，而不见远者也。甚则子立身边，问为谁氏？"《目经大成》中所设专篇《近视五十二》始称这种疾病为"近视"，从此沿用至今。在古人从事近视研究的千年历史中，祖国医学不断传承精华、与时俱进、守正创新，其"以人为本""辨证论治""顺应自然"等思想影响着一代又一代的中国人民，为增进国民视力健康做出了重要贡献。

祖国医学很早就对眼睛的生理学特征进行了阐述，对视物不清等眼疾的病因病机进行了探讨。例如，我国最早的医学典籍《黄帝内经》对目系的生理解剖以及目系与经络脏腑的联系进行了初步阐述，其中大量篇幅认为肝经与眼部脉络联系非常紧密，对后世治疗目疾的思路影响颇深。受《黄帝内经》的影响，在传统医学中，多数研究认为眼睛的生理和病理都与肝脏失调密切相关，提出肝开窍于目，目受血而能视，若内耗过度，肝血不足，则视物模糊。对于近视而言，历代医者通过大量临床观察和实践，进行了深入思考和探索，最终认定近视是多因素交杂而形成的结果。但总体而言，近视的病性以"虚"为主，其病因可归纳于先天不足和后天劳力劳神过度，其病机可归纳于气血不足、肝肾亏虚和心阳不足。

对于病因而言，先天不足是发病的内在因素，后天劳力劳神过度，耗伤脏腑气血是重要的外在因素。与先天遗传因素相比，后天环境因素在近视的形成过程中表现更加多元且重要。早在唐代，孙思邈就已经意识到后天用眼过度对近视的不良影响，在《备急千金要方·目病第一》中提出了近视诸法难治，必须从根本上减少用眼；在《备急千金要方·七窍病》中提出夜间读书写字、常年抄书誊字、精雕细琢易引发近视，表明用眼不当是近视形成的重要病因，这与近代强调的环境因素不谋而合。到了现代，由于生活方式的变迁和电子产品的普及，我国儿童青少年的近视发病率骤增，发病年龄日趋下降，致使人们普遍认识到后天因素在近视发生发展过程中的重要作用。郑晓明通过调查发现，儿童近视的先天因素主要与遗传有关，而后天因素诸如用眼时间过长、读写姿势不良等是造成近视的主要原因。张喜燕通过随机调查2623个家庭中6~9岁儿童的户外活动时间以及父母的近视程度，发现对于近视的影响占比，遗传因素仅占 12.5%，而环境作用占据高达 87.5%，其影响力远大于遗传因素。

1. 气血不足

全身经脉聚集于双目，眼睛的视功能有赖于血气滋养。只有当五脏六腑功能正常，能够及时将精微物质输注于目，才可视物清明。若因先天脾胃虚弱，或因后天用眼过度，久视伤血，皆可导致气血不足，目失滋养，致使视功能无法完全发挥应有的作用。

2. 肝肾亏虚

明代著名医学家张景岳有言："肝得血则神聚于目，故得视。"肝开窍于目，所以眼睛的生理功能与肝脏密切相关。一方面，肝脏调气，输送精微物质上至眼部；另一方面，肝脏藏血，目受血则能视。若肝虚血少，气血不能滋养眼部脉络，则视力模糊而形成近视。另外，肝肾同源，若先天禀赋不足，肾精亏虚，则无法滋养肝脏；并且肾水滋养瞳仁，若肾水亏虚，则双目同样无法视远。

3. 心阳不足

传统医学认为眼睛是心的使者。《证治准绳》指出："心主火，火在目则为神光。故心阳充足，则目神得养，神光远及，视物清晰。"另外，心主全身血脉，若心阳不足，则血行推动不利，无力上行滋养双目，故视远不能。

除了上述三点之外，现代中医在传统理论基础上继承发展，对近视的病机又提出了更加深入的见解。近代以来，越来越多的研究者认为近视的发病与脾气虚弱密切相关。根据我国医学史上"金元四大家"之一的李杲所著《兰室秘藏·眼耳鼻门》记载："五脏六腑之精气皆禀受于脾，上贯于目。"人体脾胃功能正常，膳食中的各类营养物质才能被人体吸收，使气血充旺，眼周肌肉得以生养，睛珠聚神，眼才能视万物、辨五色。脾胃功能运转不良则眼周肌肉（如睫状肌）失于脾气推动与调控，伸缩无力，用眼过度劳伤筋肉，调节不足则能近怯远。另外，人的思虑也与脾有关，思虑过度则易伤脾。儿童青少年学习任务多、课业压力大，导致每日思考时间过长，会限制脾胃正常运转，进而影响视力。研究者还认识到中医偏颇体质也可能是近视的重要病机之一，尤其对于高度近视。中医体质分为平和质、气虚质、阳虚质、阴虚质、气郁质、血瘀质、湿热质、痰湿质、特禀质，共9种。胡平会和孙化萍的研究发现，阴虚质、气郁质、阳虚质是高度近视患者的主要异常体质。莫亚等对病理性近视人群进行了调查，同样发现气郁质、痰湿质、阳虚质、阴虚质是病理性近视的主要倾向性体质。王一伊将中国知网数据库、万方全文数据库、美国医学文摘数据库之中有关的文献资料进行综合研究后，认为对儿童青少年近视发生影响最为密切的偏颇体质分别是气虚质、特禀质、阳虚质和阴虚质。气虚和阳虚体质的人多沉静、内向，不喜欢户外活动，室内近距离工作时间较长，易引起近视加重。阴虚体质的人多数外向好动、性情急躁，易伤肝，肝虚血少导致视力下降。气郁体质的人主要表现为因长期情志不畅、气机郁滞而造成的性格内向、忧郁脆弱、敏感多疑，多见于高度近视以及病理性近视患者。特禀体质的人可能是受父母近视的遗传因素影响而造成了体质缺陷。

对于近视的治疗，祖国医学依据实者泻之，虚者补之的原则，以振心阳、益肝血、补脾气、滋肾精为法，使目能辨色视物。现代中医学常用的近视防控、治疗方法可分为中药内服、针刺疗法、推拿按摩、耳穴贴压等，可以一种方法单独应用，也可以两种或多种方法联合使用。

4. 中药内服

作为最重要的中医治疗方法，从古至今，中药内服的临床效果和安全保障经历了数千年的积累和数以万计的实践，得到了国人的普遍认可和充分肯定。在古代，北宋医学家王怀隐主持编修的《太平圣惠方》中，有"猪肝一具，葱白一握，鸡子三枚"治疗"远视无力"的记载。清代御医吴谦主编的《医宗金鉴》之中有采用"定志丸"（由远志、菖蒲、朱砂、白茯神组成）治疗近视的记录。如今，当代中医学者也对近视的中药治疗效果进行了深入研究。刘素采用随机对照试验，观察研究由黄芪、茯苓、山药等 12 种中草药组成的视宁口服液对儿童低、中度近视的防控作用。研究纳入 55 名近视儿童，分为试验组和对照组。试验组近视儿童配戴框架眼镜，使用视宁口服液；对照组近视儿童仅配戴框架眼镜。连续观察 3 个月后，结果显示，试验组的裸眼视力、调节灵敏度和调节幅度优于对照组，屈光度、眼轴长度和角膜曲率的改善效果与对照组相当，提示应用视宁口服液能够有效提高近视儿童的调节能力，进而改善低、中度近视儿童裸眼视力。不过，在改善屈光成分方面，视宁口服液的应用并没有表现出明显成效。

5. 针刺疗法

自古以来我国医者都认为眼睛和全身脏腑、经络联系密切，而针刺作为一种基于经络腧穴理论的传统特色疗法，有疏通经气、调节脏腑、通络明目的作用，自然而然地成了治疗近视的重要手段。将针刺应用于视力改善可追溯到晋代医学家皇甫谧撰写的中国第一部针灸学专著《黄帝针灸甲乙经》，通过针灸眼球周围及头面部等局部穴位来改善视力。另外，在现代西医学中，也可以为针刺疗法找到相应的理论依据。一方面，眼周血管丰富，针刺刺激可以扩张局部微血管，改善眼部供血；另一方面，有研究显示，针刺提高视功能可能与产生视觉电生理效应，增加视觉中枢电冲动以及在短期内兴奋颈部交感神经，缓解睫状肌痉挛有关。

目前，中医特色针灸已经成为近视防控研究的热门话题。徐柏升等通过查阅中国知网数据库，发现近视的中医研究主要涉及中医理疗以及中医外治法，其中尤其以耳穴治疗和针灸治疗为研究热点。国内的诸多研究可以证明中医针刺控制近视发展的可行性。张璐将 63 名患有低度近视的儿童和青年随机分为 2 组，试验组采用配戴框架眼镜和"益肝养血"针刺法干预 1 个月，干预结束后随访观察 2 个月；对照组配戴框架眼镜 3 个月。监测 2 组干预前、干预结束后、随访结束后的裸眼视力、屈光度和眼部症状评分。试验组选取 2 组腧穴，每日轮换针刺 1 次。A 组为血海、睛明、太阳等 8 种穴位；B 组为肝俞、风池、膈俞等 6 种穴位。研究结果表明，试验组在干预结束后，裸眼视力较干预前明显提高；随访结束后，裸眼视力较干预前无明显变化，对照组则出现视力下降，提示针刺法在干预短期内可提高低度近视患者裸眼视力，而远期疗效不足，不过，相较于配戴框架眼镜，针刺法有延缓裸眼视力降低趋势的效果；试验组在随访结束后，屈光度较干预前无明显变化，对照组屈光度较干预前明显增高，提示针刺法具有延缓低度近视患者屈光度增长趋势的能力；

试验组在随访结束后眼部症状评分较干预前降低，对照组则无明显变化，提示针刺法可以更显著地改善低度近视患者眼部症状。

张璐的研究仅对针刺法干预低度近视进展的效果进行了初步小范围观察，干预周期较短，未能观察到针刺法对于视力变化影响的长期趋势，田昭春等开展的研究在一定程度上弥补了张璐研究的不足。该研究纳入了 6~12 岁低度近视儿童 120 名，随机分为 2 组。试验组 60 名予以针刺治疗，选取攒竹、睛明、鱼腰等 8 种穴位；对照组 60 名配戴常规框架眼镜。比较 2 组患者的裸眼视力、屈光度以及调节灵敏度的差异。对于裸眼视力，与干预前相比，试验组干预 2 个月及 6 个月后均显著改善，对照组干预 2 个月后没有明显变化，6 个月后出现视力下降，提示针刺法改善近视患者裸眼视力的短期、长期效应均较好；对于屈光度，与干预前相比，2 组干预 2 个月后均没有明显变化，干预 6 个月后均有增长，试验组的增长幅度低于对照组，提示针刺法在延缓近视患者屈光度增长方面具有一定效果；对于调节灵敏度，与干预前相比，试验组干预 2 个月及 6 个月后均显著增长，对照组则没有明显变化，提示针刺法在改善近视患者双眼调节灵敏度方面效果显著。

在已有大量临床研究证明针刺对近视患者视力改善效果良好的基础上，近年来关于针刺法延缓近视发展的研究逐渐开始对不同针刺技法进行探索。在传统针刺法以外，祖国医学的针刺技法也包括皮内针、电梅花针、浮针等。皮内针又称"埋针""撳针"，是古代针刺留针方法的发展。具体来说，皮内针疗法是将针具刺入皮内，固定后留置一定时间，利用其持续刺激作用来治疗疾病的一种方法。这种方法可以给予穴位持久刺激，减少反复针刺带来的不便。韩莹等观察了分别采用皮内埋针法与传统针刺法治疗青少年近视的疗效。其研究将 58 名 8~16 岁的受试者随机分为 2 组，其中皮内针组取穴阳白、睛明、瞳子 、球后、承泣，进行皮内埋针治疗；传统针刺组取同样的穴位进行针刺治疗。在为期 12 周的观察期过后，研究者认为皮内埋针法和传统针刺法在提高儿童青少年近视患者裸眼视力方面均有明显效果，并且疗效相同；在屈光度调节变化方面，皮内埋针法相较传统针刺法更具优势。

梅花针也称为"丛针"，是由多支短针集成一束叩击皮肤，用以疏通经络、调节脏腑、防治疾病的一种外治疗法，因施针后皮肤叩刺部位泛起的红晕形状颇似梅花，故名梅花针。这种方法刺激较轻微，更容易被年龄较小的儿童接受。电梅花针是由现代中医学者在梅花针的基础上发展而来的，可通过电压差的变化产生类似针灸的刺激效应，促使眼周神经细胞兴奋，进而调节视力。该方法具有刺激强度大，患者疼痛感较轻微等优点，近年来在针刺疗法中的应用越来越广泛。李越虹等将 160 名低度近视患者随机分为 2 组，一组取穴承泣、太阳、睛明、内关，予以电梅花针治疗；另一组予以双星明滴眼液局部点眼治疗。研究结果显示，与采用药物点眼治疗相比，电梅花针法在解除睫状肌痉挛、降低晶状体厚度方面效果更好，表明电梅花针法是一种提升患者裸眼视力、延缓近视发展的有效方法。张雨晴也对采用该方法干预低、中度近视的短期临床疗效进行了评价。采取随机对照试验，共纳入符合标准的 5~12 岁近视青少年 68 名，随机分为试验组和对照组。试验组采用电梅花针治疗配合普通防控法，选取印堂、攒竹、丝竹空等 11 种穴位；对照组仅采用普通防控法。普通防控法包含配戴眼镜、改正读写习惯、维持户外活动和每日眼保健操。干预疗程共 12 周，随后评价两组患者治疗前后的裸眼视力、屈光度、眼轴、角膜曲率变化情况，同时观察患者的安全性指标和不良反应出现情况。研究结果显示，与干预之前相比，试验组患者的裸眼视力在干预后明显改善，屈光度、眼轴、角膜曲率改变不明显；对照组患者的裸眼视力在干预后下降，屈光度增大，眼轴、角膜曲率改变不明显。张雨晴的研究提示电梅花针法能够有效改善以低度近视为主的患者的裸眼视力，减缓屈光度增加的速度，并且安全可靠，易于推广，有利于青少年近视防控。而电梅花针法对于近视患者眼轴和角膜曲率的影响，仍有待长期的观察研究。

浮针疗法是一种使用一次性浮针在皮下疏松结缔组织进行扫散、牵拉的针刺疗法。人体内的结缔组织具有支持、营养、保护肌肉的功能，可以起到联系体内各组织、器官的作用。当浮针进针于颈肩部皮下之后，在局部疏松结缔组织中进行大幅度扫散可以引起一系列机械牵拉效应，有助于修复肌纤维，改善异常痉挛收缩，松弛肌肉，缓解脑眼局部供血不足，进而对视力产生影响。在陈玲玲对采用浮针法治疗青少年低度近视临床疗效的研究中，37 名符合标准的 6~18 岁青少年被随机分为 2 组，干预组采用浮针疗法，刺激肩颈部肌肉，对照组采用调节放松方法。在干预一个疗程之后，综合评估浮针疗法的近期临床效果。研究显示，干预结束后，患者的临床症状得到缓解，裸眼视力提升，并且试验组干预措施取得的效果优于对照组，充分说明了浮针法可以提高患者裸眼视力，有效改善不耐久视、眼睛干涩酸胀等青少年近视中常见的视疲劳症状。

6. 推拿按摩

长时间的过度用眼、疲劳用眼以及配戴框架眼镜对于眼周肌肉的压迫作用，会加速近视患者的屈光度改变，并且可能会导致眼局部的酸胀不适感。中医推拿按摩通过对眼周穴位、肌肉，以及对远端穴位和经络的按摩刺激，加强脏腑功能，改善血液循环，加速新陈代谢，缓解肌肉疲劳，将有效减少近视患者的眼部伴随症状。章冰通过 Meta 分析对推拿治疗青少年近视的有效性进行了系统评价，在中国知网、维普中文学术期刊、美国医学文摘等 6 个数据库中查找关于推拿治疗青少年近视的随机对照试验，最终纳入了 10 项符合要求的研究。Meta 分析结果初步证实了中医推拿能够有效提高青少年近视的临床疗效，并且未见有关推拿造成不良反应的调查报告，安全性较好。钟瑞英等发现，不同的推拿频率控制儿童青少年近视进展的效果存在明显差异。其研究将 156 名 7~14 岁近视患儿随机分为 4 组，A、B、C 组的推拿频率分别为 1 天 1 次、3 天 1 次、7 天 1 次，D 组为对照组，4 组儿童均正常配戴框架眼镜。经过为期 1 年的观察随访，发现推拿能够有效控制近视患者屈光度和眼轴的进展，推拿治疗近视的最佳频率是 3 天内进行 1 次。中医推拿按摩手法并非全部都是复杂的技术，实际上，日常生活中最常用的眼部推拿按摩手法就是我国校园中广泛开展的眼保健操。

7. 耳穴贴压

耳穴贴压法简称压丸法，是将硬而光滑的药丸、磁珠等物固定在耳穴表面，通过贴压来治疗疾病的一种方法。贴压、按压相应的穴位，可以疏通经络，调节全身气血运行，促进眼部血液循环，缓解目肌疲劳和睫状肌紧张，从而达到控制近视进展的目的。耳穴贴压简便易行，可以起到持续刺激作用，并且安全可靠，无副作用，是祖国医学的传统治疗方法之一。张小江通过 Meta 分析对耳穴贴压治疗青少年近视的疗效进行了系统评价。通过对中国知网数据库、万方全文数据库中的相关文献进行检索，纳入了 7 项符合研究标准的，将治疗儿童青少年近视的耳穴贴压方法与其他疗法进行比较的随机对照试验和临床对照试验。Meta 分析结果肯定了耳穴贴压治疗儿童青少年近视的效果，不过，由于 Meta 分析得出的结果受检索文献范围的影响，而张小江的研究未检索到相关的外文文献，从而使研究结果存在一定偏倚。侯昕 等所开展的研究在一定程度上弥补了张小江研究的缺陷。该研究共检索了中国知网、维普中文学术期刊、美国医学文摘等 8 个中、外文数据库，筛选有关耳穴贴压治疗儿童青少年近视的临床随机对照试验，共纳入符合标准的文献 21 篇。Meta 分析结果显示，耳穴贴压治疗儿童青少年近视的临床疗效较好，在视力和屈光度方面疗效优于常规治疗方法。同时，耳穴贴压可以延缓眼轴增长、降低眼内压和前房深度，对视物模糊、眼内异物感、眼干眼涩等临床症状也具有一定的改善效果。

8. 综合应用

相较于采用单一手段治疗疾病，现代医学中应用更为广泛的是将两种或多种适宜方法综合运用，以达到扬长避短、优势互补，进一步提高疗效的目的。例如，在儿童近视矫正的过程中，对验配框架眼镜的儿童及其父母定期开展健康宣讲，所带来的儿童视力保护效应往往比单纯配戴框架眼镜要大得多。这一点在祖国传统医学中同样也不例外。现代中医学关于儿童近视防控的综合干预措施主要包括 2 种外治法共同应用、内治法与外治法的联用以及中医学与西医学的结合。

杨蓉等将 2 种外治法耳穴贴压和砭石疗法结合起来，观察这种方法对青少年中度近视的临床疗效。砭石疗法诞生于针灸法出现以前，古人使用磨尖的石头对身体敏感部位进行压迫，或者使用温热的石头敷在患痛部位，对疾病进行治疗。这种用于治疗的石头称为砭石，这种治疗形式正是针灸的前身。100 名 8~20 岁的中度近视患者被随机分为试验组和对照组。对照组患者采用眼保健操改善视力，试验组患者在对照组的基础上增加 2 项：使用砭石刮揉眼周，按揉攒竹、阳白、鱼腰等穴位；使用具有活血通经功效的王不留行籽贴压耳穴。干预 4 周后，试验组患者的裸眼视力和屈光度均优于干预之前，疗效也超过了对照组，提示耳穴贴压与砭石疗法相结合能够显著改善患者裸眼视力和屈光度，肯定了其治疗青少年中度近视的临床效果。

范海梅对近视康口服液（内治法）联合揿针（外治法）在青少年低度近视中的临床疗效进行了观察，将 197 名 10~16 岁近视青少年随机分为 3 组，分别给予揿针、近视康口服液、揿针联合近视康口服液，揿针的作用穴位选取了攒竹、太阳、丝竹空，连续干预 24 周。观察结果显示，揿针、近视康口服液、揿针联合近视康口服液均能明显改善青少年低度近视患者的临床症状，降低屈光度，提升裸眼视力，尤其是以揿针联合近视康口服液改善临床症状的效果最佳。李华宏的研究与范海梅相似，对补精益视片联合揿针在小学生低度近视中的临床疗效进行了分析，将 116 名 7~12 岁近视儿童随机分为 2 组，分别给予揿针、揿针联合补精益视片，揿针的作用穴位选取了太阳、丝竹空，连续干预 6 个月。其分析结果显示，揿针、揿针联合补精益视片均能明显改善儿童低度近视患者视物不清、眼内干涩、不能久视等临床症状，提升裸眼视力，尤其是以揿针联合补精益视片改善临床症状、降低屈光度的效果更佳。

陈广为了明确补脾益气法（中医疗法）联合 0.01%阿托品滴眼液（西医疗法）对儿童青少年低度近视患者的疗效，收集了 64 名近视病例，随机分为 2 组。对照组采取近视健康宣教、验光配镜以及每日 0.01%阿托品滴眼液滴眼处理，治疗组在对照组的基础上再增加中药健脾益气方（包括覆盆子、黄芪、石菖蒲、党参、茯苓、升麻、柴胡、远志）口服，观察 2 组裸眼视力、屈光度以及全身症状的变化情况。治疗 3 个月后，2 组在屈光度方面的变化不存在差异，均未能有效控制屈光度增大；治疗组在裸眼视力以及各种临床症状方面的改善效果优于对照组。这样的结果表明，采用补脾益气法联合 0.01%阿托品滴眼液治疗，短期内能够有效提高儿童青少年近视患者裸眼视力，有效改善其视物模糊、不耐久视、神疲乏力等临床症状，从而使患者身心愉悦，优化视觉体验，达到更好的视觉效果。但是，尚未发现这种方法有益于控制屈光度变差的趋势，并且对于停用中药及低浓度阿托品后是否会出现视力反弹现象，也需要进一步的验证和观察。

刘泽浩将增视敷药眼罩（中医疗法）和消旋山莨菪碱滴眼液（西医疗法）联合使用，分析这种方法在 46 名 7~16 岁低度近视青少年患者中的应用效果。对照组患者仅配戴框架眼镜，试验组患者在对照组基础上加用消旋山莨菪碱滴眼液，睡前配戴增视敷药眼罩。干预 8 周后，研究者证明了增视敷药眼罩联合消旋山莨菪碱滴眼液能够有效提高青少年低度近视患者的裸眼视力，增加包括调节幅度、调节灵敏度等在内的调节功能水平，缓解视疲劳症状，减轻对近视患儿学习、生活的影响。

近些年以来，在儿童青少年近视防控方面，中医研究大多数围绕 2 种适宜方法联合运用的疗效是否优越于单独应用,也有部分研究同时应用 3 种及以上的近视干预方法。例如,邓宇观察了柔肝健目三联法对低、中度近视儿童近视发展的干预效果。200 名患有近视的 6~12 岁儿童被随机分为 2 组,试验组患儿接受中药熏法(将药液注入雾化器熏蒸双眼)、耳穴揿针和中药眼贴,对照组患儿不接受任何干预措施。干预持续时间为 1 年,终止后再随访观察半年。研究结果显示,与干预前相比,试验组患儿屈光度增长幅度、眼轴增长幅度以及裸眼视力下降幅度均小于对照组,并且停止干预后半年内效果仍然持续,无明显疗效反弹现象,表明柔肝健目三联法可以在一定程度上延缓儿童低、中度近视发展。

《千金要方》记载:"上医医未病之病,中医医欲病之病,下医医已病之病。"对于近视,最好的治疗方式就是在"健康未病态"时实施预防措施。中医学"未病先防,既病防变"的预防医学理念对近视防控具有重要的指导意义。鉴于目前西医学在近视防控方面的局限和不足,愈来愈多的研究者将目光投向中医学。与西医学相比,中医学对于近视的诊疗更加注重整体观念,追求治病求本。例如,西医学治疗近视以配镜、准分子激光手术为主,仅仅局限于眼球个体的病理状态;中医特色疗法如针灸治疗、耳穴贴压等,在医治目病的同时,充分调动脏腑,强化人体机能,从整体上控制病情进展,疗效肯定,安全有保障。在未来一段时间内,将西医疗法的精确性与中医疗法的全面性互相融合,会成为儿童青少年近视防控研究的热门。

近年来,虽然中医中药在近视防控方面取得了一定的进展,但是由于缺乏对具体作用机制的深入探究以及更具说服力的循证医学证据,中医特色疗法面临难以推广的尴尬境地。机制不明则无法准确制定用药剂量、持续时长等规范与禁忌,导致研究多停留在临床指导方面,无法深入进行。另外,我国当前所开展的研究多数仅对中医干预儿童青少年近视的效果进行了初步的小范围观察,干预时间较短,对与中医控制近视发展长期变化趋势的研究较少,祖国传统医学所蕴含的能量仍然有待进一步发掘。因此,在中医理论的指导下,运用现代科学技术,对疗效确切的中医中药进行深入的机理研究,逐步完善中医学近视防控体系,使祖国传统医学干预近视的成果在国际先进行列中占据一席之地,是摆在我国医务工作者面前非常重要的课题。这将需要更多的中西医眼科专家积极参与其中,不断探索新的道路,以求充分发挥中医药在儿童青少年近视防控方面的独特优势。

（杨迪）

第四节　展望与启示

最近 20 年,我国儿童青少年的近视发生情况不容乐观。2005 年、2010 年和 2014 年全国 7~18 岁汉族学生的近视率分别为 47.5%、55.1% 和 57.1%。当前,我国青少年近视率更是位居全球第一,并且在未来一段时间内都将面临近视高发的风险。因此,采取积极措施控制儿童青少年近视增长趋势刻不容缓。儿童青少年近视防控是一项系统工程,也是公共卫生问题，需要政府、学校和家庭共同参与。

在政府层面，未来将持续召开全国综合防控儿童青少年近视工作联席会议，协调相关部门，坚定推进"双减"工作，对学生作业减负、作息时间、体育锻炼给出明确要求，全力构建儿童青少年近视综合防控机制，为科学开展学校体育、卫生与健康教育工作提供依据。地方教育局将会继续落实各部委所制定的近视防控政策，结合实际制定并实施符合当地情况的近视综合防控方案，将科学用眼宣讲，视力监测制度，督导检查，宣传推广近视防控先进经验等多个方面统筹推进。总而言之，我国儿童青少年近视发展的现状要求政府在未来提升监测干预能力，扩大科普宣教范围，推广优秀示范案例，加大监督检查力度，综合防控多措并举，近视防控合力增强。

在学校层面，未来将会积极推进美育、体育教学改革，让学生真正感受艺术的魅力，享受运动的乐趣，不仅是对学生视力的保护，更重要的是培养学生的健全人格和顽强意志，全面提升学生素养。通过增加体育课时，给学生更多在阳光下运动的机会和时间，培养良好的体育锻炼习惯。在寒暑假布置体育家庭作业，督促、检查学生的完成情况。同时，将学生视力保护纳入学校管理工作内容，使近视防控知识融入课堂教学、校园文化和学生日常行为规范，开设健康教育课程，向学生讲授视力保护的意义和方法，提高学生自主保护视力的意识和能力。另外，学校要改善教学设施条件，使教室、宿舍、图书馆等场所的自然采光和人工照明条件满足卫生标准，配备可调节高度的课桌椅，为学生提供符合用眼卫生要求的学习环境。提倡采用纸质作业，按照实际教学需求合理使用电子产品。

在家庭层面，父母需要安排好儿童的居家活动，培养其良好用眼习惯，控制电子产品使用，拒绝"电子保姆"。家长应该以身作则，放下手机，陪伴儿童进行户外活动，这样既能增加亲子交流，又能有预防近视发生，呵护儿童的眼部健康。儿童青少年一旦出现视力减退，要及时配戴框架眼镜，并且根据医生的建议以及儿童的实际情况，选择合适的近视治疗方法。由于目前中医疗法和西医疗法各自存在一些不完善之处，因此未来中西医结合的近视疗法会获得较大的发展空间。通过中医学的针刺疗法、耳穴贴压、中药内服配合西医学的角膜塑形镜、阿托品滴眼液，可以共同矫正儿童低、中度近视。当儿童发展为高度近视时，通常会伴随着眼底病理性改变，此时，建议符合手术条件的青少年通过角膜或晶状体手术改善视力。

相信在不久的将来，为了促进身为民族复兴希望的儿童青少年健康成长，我国会逐步形成并完善由政府、学校、家庭齐抓共管，医生、教师、家长人人重视的近视综合防控格局。

（杨迪）

第四章　近视防控科普知识

第一节　心灵的窗户——"眼睛"

眼睛是心灵的窗户，也是带领孩子们感知美好世界的门户。那么眼睛的结构到底是什么样的呢？它是怎么让我们看到美好景象的呢？

一、眼睛的成像原理

眼睛的成像原理类似于照相机成像原理，外界光线或物体的反光，经过眼球的屈光系统折射后聚焦在视网膜黄斑中心凹，视网膜黄斑区的视觉细胞，将光信号转换为神经冲动电信号，沿着视觉通路传递到大脑视觉中枢，就产生了影像。既然眼睛的成像原理和照相机的原理一样，那么我们眼睛看到的世界应该是倒立的啊。那为什么我们看到的还是正立的影像？

我们的视网膜上接收到的是倒立的画面，这个画面经神经传递到大脑，大脑再把画面颠倒成正立的画面。出生的婴儿看到的画面就是倒立的，随着对空间的认知经验增加，大脑就会把画面颠倒过来。

二、眼睛的结构

眼球的屈光系统包括角膜、防水、晶状体、玻璃体。视觉通路包括视神经、视交叉、视束、外侧膝状体、视放射、视皮质。既然眼睛好比一架照相机，那么眼睛的各个结构与相机的各功能结构便可一一对应。

（一）照相机的镜头——角膜

角膜俗称"黑眼珠"，角膜是眼睛最前面的透明部分，覆盖虹膜、瞳孔及前房，并为眼睛提供大部分屈光力。加上晶状体的屈光力，光线便可准确地聚焦在视网膜上构成影像。在人眼的折光系统中，角膜的折光能力是最强的，因为它直接和空气接触。角膜有十分敏感的神经末梢，如有外物接触角膜，眼睑便会不由自主地合上以保护眼睛。为了保持透明，角膜并没有血管，透过泪液及房水获取养份及氧气。人类角膜直径约 11.5mm，中心厚度有 0.5~0.6 mm，边缘厚度则 0.6~0.8 mm。角膜过凸是真性近视的一个重要特征，因此也是角膜塑形镜与激光手术（LASIK 等）防治真性近视方法作用的部位。

（二）照相机的光圈——瞳孔

瞳孔也叫瞳仁，瞳孔是人眼睛内虹膜中心的小圆孔，为光线进入眼睛的通道。它可根据外界光线的强弱自动调节虹膜上平滑肌的伸缩，可以使瞳孔的口径缩小或放大，调节光线进入眼内的亮度，控制进入瞳孔的光量，防止眼睛因强光照射而受伤。

（三）照相机的镜头——晶状体

晶状体位于玻璃体前侧，周围接睫状体，呈双凸透镜状。晶状体为一个双凸面透明组织，被悬韧带固定悬挂在虹膜之后玻璃体之前，靠睫状肌的缩放来改变厚度，可以调节远近的焦距，让我们事物清晰。我们既能看近，又能看远，全靠晶状体的调节作用。

（四）玻璃体

玻璃体是一种像果冻一样的透明胶状物质，位于晶状体后面，充满于晶状体与视网膜之间，充满晶状体后面的空腔里，具有屈光、固定视网膜的作用。它是人眼中类似于玻璃一样的物质，其无色透明、半固体，呈胶状，其主要成分是水，水占了玻璃体体积的 99% 左右。玻璃体的前面有一凹面，正好能容纳晶状体，称为玻璃体凹。

（五）照相机的胶片——视网膜

视网膜有非常多的感光细胞，它可以接受光刺激而成像就相当于照相机的底片。视网膜为眼球壁的内层，分为视网膜盲部和视部。盲部包括视网膜虹膜部和视网膜睫状体部，各贴附于虹膜和睫状体内面，是虹膜和睫状体的组成部分。

（六）照相机的暗箱——脉络膜

脉络膜在视网膜和巩膜之间，脉络膜主要由血管和色素细胞组成，对外力冲击的耐受性较视网膜差。

（七）照相机的外壳——巩膜

巩膜和角膜相连，是眼球壁的最外一层，由致密的胶原和弹力纤维构成，其结构坚韧、不透明，俗称白眼仁，占眼球纤维膜的后 5/6，约占总面积的 30%。

三、0~6 岁儿童的视力发育过程

（一）视力的发育

视力的发育是一个渐进的过程。作为家长有必要知道孩子在每个年龄阶段应该有的正常视力，以便评估自家孩子视力发育情况。

孩子 0~6 岁的视力发育过程大致如下。

出生时：可以看见光，只能辨别明暗。光照会皱眉，闭眼。

1 个月：宝宝眼睛会追光。

2~3 个月：视力约 0.02，孩子喜欢看移动的物体，慢慢会追人。

4~5 个月：视力约 0.04，宝宝会开始看自己的手，对颜色鲜艳的物体，比较敏感，比如红色。

6~8 个月：视力约 0.1，宝宝会追看大玩具，辨别物体的远近。

10~12 个月：视力 0.1~0.2，小的玩具，孩子也可以追看。

2 岁：视力大约为 0.4，孩子开始喜欢看图书，会辨别圆形，三角形等简单的形状，可以看到比较细小的东西，如文字、爬行的小虫子等，并且会模仿动作。

3 岁：视力可达 0.5 左右（视力表第 8 行最后一个）。

4 岁：视力可达 0.6 左右（视力表第 9 行）。

5 岁：视力可达 0.7 左右（视力表第 9 行）。

6 岁：视力可达 0.8 左右（视力表第 9 行）。

家长们可以针对孩子每一时期的视力发育特点，判断孩子的视力是否与其年龄匹配。同时，家长们也可以在各年龄阶段给予孩子敏感的视觉刺激，协助孩子的视力健康发育。

（二）远视储备

正常婴儿因为眼轴较短，出生后都是远视状态。这就是我们俗称的远视储备，这一储备随年龄的增长、眼球的发育慢慢消耗，到 12~15 岁才能达到正常眼状态（医学上称正视眼）（表 4-1）。

表 4-1 远视储备的基本规律

年龄	正常储备值
3 岁	+3.00 D
4~5 岁	+2.00D ~ +2.5 D
6~7 岁	+1.75D ~ +2.0 D
8 岁	≈+1.50 D
9 岁	≈+1.25 D
10 岁	≈+1.00 D
11 岁	≈+0.75 D
12 岁	≈+0.50 D

如果孩子眼轴发育超前，提前消耗完远视储备，虽然裸眼视力表现为正常（0.8 以上），但随着眼球的继续发育和眼轴增长，近视将不可避免。

（魏金枫）

第二节　走进近视的世界

当眼镜调节静止时，外界的平行光线（5m 以外）经眼镜的屈光系统后恰好在视网膜黄斑中心凹（胶片）聚焦。这种屈光状态称为正视；当聚焦在视网膜之前，则不能产生清晰的像，称为近视。

我国少年儿童近视发病率已经高居世界第一位，且仍然呈上升趋势，发病年龄越来越小，发病率越来越高，近视度数越来越深。统计显示，2018 年我国小学生近视率为 45.7%，初中生近视率为 74.8%，高中生近视率为 83.8%，大学生近视率为 87.7%。

一、近视的成因、分类及表现

（一）近视的成因

近视的发病是由多因素引起的，目前尚属于探索阶段。总体来讲，对近视眼的发生、发展起作用的因素可分为内因和外因。他们可以共同作用，导致近视的发生、发展，导致近视的内因主要是遗传因素和发育因素。外因主要是长时间近距离用眼，缺少户外运动，饮食不均衡，不正规的验光配镜，不合适的照明环境等。

1. 先天因素

（1）遗传因素。

高度近视有遗传倾向，但中低度近视、单纯近视这一倾向就不太明显。有遗传因素者，患病年龄较早，近视度数也比较高，多在 600 度以上。有研究表明，如果父母双方都是近视，孩子的近视风险要比父母都不是近视的高 4 倍。父母双方都是高度近视的孩子，孩子基本上都会出现近视。如果只有父母一方近视或者高度近视，孩子近视的可能性也会增加。

所以，如果把父母的近视状态比作近视生长的土壤，那么父母双方近视状态越严重，土壤就可能越肥沃，孩子发展成近视的可能性就越大。因此，家长们也要保护好自己的眼睛，不要让自己的孩子一出生就有易近视的"优势"。

（2）发育因素。

婴儿因眼球较小，故均是远视，但随着年龄的增长，眼轴也逐渐加长，至青春期发育正常。若眼球发育过度，则形成近视。极少数婴儿在出生时就有近视，这种为先天性近视，幼年时进展很快，这类近视常发展为高度近视，发现后应该及时矫正，避免弱视的发生。

2. 后天因素

当眼球发育成熟后，如果没有先天遗传因素，则环境因素对近视的发生和发展有很大影响。

（1）照明过强或过弱。

照明光环境具有一定的标准与要求。研究表明，照度过低（＜100 lx）或者过高（＞500 lx），都会引起睫状肌痉挛或者产生眩光，久而久之影响视觉质量。

光线过强对瞳孔的刺激作用大，如人在强烈的阳光下看书时，为减少眩光，瞳孔会急速缩小，以减少进入眼内的光量。在这种状态下眼睛容易发生过度调节，引起视觉疲劳，促进近视的发生或发展。

光线过暗会导致瞳孔扩大，如在暗处，当人注视书本时，由于视物不清，会本能地缩短眼睛和书本的距离，导致长时间近距离用眼，引起视觉疲劳，增加近视发生的风险。所以光照过强或过弱都不易于视觉健康。

（2）验光配镜不合适或者近视眼镜未全天配戴。

大部分研究建议，近视儿童都应予以"足矫"并全天配戴眼镜。有研究发现，过度的欠矫（比如欠矫超过 75 度），反而会加重近视的进展。这可能是因为过度的欠矫引起视网膜成像的模糊，而这种模糊进一步加重近视的进展。

此外，如果近视眼镜度数配的太低，孩子戴镜后只能勉强看清东西时，会不自觉产生眯眼的现象，而长期的眯眼，则会因为眼睑的挤压作用，使得角膜散光度数明显增加，散光增加了，看东西更加不清楚，视物不清，更加重了眯眼现象，于是进入了一个恶性循环，这非常不利于眼睛的健康。

（3）长时间的近距离阅读、工作，以及手机、游戏机，电脑等电子产品的过度使用。

长时间近距离用眼会导致眼部肌肉紧张，血液循环障碍和新陈代谢失衡，近视眼是长期近距离用眼的结果。

过度使用手机、游戏机、电脑等电子产品不仅使眼睛长时间处于近距离工作状态，还减少了孩子们的室外活动时间，对视力和体格发育都有不好的影响。

（4）挑食，喜食高糖，厌硬质食品。

我国一项调查表明，中小学生近视眼的发生与血钙偏低有密切关系。甜食在消化、吸收和代谢过程中会产生大量的酸性物质，与人体内的钙中和，可造成血钙减少，而缺钙则会使眼球壁的弹性降低，眼轴伸长。过量甜食还容易引起眼内房水的渗透压改变，使晶状体凸出，折射能力变强，影像模糊，从而导致近视。

甜食中的糖分在人体内代谢时会消耗大量对视神经有营养作用的维生素 B_1，经常大量进食甜食，可能会使视神经因为"营养短缺"而出现故障。此外，维生素 B_1 缺乏时，还会影响体内碳水化合物的氧化，不完全氧化物滞留于血液内，对视神经产生一定的毒害作用，进而容易诱发或加重视神经炎，影响视力。

吃硬质食品过少也是导致少年儿童近视增加的原因之一，日本研究人员曾调查近 300 名学生，结果发现，凡是喜欢吃硬质食品者均视力正常，常吃软食者多有不同程度的视力下降。

（二）近视的分类

近视有多种分类方法。

1. 根据近视度数大小分类

（1）轻度近视：一般指近视度数低于 300 度的近视。

（2）中度近视：一般指近视度数为 300~600 度的近视。

（3）高度近视：一般指近视度数为 600~1000 度的近视。

（4）超高度近视度：近视数大于 1000 度的近视。

2. 根据屈光状态分类

（1）轴性近视。

轴性近视是指眼角膜及晶体等屈光成分基本正常而眼轴比正常长（大于 24 mm）的近视，这种类型占近视的 80%以上。

（2）屈光性近视。

少部分人眼轴长度正常，而眼角膜或晶体的屈光力过强，导致远处的光线聚焦在视网膜前，在视网膜上形成不清晰的图像，这就是屈光性近视。

3. 按照眼睛调节作用的影响分类

（1）假性近视。

假性近视也叫调节性近视，一般是因为晶状体（镜头）调节过度，使远处的光线入眼后聚焦于视网膜前，其眼球前后径长度正常。散瞳验光后近视的屈光度完全消失，表现为正视眼或远视眼。

假性近视一般是由于长时间近距离工作，用眼姿势不良，如伏在桌上、躺在床上或在动荡不稳的车厢里看书所致。光线过强或过弱也可导致眼睛睫状肌紧张、疲劳，造成远视力下降。

（2）真性近视。

真性近视也称轴性近视，眼球前后径长度延长（大于 24 mm），远处的光线入眼后聚焦于视网膜前。真性近视的病人通过散瞳解除调节作用后验光，近视度数仍≥75 度。

（3）混合性近视。

混合性近视是真、假性近视同时存在的状态。散瞳后近视屈光度有一定的降低，但仍为近视。大多数近视为这种近视状态。

4. 按近视的性质分类

（1）单纯性近视。

绝大多数单纯性近视发生于少年儿童时期，进展缓慢，近视度数偏低（大多数在 600 度以内），戴眼镜可以达到正常视力，随着身体发育的停止，近视度数也基本稳定不变，大多数后天性近视都属于这一类。

（2）病理性近视。

病理性近视又称为恶性近视、进行性近视等，属基因遗传性近视或先天性近视。其特点是近视度数高（600 度以上），眼轴明显延长；有遗传因素，通常于出生时或生后早期就表现为近视；发展快，呈持续进行性加深，少年儿童时期近视程度进展明显（每年进展超过 100 度）。

（3）继发性近视。

继发性近视指的是一些眼病（如圆锥角膜、球形晶状体等）或由于手术（植入人工晶状体的度数过高或移位）等所继发的近视眼，经眼科医师检查后一般可以找到原发疾病。

5. 散瞳验光中常见问题

（1）少年儿童近视需要散瞳验光。

因为少年儿童的眼睛调节力强于成人，直接验光配镜可能有很大的误差，不正规的医院和眼镜店在没有散瞳验光的状况下容易给予过高的度数，容易导致真实度数的快速加深。为了精确检查出少年儿童的实际屈光度数，验光前应该使用睫状肌松弛剂（散瞳药）消除或最大程度减少调节影响，在睫状肌松弛状态下进行视网膜检影验光，才能得到真实准确的近视度数。

（2）散瞳验光的常用药物。

常用的散瞳药物主要有以下 3 种。

①1.0%硫酸阿托品。对眼睫状肌松弛作用很强，一般用于远视儿童或近视伴有斜视的儿童。每天用药 1~3 次，共 3~4 天，验光当日早晨用药 1 次。点眼后 4 周左右会视近困难、畏光。少数人用药可能出现脸红、发热、口干等全身不良反应。

②1.0%盐酸环喷托酯。睫状肌麻痹效果与阿托品滴眼液近似，起效快、作用时间短，对日常生活影响小。一般验光前每 5 分钟点眼一次，共 2 次，30 分钟后验光。常见副作用

有药物刺激性较大，少数人点眼后出现脸红、口干、困倦等全身不良反应。

③0.5%~1.0%复方托品酰胺。起效快、作用时间较短，相对于其他药物全身不良反应极少。一般验光前每5分钟点眼一次，共2次，30分钟后验光。由于对学习和日常生活影响小，所以是目前临床较为常用的扩瞳验光药物，但考虑到残余调节力的存在，故不太适于12岁以下的少年儿童散瞳验光。

（3）散瞳验光不会伤害眼睛。

因为散瞳验光检查后瞳孔散大，一段时间内会出现畏光、看近模糊等症状，家长们都会担心散瞳验光会对孩子眼睛或身体有害。但这些都是暂时的，药物代谢失效后自然就会恢复正常，所以散瞳验光对眼睛是安全的，孩子畏光阶段注意避免强烈太阳光照射，如果视近模糊建议暂停书写及阅读。

（4）验光配戴眼镜后眼镜需要一直戴。

很多家长关心：小孩配戴眼镜后，眼镜需要一直戴吗？是否可以上课时戴，下课后活动或写作业时不戴？目前医学认为，戴眼镜本身不会导致近视加深，如果时戴时取，眼睛必须根据所看物体的距离不断地改变调节力量，这样更容易造成眼睛视觉疲劳，导致近视度数的加深。有近视散光的孩子，不戴眼镜习惯眯眼看或歪头看，戴眼镜有益于培养好的习惯，另外，戴眼镜对屈光不正引起的斜视有治疗作用。所以配戴眼镜后除个别不方便的情况下，坚持配戴会更好。

（三）近视的表现

1. 视力减退

近视眼的孩子远视力逐渐下降，看远处物体模糊不清；近视力正常，看近处的物体还是清楚的。但高度近视常因屈光间质混浊和视网膜、脉络膜变性，其远近视力都不好。

2. 喜眯眼、歪头视物

近视的孩子看东西时，远处的物体发出的光线通过眼不能聚焦于视网膜上成清晰的像，当眯着眼时，就好像针孔镜一样，周围杂乱的光线不能进入眼内，中央的少部分光线可直接在视网膜成像，所以眯着眼会看得清楚些。此外，一些患有早期近视的孩子通过歪头看东西，可以减少散射光线对视力的影响，以便看清物体。因此为了看清楚目标物体，孩子会不自觉地眯眼、歪头。

3. 看电视喜欢站电视跟前

近视的小朋友由于远处物体在视网膜上成像不清晰，往往会选择凑近看，以使物像落在视网膜上清晰成像，常体现在看电视的时候喜欢站在电视机跟前，家长应注意这些细节。

4. 学习时喜欢捧书离眼睛很近

早期近视的小朋友在看大的物体时可能无异常举动，但是他们在看小的目标物体时常会将物体移近，如看书时喜欢把书移近。若家长发现小朋友看书、写字的距离比以往更近，这也是孩子可能已经发生近视的警告。

5. 视力疲劳

近视的小孩由于视物不清，眼睛增强调节，眼的肌肉长时间处于过度紧张状态，易造成眼疲劳，可出现眼胀、眼疼、眼眶疼、眩晕、恶心等症状。

6. 外斜视

发生近视后，由于看近时使用调节较少，而使用集合功能较多，造成调节和集合功能的不平衡，内直肌长期处于过度紧张状态，久而久之，造成内直肌功能不足，两眼集合功能相应减弱，因而极易造成外隐斜或外斜视。

7. 眼球突出

正常成人的眼轴长度一般是 24 mm 左右，儿童的眼轴长度随着眼睛的发育逐渐增长，直到达到成人水平。近视眼度数每增长 300 度，眼轴长度就会增加 1mm 左右，近视的度数越深眼轴越长，眼球看起来也会越突出。中低度近视的孩子眼球突出不是很明显，高度近视的孩子眼球看起来向外突出会明显一些。

二、近视的危害

（一）并发症

低度近视较少引起眼底并发症。但是高度近视病人的眼球像吹得过大的气球一样，眼球壁的视网膜、脉络膜和巩膜组织都会因此变薄，这样的眼睛出现严重眼底并发症的可能性就增大很多。高度近视的主要并发症有后巩膜葡萄肿、飞蚊症、视网膜脱离、并发性白内障、眼底出血、青光眼。

1. 视网膜脱离

视网膜脱离是高度近视最常见的并发症之一，主要表现为突然视物模糊、变形、有黑影固定遮挡，严重者可导致失明。据统计，在视网膜脱离的病人中，有70%同时患有近视眼。

2. 后巩膜葡萄肿

高度近视眼绝大多数为轴性近视，因眼轴的前后直径不断延长，眼底巩膜壁局限性向后方膨出形成后巩膜葡萄肿，屈光度数进步加深。

3. 飞蚊症

玻璃体原本像无色果冻一样是透明胶冻状。当近视眼眼轴拉长，眼球体积增大，玻璃体却不随之增长，以致玻璃体不能充填眼内全部空间，出现液化、活动度增加、混浊，引起眼前黑影飘动，即飞蚊症。

4. 并发性白内障

高度近视容易并发白内障，有高度近视的人会提早出现白内障，同时白内障手术效果也要比没有高度近视病史的人群差。

5. 青光眼

青光眼是一种不可逆的致盲性疾病，会造成视力渐渐丧失。据统计，高度近视眼病人30%有青光眼。

6.其他视网膜病变

高度近视易并发视网膜出血、萎缩及退行性病变，影响视力。

（二）对生活的影响

近视给小朋友们的运动和日常生活带来诸多不便。

1. 学校生活

无论是上课看黑板，还是就餐时间在食堂买饭菜，或是在文具店选购文具都可能因为看不清楚而造成诸多不便。

2. 体育运功不适宜高度近视者参加

打篮球、打羽毛球、拳击、踢足球、跳水、蹦极等剧烈运动对于高度近视患者来说，都是不宜做的。因为这些运动对人体的冲击力极大，一不小心就容易伤害眼睛，使视网膜脱离，导致失明。

3. 戴眼镜的不便

冬天从室外到室内眼镜反霜。雨天眼镜沾水滴。不慎被撞，眼镜破裂戳伤眼睛。镜片磨损，视物模糊、近视加剧。

4. 接触镜

有的近视病人选择配戴接触镜，配戴过程中会出现异物感。接触镜使用久了或者清理不当可出现接触镜沉积物。此外，接触镜的使用还可能出现一些眼部并发症如结膜炎、角膜感染、角膜上皮损伤等。

5. 心理影响

近视对小朋友们的心理也可能产生不同程度的影响。有的小朋友会因近视影响外观而感到自卑，或因不能与同学们一起参加某些体育运动而觉得孤独。

6. 对学业和择业的影响

对于少年儿童来说，由于长时间近距离看书写字，会引起眼过度疲劳，视力急剧下降，往往出现双眼干涩、酸胀，眼眶疼痛，造成注意力难以集中，黑板看不清，从而影响学习。近视也会在一定程度上影响高考志愿填报。

三、近视高发的原因

（一）复杂的眼睛调节功能

近视眼是如何形成的？近视防控有哪些方法？如何判断近视防控方法的真伪？在回答这些关键性问题前，必须了解眼睛的屈光系统、眼肌调节及近视形成的机制。这部分是眼科教科书中最难理解的内容，要想更快地理解，我们先要掌握几个基本概念。

1. 正视眼、近视眼的概念

看远时平行光投入眼球，此时眼肌放松，聚焦点正好在视网膜上，我们就能看清远处的物体，为正视眼；当发生近视时，眼睛变长，看远时聚焦点在视网膜前，我们就看不清远处的物体。

2. 近视的形成

近视眼看远时聚焦点在视网膜前，为了使聚焦点前移需要眼肌收缩调节，晶状体弧度变大、变厚，提高折射率才能聚焦视网膜。如果过久、过近视物，眼肌调节就会疲劳，就会调节滞后，聚焦点后移就会刺激大脑中枢反馈眼球代偿性地变长，以适应眼睛持续看近的需求。也就是说，近视的形成是过多持续地在近环境下造成眼球的适应性变化。

眼睛看远时眼肌放松，看近时眼肌需收缩调节，外界物体聚焦在视网膜上才能看得清。如果聚焦点在视网膜后，通过眼肌调节可聚焦；如果聚焦点在视网膜前（如近视），只能通过戴眼镜或角膜屈光手术矫正。

光线由一种物体射入到另一种光密度不同的物质时，其光线的传播方向产生偏折，这种现象称为屈光现象，表示这种屈光现象大小（屈光力）的单位是屈光度（缩写为"D"）。之所以让学生端坐阅读，保持 30 cm 的阅读距离，而不是趴着阅读(20 cm 的阅读距离)，因为前者的调节力度是+ 3D（屈光度），后者的调节力度是+ 5D（屈光度），后者更容易造成视疲劳及近视，屈光力越强，焦距越短。+ 3D 屈光力的透镜焦距约为 33 cm。如果想知道透镜的焦距，用 100 cm，也就是 1.00 m 除以屈光力，结果即为焦距。例如，+ 5D 屈光力的焦距为 20 cm。

（二）近视的遗传性

并不是所有的近视都会遗传，只有携带高度近视基因的父母会把近视遗传给孩子，所以基因不是造成近视的主要原因。国外一项对因纽特人的研究。这些因纽特人住在北极圈附近，是地球上生活最北端的一群人，他们的生活方式正在经历变化。对于那些在孤立群体中成长的成年人，131 人中只有 2 人有近视，但他们的儿女和孙子中却超过一半的人都成了近视。遗传变化发生得太慢，不足以解释这么迅速的变化，环境因素导致了这些世代间的差别。因此，近视是多因素致病的结果，其发病机制非常复杂，不管父母有没有近视都不要轻视近视的防控，还需要全社会参与，政府的政策支持、教育部门减轻学生的作业负担、家长的儿童配合参与等。

（三）诱发近视的相关因素

总体来说，过久、过近地阅读是最主要的诱发近视的因素，除此之外还有哪些因素呢？许多研究都证实，使用电子产品也是造成近视高发的重要原因。电子屏幕的闪烁容易造成视疲劳，屏幕的蓝光对视网膜有害，特别是当沉迷于智能手机及电子游戏时。聚精会神、精神紧张、连续几个小时地玩电子游戏很容易诱发近视眼。

（四）一次特殊的眼病调查

科学研究就是发现事物规律性，如果发生背离规律的事情，一定是有隐藏的规律还没有被揭示。所以我们应该更加关注反常的现象，有批判性思维。下面介绍一个流行病学调查的故事。

唐卡艺术是我国民族艺术的瑰宝，画唐卡需精雕细琢，每天近距离工作 10 多个小时，完成一幅作品需要半年以上。唐卡画师是一种职业，一般从十几岁开始作学徒，是不是这个人群近视眼的患病率应该比较高呢？带着疑问我们对唐卡画师进行流行病学调查，结果正好相反，他们的近视患病率不高，反而偏低。科学发现往往来自反常的现象，我们检索国际文献及深入调查原因，发现他们近视患病率不高的可能原因有 3 个：①小学是近视高发窗口期，小学期间没有唐卡画学徒的职业选择，家长都是根据孩子小学的学习成绩来决定职业选择，学习成绩好的学生会继续上学，不愿学习的学生进入唐卡画师培训（仅针对当时特定人群调查而言）；②无心理压力影响，画唐卡要打坐，培养心静气定；相反上学的学生时时面临考试竞争的压力；③限制电子屏幕使用，在唐卡画院保持传统教育及生活方式，限制学徒使用智能手机，更没有玩电子游戏的机会。

（五）电子屏幕对眼睛的伤害

有些年轻家长工作忙，常常为了哄孩子给他们玩手机，孩子往往沉溺于手机的视频或游戏几个小时，而作为家长却没考虑到电子屏对眼睛的伤害。笔者在家里是这样对待儿童使用电子屏的：看电视可以，但是绝不给他玩手机或平板电脑，因为观看距离近，对眼睛伤害相对大，而且不容易监管。

不可否认，电子屏成为现代生活不可或缺的用品，另一方面电子屏对眼睛的伤害也是毋庸置疑的，所以关键是如何科学合理地选择及使用。

电子屏对眼睛伤害主要有两方面：①显性的，如视疲劳、干眼，眼部不适；②隐性的，导致近视早发高发，成年人的慢性视网膜光损伤，特别是晚上关灯看手机。由于小屏便携、使用私密、推广发展特别快，但是相比大屏它观看距离近、光辐射强度大，因此光损伤相对大。最重要的是，小屏是造成近视眼高发的主要原因。过近、过久视近物会导致近视的发生，特别是当在手机上玩游戏时，近距离、长时间、强辐射、异常紧张更易造成近视眼。现在发现不少学龄前孩子近视，追其原因，不是沉迷手机视频游戏，就是学前班教育负荷过重。

（六）近视眼与老花眼

经常有人说："近视眼的优点是老了以后，没有老花眼了。"这句话对吗？确切地说是低度近视眼老了不用戴老花镜，但不是没有老花。

近视是眼轴的异常，即结构的改变。近视眼轴长，看远不清，通过戴凹透镜矫正。老视没有结构的异常，而是随着身体衰老而发生的一种生理现象。病因和眼球中的晶状体相关，晶状体随着年龄的增长，晶状体核逐渐浓缩、扩大，并失去弹性，这时眼的调节能力就会变差，出现老视，通过戴凸透镜矫正。

根据年龄，可以大致判断老视的程度。一般有屈光不正（近视、远视、散光）的人需要加上已有的眼镜度数，进行数学计算，得到近用的度数，没有屈光不正的人大致符合以下规律：

40~49 岁，+0.75 D （正 75 度）

50~56 岁，+1.25 D （正 125 度）

57~62 岁，+1.75 D （正 175 度）

63 岁以上，+2.25 D （正 225 度）

以上只是作为一个经验参考，实际的老花患者一定要在充分矫正屈光不正的基础上验配，并且检查排除有无眼病。当一个近视 200 度的老人，老花 200 度，那么我们做个计算题，实际度数。200－200=0 度。因此是近视抵消了老花的度数，但这并不意味着没有老花。

（魏金枫）

第三节　近视的防控

一、近视的预防

对于非先天性近视，我们是可以预防的，我们可以通过增加孩子户外活动的时间、培养孩子正确的写作和阅读姿势，培养孩子做眼保健操的习惯，减少甜食摄入，增加硬质食品摄入等预防孩子的眼睛发展为近视。

（一）足够的户外活动

足够的户外活动是预防近视的最佳手段。每天 2 小时或每周 10 小时的户外活动，能有效降低近视的发病率。户外活动不是一定要体育运动，也可以是遛狗、放风筝、散步、晒太阳等一切在开放环境下的活动。

孩子在户外运动时，视野为开放的环境，除了能够缓解调节痉挛、减轻视力疲劳之外，还可以让眼球接受较多的自然光线和适当的紫外线照射，同时，在户外瞳孔适当变小可以使成像更加清晰，这些都可能减缓近视的发展。

（二）多晒太阳

（1）晒太阳可以促使人体分泌更多的维生素 D。维生素 D 可以增加人体钙的吸收，从而增强眼球壁的弹性和表面张力，使眼轴不易拉长。

（2）晒太阳可以促使人体分泌更多的多巴胺。多巴胺可有效地抑制眼球的增长，从而可以抑制近视的发生和发展。

（3）阳光可使孩子瞳孔收缩，加大眼睛的聚焦力，使看到的物体更清晰，从而起到预防近视发生和发展的作用。

当然，夏天不能在太阳下暴晒，要注意防晒和避免直视太阳光；也不宜在室内隔玻璃晒太阳，因为这样达不到接受紫外线照射的目的。

（三）加强体育运动

（1）体育运动、活动和玩耍等，减少了孩子近距离用眼的机会，而增加了看远的时间，这非常有利于防控近视的发生和发展。

（2）体育运动可以强身健体，增强五脏六腑的功能。中医认为，眼分五轮，对应五脏。五脏健康则眼清目明，不易近视。

（3）体育运动可以使人体肌肉发达，从而亦加强了眼肌的功能。眼肌，特别是睫状肌调节功能正常，张弛有力，眼睛则不易发生近视。

（四）正确的阅读和书写姿势

调查研究发现，错误的握笔姿势、不当坐姿、看书时光线欠佳都会影响学生视力。

（1）错误的握笔姿势（如握笔太低、食指压拇指、拇指压食指等）对近视发生发展助力最大，因此要从小养成正确的握笔姿势。

（2）养成读书书写的正确坐姿。

①头摆正——头部端正，自然前倾，眼睛离桌面约 0.3 米。

②肩放平——双臂自然下垂，左右撑开，保持一定距离。左手按纸，右手握笔。

③腰挺直——身子坐稳，双肩放平，上身保持正直，略微前倾，胸离桌子一拳距离，全身放松、自然。

④脚踏实——两脚放平，左右分开，自然踏稳，以与肩等宽为宜。

（3）掌握拿书的正确姿势

阅读时，书本不要竖立或平放，应将书本的上端用双手扶起到一个自己觉得比较舒服的角度，同时头稍向前倾，但不可过于倾斜，使书本与视线成直角。

（4）教孩子学会调节。

家长应该让孩子学会调节，不要长时间地坐在桌前盯着书本，而应每30分钟左右离开座位走动一下，活动一下身体，远眺绿色的植物等。

（5）不要让孩子躺着、趴着看书；也不要在行走、坐车时看书。

（五）合适的阅读及书写光线环境

（1）房间内应该开着顶灯，配合使用台灯。光线过暗会加重眼疲劳感。

（2）最好使用可以调节明亮度的高频台灯，若灯过亮，会使眼睛缩瞳更厉害，从而增加眼睛的疲劳程度。台灯选择暖色光眼睛更舒服。

（3）桌面的平均照度值不应低于300 lx，并应结合工作类别和阅读字体大小进行调整，以避免眩光和视疲劳等。

（4）建议台灯高于头部，台灯从左边斜上方照入，顶灯从上方或后面照入。

（六）正确使用电脑和其他电子产品

（1）距离合适：距离手机40 cm；距离电脑60 cm；离电视3 m。

（2）光线合适：用眼时有足够的采光和照明，电子屏幕线温和舒适。

（3）姿势合适：不躺着、趴着玩电子产品。

（4）时间合适：2岁前，杜绝使用电子产品。2~5岁儿童每次观看电子屏幕的时间不应超过20钟，每天不超过1小时。5岁以上儿童每天使用电子产品不应超过1.5小时，单次不超过30分钟。

家长是孩子的第一任老师，孩子的诸多生活习惯都是学习父母的，因此，家长也应该树立正确使用电子产品的观念，给孩子树立榜样，千万不要当孩子的反面教材。

（七）充足的睡眠时间

眼睛的发育和视力调节主要受自主神经的支配，当自主神经出现功能紊乱时，眼内睫状肌就会出现异常收缩，使眼轴变长，从而形成近视。眼科医生的调查和统计资料证实，造成眼部自主神经功能紊乱的首要因素，是缺乏睡眠时间。在青春前期这段时期，每天应睡足 9~10 小时。如果有可能,中午也要睡上 0.5~1 小时,这对于预防儿童近视有很大帮助。

（八）注意饮食

眼部组织维护正常功能需要丰富的营养成分，眼睛的发育也和孩子的身体发育一样，需要均衡的营养摄入，只有保证丰富的蛋白质、充足的维生素、足够的钙质、适量的微量元素，才能满足眼部组织的营养需求。近视和饮食习惯有一定的联系，如长时间饮食过甜、过精、过软，都可能增加近视的度数，吃硬质食物过少也是引起少年儿童近视增加的原因之一。

1. 预防近视有益食物中的相关营养成分

（1）富含维生素 A 的食物：维生素 A 是维持眼睛角膜正常功能的重要成分，富含维生素 A 的食物有胡萝卜、绿叶菜类、黄色菜类、芒果、动物肝脏、奶、禽蛋等。

（2）富含维生素 B 的食物：维生素 B 是视力保健不可或缺的成分，可从芝麻、乳制品、瘦肉、绿叶蔬菜、豆类、糙米等食物中摄取。

（3）富含维生素 C 的食物：眼睛的晶状体中有高含量的维生素 C，它作为抗氧化剂对眼睛起到保护作用，如果缺乏维生素 C 容易患白内障。维生素 C 含量丰富的水果有苹果、橙子、猕猴桃等。

（4）富含钙的食物：钙是眼部组织的"保护器"，体内钙缺少，会造成眼睛巩膜的弹力降低，眼轴拉长，易形成视力减退或轴性近视。含钙的食物有牛奶、虾、虾皮、黄豆、花生、鸡蛋、大枣等。过甜的食品会影响人体对钙离子的吸收，使眼球弹性下降，因此要少吃甜食。人体对钙的吸收离不开维生素 D，所以补充钙的同时，还要适当吃一些富含维生素 D 的食物，如鱼肝油、奶油等。

（5）富含锌和铬的食物：锌有促进维生素 A 吸收的作用，近视病人普遍缺少锌和铬。食物中含锌丰富的食物有牡蛎、肉类、紫菜、黄鱼、豆类、乳类、坚果类等；含铬丰富的食物有粗面粉、牛肉、糙米、玉米、小米、红糖、葡萄汁、食用菌类等。

（6）富含硒的食物：硒能够调节维生素 A、维生素 C、维生素 E 的吸收与利用，缺乏硒可以引起近视、白内障、眼底病等眼科疾病。含硒多的食物有动物肝脏、蛋、鱼、贝类、大豆、蘑菇、芦笋、荠菜、胡萝卜等。

（7）叶黄素：叶黄素属于类胡萝卜素，主要存在于蔬菜中，有强大的抗氧化作用，可以减少自由基对眼部的伤害，维持眼睛正常血液循环，还能减少蓝光、紫外光对眼睛的伤害，如玉米、芥蓝、西蓝花、菠菜、芦笋、莴苣等深色蔬菜都可以补充叶黄素，蛋黄也是不错的叶黄素提供者。

所以培养孩子良好的饮食习惯，不偏食、不挑食，不仅对身体好，也有利于维护好的视力。

2. 多吃硬质食品

咀嚼被誉为眼的保健操，因为吃食物可以促使面部肌肉运动，包括支配眼球运动的肌肉，使之有效地发挥调节眼睛晶状体的能力。因此，根据儿童的牙齿发育情况，给予如胡萝卜、土豆、黄豆、水果等耐嚼的硬质食品，增加咀嚼的机会，可预防近视的发生。

3. 少吃甜食

由于高糖饮食与近视的关系密切，在孩子们的成长过程中适当控制甜食摄入也是预防近视的有效措施。

（九）眼保健操

现在还没有科学依据证明单纯靠眼保健操能治疗或矫正近视，但不能否认眼保健操缓解眼部疲劳的护眼作用。另外，按时做眼保健操为孩子提供了眼睛休息的时间，因此，家长应引导孩子在学校认真对待眼保健操，动作准确、到位，切莫敷衍了事。

网上流传的"神奇眼球操"虽然能起到锻炼和强健眼球的作用，但拯救近视、散光、老花、飞蚊症、白内障等一系列问题的功效显然被夸大了。此外，近视的防控需要多方面努力，不能仅寄希望于眼保健操。

（十）正确看待治疗近视的广告

很多家长一旦发现孩子已经近视了，或者孩子近视发展速度较快，往往表现得极度的焦虑，病急乱投医，听说哪里有什么治疗近视偏方，不计代价都去试一下，结果往往劳民伤财，无功而返。

某些厂家宣传用按摩仪、护眼仪、"某某神镜"等治疗近视，许多家长不惜花费大量金钱为孩子购买近视治疗"神器"。

家长们应该记住一点：在现有的医疗条件下，近视不可治愈，只可防控。国家禁止在近视矫正宣传广告中使用"康复""恢复""降低度数""近视治愈""近视克星"等词汇。对于此类广告，我们可直接认为其为"假"广告，不可信。

二、控制近视发展的方法

近视的真正危害在于高度近视（大于 600 度）病理性近视。如果是普通近视（小于等于 600 度）一般不会有致盲的风险。近视都是逐渐发展的，开始是轻度近视，继而中度近视、高度近视，有的成为病理性近视。病理性近视是致盲性的，所以近视眼治疗的主要目的应该是控制近视进一步加深，即近视防控的概念。单纯改善近视患者的当时视力，被称为近视矫正。其治疗手段分为三类：

第一类，只有近视矫正作用的方法：屈光手术、单光框架眼镜、标准隐形眼镜等。

第二类，只有近视控制作用的方法：低浓度阿托品眼药水、户外活动等，对于这类干预，患者还需配眼镜才能看清远处。

第三类，既有近视矫正，又有近视控制作用的方法：角膜塑形镜、渐进多焦点镜、周边离焦镜、离焦软镜等。

（一）近视防控的办法

目前眼科学术界认可的方法主要有三种：放松调节、控制离焦、增加光照。

（1）放松调节

通过近视形成的机制理解，过近、过久视物造成眼肌过度调节，引起调节滞后，导致眼球代偿性眼轴变长。放松调节的防控近视方法有很多，譬如：①用低浓度阿托品眼药水舒缓眼肌调节；②增加户外看远放松眼肌调节；③当眼镜分两个区域时（如棱镜双光镜、渐进多焦点镜），看近区域加度数减少眼肌调节；④戴凸透镜的雾视法放松眼肌调节。这些方法都有科学依据，并得到了大量的临床试验验证。

（2）控制离焦

配戴普通单光镜片的近视患者，虽然中心视力处的物像投影在视网膜上，但其外围都投影在视网膜后方，这种现象就叫做视网膜周边远视性离焦，这种离焦状态导致视网膜向后伸长，眼轴长度延长，从而引发近视程度进一步加深，这也就是孩子的度数为什么会不断上升的原因。研究表明，通过矫正视网膜周边远视性离焦，就可以缓解近视眼度数的不断增加。

（3）增加光照

关于增加光照，主要源于近视流行病学调查的分析。多个近视流行病学研究发现，每天 3 个小时的户外活动可以明显减少近视眼的患病率。

为什么户外活动能减少近视的发生呢，有两种解释。其一，户外远眺可放松眼肌调节。我们建议中小学生每天户外活动时间 3.5 个小时来防治近视，并将这个时间细分为：上学来回路途 0.5 小时，课间活动 1 小时，户外上课 1 小时和放学后活动 1 小时。这里需要强调一个概念，户外活动不光是指户外运动（如踢球），哪怕在户外待着也是可以的，所以户外活动与运动无关，而是与户外有关。青少年在阳光下进行户外活动，接受自然光线的照射，不仅对眼睛有保护作用，甚至对其身心健康也有好处。其二，户外全光谱的阳光有益于防控近视，室内窄光谱的灯光是导致近视的原因。

（二）防控近视方法的辨识

目前国内有各种防控近视的方法，它们承诺的是治疗后能提高视力、摘掉眼镜。这些承诺非常吸引人，以为近视是可以被治愈的。实际上它们承诺的并不科学。经常有人问："医生，我孩子是真性近视还是假性近视？"这些其实是在国内流传很久的"假性近视"谬论。在许多人的观念中，青少年会先有一个假性近视的阶段，可以通过非手术的治疗手段恢复视力。如果没有正确地干预治疗，就会发展成为真性近视，因此，真近视之前的假近视治疗就显得很重要。

但是这种想法是错误的。假性近视的早期，如果给予足够的重视，及时治疗，让紧张的肌肉放松下来，近视状态会消失。但是，能在早期就诊的人是少数，大部分假性近视的孩子都是在视力明显下降，变成混合性近视（真性近视+假性近视）时才来就诊，已经错过了最佳治疗时期。设想一个混合近视的孩子，如果用了按摩、辅助仪器治疗后，假性近视消失，远视力得到一定改善，由此误认为这类仪器可以治疗近视，造成过度依赖这些方法，从而拒绝去医院验光配镜，定期随诊，忽视了真性近视，反而会造成近视进展得更快。因此提醒各位家长对近视一定要有一个清晰的认识，目前国际上没有可以治疗的方法，只能延缓进展，不要轻信市面上可以治疗近视的产品。

屈光度和眼轴可以科学评价防控近视的方法。屈光度就是我们常说的近视度数，度数越大说明近视程度越深。眼轴是眼球的长度，近视眼主要是眼轴过度延长，一般来说延长的眼轴不会恢复。除非是软体动物，如蜗牛的眼睛，它依靠眼轴长短变化来调节看近、看远。什么是好的近视防控方法，它不会单纯以一个权威专家的说法为依据，而是要有理论学说的支持，并且有诸多的、标准化的临床试验结果作为依据。根据国际上大量近视防控临床试验的结果总结出来的控制近视方式都被证明是有效的，且有效性自上而下逐渐减弱，依次为低浓度阿托品眼药水、角膜塑形镜、周边离焦镜、渐进多焦点镜、户外活动。

（三）评估近视易感性及遗传度

家长带孩子看近视眼，最常见的问题就是"我孩子的近视是遗传的吗？""家长一方是高度近视，另一方没有近视，孩子会遗传谁呢"。目前做基因检测不仅费用昂贵，而且可能没有答案。

对此问题其实有简单、经济、有效的评估方法，这就是一家人均做免散瞳眼底照相，从眼底视盘及血管形态的一致性，就可以初步判断孩子的眼底是像父亲还是像母亲，如果妈妈是近视，爸爸不是近视，孩子像妈妈，那么我们可以初步判断孩子今后发生近视的可能性大。此外，还可以看眼底视盘的大小，小视盘易为远视，大视盘易为近视。从遗传学角度分析，高度近视遗传的可能性大，普通近视往往是环境因素及生活习惯造成的。

因此，看近视门诊不要忽略眼底照相检测，监测视盘周围萎缩弧改变可警示学生及家长对近视防控的重视。

（四）阅读姿势和用眼程度的监测

一般认为，在维护健康的诸多因素中，医疗干预的作用只占1成，遗传因素占2成，环境因素占3成，生活方式占4成。所以说在近视防控中，合理的阅读及生活方式是最重要的。

用智能穿戴传感器可有效地监测、分析我们的阅读及生活方式。这些传感器可配戴在眼镜架、耳朵、胸前或桌上。配戴在眼镜架上及桌上可监测阅读距离、阅读光谱等因素，配戴在胸前可监测阅读坐姿、运动、心率等因素，运动反映了户外活动的情况，静态心率反映心理压力状况，这些都与近视有关。

（五）治疗方式和用眼习惯对近视防控的重要性

早在1982年，中央十部委已经强调防治学生近视的重点在学校，制定和采取了一系列近视防控相关政策及措施，然而，并未能总体上起到高效的预期防控效果。影响我国青少年近视防控的根本原因是信息化社会的发展、生活方式的改变及应试教育的现状。多数人会认为选择正确的治疗方式就可以有效地控制近视发展，但是很遗憾，目前没有一种近视防控治疗方式，能够像用抗生素治疗感染一样快速有效地治愈近视。因为近视的成因主要是由生活习惯所致，只有改变用眼及生活习惯，才能有效控制近视发展。

然而近视发展符合慢性疾病发展规律，病情是不可逆的，早期丝毫无感觉，晚期却难以控制。特别是近视多发生在孩子时期，近视加重了通过换一副眼镜，视力就提高了，近视似乎"治愈"了。那么在近视早期，有没有一种能展示给他们的特征性改变，较早地提醒、警示他们呢？这还需要科学家们进一步去探索。

（六）视网膜的年龄评估

眼球后段的球腔膜性结构粗略地分三层，从里往外分别是视觉细胞为主的视网膜、血管为主的脉络膜、坚固纤维为主的巩膜。视网膜中还有一层类似暗箱的色素上皮层，随着视网膜老化视网膜色素上皮层会退化、消退。年轻时正常眼由于有色素上皮遮挡作用，眼底照相只能看到表层的视网膜树枝状分布的血管。老年后正常眼视网膜色素上皮逐渐消退，眼底照相就能看到视网膜下脉络膜的血管。脉络膜血管是网状分布，呈豹纹状。也就是说，脉络膜豹纹状血管越显露，说明视网膜越老化，而近视眼在年轻时就会出现豹纹状眼底。

如何能客观定量地评估呢？用计算机图像识别或人工智能的算法可以自动提取脉络膜血管的影像，根据血管的多少，就可以自动量化评估视网膜的老化状况。

（七）建立近视防控的电子健康档案

好的健康管理离不开电子健康档案，目前患者在医院看病没有自己的电子健康档案，因此患者无法在网上获得远程专家的影像会诊。目前医院的医疗信息多数不能共享，患者每到一个医院都要重新进行检查，不能信息共享的重复检查不仅费时费钱，还失去随诊监测的价值。更重要的是，连续、完整、准确的信息记录是健康管理的基础。尤其是在信息时代，智能穿戴产品能实时记录监测我们的生命体征、生活习惯，这些信息使健康管理精细化、个性化、科学化。

理想的近视电子健康档案具备以下几种特点：

①通过微信"扫一扫"医院的相关二维码，就可获得近视防控档案的公众号。

注意：一定要实名注册，否则您的注册名不能与医院的实名匹配，就无法获得医院的检测信息。

②眼底影像应该是原始数据，因为打印复印的影像清晰度很差，会诊价值不大。

③电子健康档案最好基于微信管理，可预约专家远程会诊、影像检查等服务。

④有智能管理功能，提醒您复诊、用药，帮助预约会诊、检查及手术。

⑤档案最好是家庭成员相关联的健康档案，可以分析疾病家族史、过敏史、遗传性等因素。

建立青少年屈光档案是青少年近视防控的有效手段,有利于及早发现近视眼高危儿童,有利于进行有针对性的重点防控,还有利于了解我国青少年的眼部参数。

（八）借助大数据人工智能进行近视防控

研究和探索评价近视进展的早期指标，建立评价近视干预是否有效的眼底指标，建立预测近视发展和高度近视发生的指标和风险评估模型，都是在近视研究中亟待解决的问题。不良用眼习惯是造成近视的主要原因，但是我们目前缺乏监测手段及精确的数据。近视防控的流行病学研究及临床研究也应该采用智能监测手段，进行智能大数据分析、智能辅助诊断。对近视致病因素及发展阶段的细分多维度量化、标准化是实现人工智能辅助防控的基础，从而实现近视防控精准个性化、服务模式规范化、学生主动参与的一体化管理。

然而我国多年来对儿童眼健康发育监测的方法简单，仅选取远视力和电脑验光作为幼儿园、学校的儿童眼健康检查的视觉指标，远远不能反映眼健康的状态。儿童视觉系统与身体发育一样处于发育状态，常常不能达到成人标准视力，其次，儿童弱视诊断的泛化（幼儿园视力筛查时视力低于 1.0 即发放弱视或儿童视力低于正常的通知），正常生理发育的远视状态和散光状态常常被过早诊断为"弱视",并且在没有动态监测下过度进行刺激视觉发育的视觉训练，使眼球向过度正视化方向发育，从而加速了眼球的正常发育。

防治青少年近视眼应从幼儿做起，减少高度近视尤其是病理性近视的患病率并减少其致盲。在防控模式中，以预防为重中之重，需要家庭、学校、医疗卫生机构、学生的共同努力。

近视防控受诸多复杂因素影响，如果要利用人工智能技术分析、诊断，并给出可靠的个性化处理方案，首先要对数据进行分类及量化、标准化。我们把近视相关的因素分为 6 个维度，每个维度进行量化、标准化。这 6 个维度只是基本，还有一些因素没有被纳入，譬如户外活动量、阅读的光谱因素、学习的心理压力等。

（1）易感度。

通过比较学生与父母眼底形态的一致性，预测学生近视的遗传度。通过观测学生视盘大小，评估学生近视的易感度。视神经进入眼球的入口为圆盘状，因此称为视盘。视盘中央白色区域在立体观测下是个凹陷区，因而称为视杯。一般来说视盘越大，视杯也越大，这是生理性变化特征。研究显示小视盘者多为远视眼，大视盘者多为近视眼。

（2）风险度。

近视致盲主要是指高度近视及病理性近视，风险度评估主要是指患高度近视的风险。近视发生发展呈窗口期的特点，即 18 岁以前有发生近视的风险。评估高度近视的风险主要从两个角度进行：近视发展速度及发生的早晚。

①近视发展速度：主要是监测屈光度的每年变化，如果每年近视屈光度改变 50 度（0.50D），发生高度近视的可能性相对小，如果每年屈光度改变大于 100 度（1.00D），就会发生高度近视。对此应该高度重视，分析其原因。

②近视发生的早晚：近视发生越早,窗口期越长。6 岁发生近视，窗口期 12 年，因此发生高度近视的风险极高；9 岁发生近视，窗口期 9 年，发生高度近视风险高；12 岁发生近视，窗口期 6 年，发生高度近视风险低；15 岁发生近视，窗口期 3 年，发生高度近视风险极低。有效的疾病防控就是针对高危因素及高危人群。最重要的是针对学龄前近视的防控，教育部提出的幼儿园"去小学化"的学前教育抓住了问题的要害。另外，年轻家长工作忙，用平板电脑、手机哄孩子也是十分有害的。小学生与初中学生近视也是防控的重点。

③裂变度：主要监测眼底视盘周围萎缩弧的改变。用计算机图像配准的方法把随诊的影像叠加，医生可以通过闪烁观测视盘周围萎缩弧是否扩大来评估近视是否进展。

④用眼度：监测坐姿前倾的角度、持续时间，可以评估学生看书的距离、持续性及阅读总量。某时段坐姿前倾角度主要通过多点采集的平均值表示。伴随平均值的标准差可反映某坐姿的持续性，标准差越小，表示某坐姿的持续性越久。

⑤干预度：干预有效性的强弱分级依次为：低浓度阿托品、角膜塑形镜、周边离焦镜/渐进多焦镜、普通眼镜、户外活动。

⑥病理度：根据国际学术界标准。在前面的病理性近视中有介绍，在此不赘述。

数据的多维分类及量化标准化，如果没有系统性构架，"一锅烩"是做不好分析的，利用大数据、人工智能技术要系统性设计。其步骤如下：

第一步，应该建立近视易感度、遗传度的不同人群分组，如果不分组，后续用眼度、干预度等分析均不可靠。

第二步，建立近视进展的标准，对此有两种方法评估。①电脑验光：严格说应该散瞳验光，因为不散瞳验光，眼内肌有时处于紧张状态，近视度数会被高估（但是多数患儿及家长不愿散瞳验光，因为散瞳后患儿会畏光、看近不清晰，家长要多跑几趟医院）。

②免散瞳眼底照相：通过观察视盘周围萎缩弧有否改变，明确近视是否进展。这种方法快捷简单，而且患儿及家长看到病变所在，会更注重近视防控。

第三步，分析近视发展相关的影响因素，主要有两个因素。

①用眼度：分析患儿看书、做作业的距离是否太近，持续的时间是否太长，通过各种智能穿戴产品即可监测。

②干预度：当前治疗干预的强度是否需要调整。如果用眼度异常，应该注意调整；如果用眼度正常，就应该改变干预方法。需要注意，这些数据是否正常都要与基于大数据的正常数据比较，必须是同类可比的数据。因此建立不同易感人群的数据库十分重要，数据的量化、标准化也尤为重要。

（九）人工智能在近视防控中的应用

近年来人工智能在各行各业都得到普遍的应用，例如世界围棋大赛中人工智能战胜人类世界冠军。在医学特别是影像学诊断中，很多人工智能的影像诊断准确率达到90%以上，它能否替代传统的医生进行诊断呢？目前技术条件下肯定不行，但是作为医生的辅助工具，它能提高医生的会诊效率及质量。

在近视防控中，采用六维量化近视防控的人工智能要优越于传统方法，其表现在：①新模式中数据维度及精确程度比传统方式更丰富；②传统方式没有近视易感度、遗传性的评价，即个体差异没有考虑；③传统方式没有用眼度的量化监测。合理用眼、科学分析、主动参与是近视防控的关键环节；④对于多维、复杂大数据分析决策，人脑比不过人工智能。

三、近视防控流程的实施框架

近视防控流程的实施框架分为三阶段十步曲，以确保近视防控的常态化。

（一）三个阶段：连续性的近视防控体系

第一阶段：假期，将寒暑假作为近视防控系统监测的起点。
第二阶段：开学，维持假期的防控结果。
第三阶段：并发症的防治，对于预测18岁达到500度的近视需要准备近视并发症的预防和治疗。

（二）十步曲：近视防控的具体可操作性流程

1. **第一阶段。**

假期，第一至七步，即寒暑假期间，检查、预测和近视防控流程。

在检测之前，应具备有关的基本设备，在综合评估之前，应将有关检查项目次完成，汇总有关参数，建立眼健康档案、追踪随访，设计个性化的综合干预措施。

（1）检测：四步系统检测。

177

第一步：初诊，

第二步：3~7 天用药，

第三步：3~7 天复诊，

第四步：21 天复诊。

（2）评估。

第五步第一项：综合评估。

（3）诊断。

第五步第二项：全面诊断。

（4）观察。

第六步：建立眼健康档案并追踪随访。

（5）干预。

第七步：综合干预。

2. 第二阶段

开学后,第八至九步,即持续假期的有关近视防控措施。

采用儿童青少年眼睛健康保健的新思路,实现在现有的特定环境中、在现代信息化社会中,确保近视防控的连续性。

（1）第八步（开学后）：日常生活中每天必做。

①全光谱概念。增加户外活动时间, 或多接触自然光。拒绝给儿童使用冷光源的照明, 使用热光源的白炽灯阅读照明, 阅读时的稳定光源（非冷光源）可能减少高频、高能量的短波长人造光线对视觉的影响, 40~60W, 自左上方、低于眼睑裂平面斜照, 桌面亚光。增加睡眠, 避免夜间夜灯或生活中的红光, 减少夜间照明时间, 可能减少光线对视网膜发育的刺激。上学时选靠窗户座位；家中学习桌靠窗户置放, 尽量白天完成作业。恢复符合生物钟的生活方式。日出而作日落而息。恢复夏时制和冬时制,充分利用自然光。

②生活饮食。有色蔬菜, 如西兰花, 全谷、坚果；补充微量元素、维生素, 减少甜食, 有近视家族史的家庭, 改善生活习惯。

③改善眼脉络膜微循环, 抗氧化自由基。多次小量的有氧运动, 如跳绳 100 次, 上楼 5~7 层, 每层约 10 级台阶, 保持心率 100 次/分钟, 打乒乓球、游泳。根据年龄强制性规定集中近距离学习时间如幼儿 3~6 岁 10~20 分钟一节课, 最少保证日间户外 6 小时活动：小学 30 分钟一节课, 中学 40 分钟一节课, 并课间强迫室外活动, 最少保证日间户外累计 2 小时活动。

④降低眼球局部温度, 增强巩膜胶原纤维抗张力能力, 降低眼球可扩张性。冷敷：如眼贴或美眼冰袋冷敷, 置于双眼, 每次 10 分钟,每天 1~2 次。降低室内温度。减少着衣,

保持较低体温。增加富含胶原食品，如猪蹄、羊蹄。

⑤监测眼球随身体发育的增长速度。建立眼健康档案，利用五一、十一节日以及寒、暑假，每 3 个月复查监测视力、验光、眼压、眼轴以及身高体重，特别注意不同性别在不同年龄的快速发育期身体发育速度。及时与主治医生沟通，输入健康档案。

⑥增加脉络膜牵拉，减少巩膜张力。加强眼球的辐辏训练，以适应近距离负荷过重的需求，如辐辏训练 15 次/天，远眺绿色物体 5 分钟/小时，双眼视功能训练。

⑦改善近距离阅读姿势，保持直立头位，以保证巩膜表层静脉压低水平，有利于房水排出，减少巩膜张力。对学习桌椅的要求：具有随儿童发育可以调节桌椅高低，以适合保持正确的阅读姿势。如桌面 15°倾斜，桌高位于腰部；椅高使大腿下斜 15°；双肘自然放置于桌面，桌面呈木色亚光。下午写作业前：复方托吡卡胺眼液点双眼 1~3 次，每眼每次 1 滴，每次间隔 5 分钟，20 天 1 疗程，每月停 10 天，或每周停 2 天。注意压迫泪点。

⑧控制近视的局部机理，即受体负反馈机制以及生长发育中眼球扩张产生的巩膜组织重建，MMP 金属蛋白酶组织溶解抑制剂对巩膜溶解抑制作用，以及平衡交感/副交感神经低水平下的失平衡状态。0.01%~1.00%阿托品眼液/眼用凝胶、1%环戊通眼液的应用，目的是 2 个：抑制副交感神经相对亢进和抑制巩膜胶原溶解的 MMP 作用，每天 1 次/每周隔日 1 次/每周单眼 1 次，即每眼隔日 1 次；或每天 1 次，持续 1 个月。户外活动时需戴小孔眼镜或偏光/变色墨镜，减少光线的刺激。拟交感神经剂的复方托吡卡胺的应用，同时改善坐姿和近距离阅读头位，每天晚饭时点 1~3 次。

⑨降低眼球内扩张力。控制目标眼压 13 mmHg 以内，同时根据角膜厚度以及角膜生物力学特性校正目标眼压值。增加调节训练降低眼压。增加脉络膜通道的房水排出（在 30 岁以下人群占 35%~55%）。利用接触镜，如 RGP、OK 镜的组织接触抑制生物效应和眼压描计效应。有效的有氧运动降低眼压。

⑩眼视觉中的光学矫正和双眼视功能的重建。光学矫正达到最佳视网膜成像、恢复正常调节/集合比例的屈光基础,消除视网膜周边/中心离焦对眼轴发展的作用，对过度近视化过程进行一定程度的抑制或控制。近视初发期，学龄儿童屈光度大于 − 1.00 D、视力低于 0.5 时，需要光学矫正达到最佳视网膜成像、恢复正常调节/集合比例的屈光基础。进行标准验光后，配足矫框架眼镜/全焦眼镜，首先散光足矫，球镜度数选择最佳成像屈光度数，选择非球面镜片，保持光学中心区的镜架。配 RGP，每天白天至少配戴 12 小时，但家长不能配合时不宜配戴。其他 OK 镜、渐进多焦镜、棱镜、下加正镜须有严格适应症时才能使用。双眼视功能中的集合功能、调节功能以及眼球运动功能的训练，如反转拍 Brock 线、集合卡、远近视标、立体视。眼位异常时的手术治疗，如交替性斜视、间歇性斜视、微小斜视。

（2）第九步（放假前准备）：期末考试结束即刻与医生联系。

进入五一、十一小长假时，注意每 3 个月的眼生物参数监测眼保健流程；当期末考试结束时，即刻与医生联系，准备好所有既往资料和档案、病历、用药以及将咨询的问题写在本子上，注意在不同年龄段与屈光度、眼轴和身高的关系，对年龄和近视程度、眼轴和身高进行定位。

①年龄分段。出生至 2 岁是先天性眼病高发期。学龄前 3~5 岁是远视储备期，约需+3.00 D，还有认知的发育完善过程。6~9 岁是隐性近视或近视发病期，晶状体屈光度潜在性补偿眼轴的增长，同时还存在晶状体张力性调节产生的+1.50 D 屈光波动，特别是睫状肌麻痹后，可补偿−1.50D 的近视状态，呈现"假性近视"或"调节性近视"的假象，对医生和家长造成延迟近视防控的侥幸心理，延误最佳近视防控期。10~12 岁是近视快速增长期，进入初一可以回退；特别关注 OK 镜形成的近视隐性进展。初中 13~15 岁是近视快速突增期，进入高一可以回退。高中 16~18 岁是持续缓慢增长期，可能发生近视相关并发症。大学 19~23（24）岁仍有−1.00 D 近视的进展；可能发生原发性孔源性视网膜脱离、近视性正常眼压性开角型青光眼、近视性黄斑病变；特别关注角膜屈光手术后的隐性青光眼。24（25）岁后近视度数−5.00 D 以上的高度近视可能发生近视性多种并发症，以及眼组织的过早退行性病变。进入高度近视启动 5 年防线。30 岁以上的高度近视可能终身持续进展，发生退行性病变。

②屈光度分段。下面各年龄段的 2 个参数分别为中度和高度近视的警戒标准，需将自然增长速度以及产生的远视缓冲预算在内。6 岁前，0.00 D，−1.00 D，（+3.00 D）。10 岁前，−1.00 D，−2.00 D，（+2.00 D）。15 岁前，−2.00 D，−4.00 D，（+1.00 D）。18 岁前，−3.00 D，−5.00 D，（+0.50 D）。

③眼轴分段（表 4-2）。

表 4-2 儿童眼轴发育均值表

年龄	年增长均值/mm	眼轴标准均长/mm	上限均值/mm
出生第一年	0.6	16.2	—
1~满 2 周岁	0.6	17.7	—
3~满 4 周岁	0.5	18.7	20.5（参考）
5~满 6 周岁	0.4	19.6	21.1
7~满 8 周岁	0.4	20.3	21.5
9~满 10 周岁	0.4	21.1	22.0
满 11 周岁	0.3~0.4	21.6	22.4
满 12 周岁	0.3~0.4	22.0	22.6
满 13 周岁	0.3	22.4	22.9
满 14 周岁	0.3	22.7	23.2
满 15 周岁	0.2~0.3	23.0	23.6
满 16 周岁	0.2~0.3	23.3	23.9
满 17 周岁	0.2	23.5	24.1
满 18 周岁	0.2	23.7	24.3
满 19 周岁	0.1	23.8	24.5
满 20 周岁	停止	24.0	24.7

④身高分段（表4-3、表4-4）。

表4-3　最新0~18岁儿童青少年身高百分位数值表（男）

年龄	3rd	10th	25th	50th	75th	90th	97th	占成人期身高比值
				身高/cm				
出生	47.1	48.1	49.2	50.4	51.6	52.7	53.8	0.292
2月	54.6	55.9	57.2	58.7	60.3	61.7	63.0	0.339
4月	60.3	61.7	63	64.6	66.2	67.6	69.0	0.374
6月	64.0	65.4	66.8	68.4	70.0	71.5	73.0	0.396
9月	67.9	69.4	70.9	72.6	74.4	75.9	77.5	0.420
12月	71.5	73.1	74.7	76.5	78.4	80.1	81.8	0.442
15月	74.4	76.1	77.8	79.8	81.8	83.6	85.4	0.462
18月	76.9	78.7	80.6	82.7	84.8	86.7	88.7	0.479
21月	79.5	81.4	83.4	85.6	87.9	90.0	92.0	0.495
2岁	82.1	84.1	86.2	88.5	90.9	93.1	95.3	0.512
2.5岁	86.4	88.6	90.8	93.3	95.9	98.2	100.5	0.540
3岁	89.7	91.9	94.2	96.8	99.4	101.8	104.1	0.561
3.5岁	93.4	95.7	98.0	100.6	103.2	105.7	108.1	0.583
4岁	96.7	99.1	101.4	104.1	106.9	109.3	111.8	0.603
4.5岁	100.0	102.4	104.9	107.7	110.5	113.1	115.7	0.624
5岁	103.3	105.8	108.4	111.3	114.2	116.9	119.6	0.644
5.5岁	106.4	109.0	111.7	114.7	117.7	120.5	123.3	0.664
6岁	109.1	111.8	114.6	117.7	120.9	123.7	126.6	0.682
6.5岁	111.7	114.5	117.4	120.7	123.9	126.9	129.9	0.698
7岁	114.6	117.6	120.6	124.0	127.4	130.5	133.7	0.718
7.5岁	117.4	120.5	123.6	127.1	130.7	133.9	137.2	0.735
8岁	119.9	123.1	126.3	130.0	133.7	137.1	140.4	0.753
8.5岁	122.3	125.6	129.0	132.7	136.6	140.1	143.6	0.768
9岁	124.6	128.0	131.4	135.4	139.3	142.9	146.5	0.784
9.5岁	126.7	130.3	133.9	137.9	142.0	145.7	149.4	0.798

续表

年龄	3rd	10th	25th	50th	75th	90th	97th	占成人期身高比值
	身高/cm							
10 岁	128.7	132.3	136.0	140.2	144.4	148.2	152.0	0.812
10.5 岁	130.7	134.5	138.3	142.6	147.0	150.9	154.9	0.825
11 岁	132.9	136.8	140.8	145.3	149.9	154.0	158.1	0.841
11.5 岁	135.3	139.5	143.7	148.4	153.1	157.4	161.7	0.859
12 岁	138.1	142.5	147.0	151.9	157.0	161.5	166.0	0.880
12.5 岁	141.1	145.7	150.4	155.6	160.8	165.5	170.2	0.901
13 岁	145.0	149.6	154.3	159.5	164.8	169.5	174.2	0.924
13.5 岁	148.8	153.3	157.9	163.0	168.1	172.7	177.2	0.944
14 岁	152.3	156.7	161.0	165.9	170.7	175.1	179.4	0.961
14.5 岁	155.3	159.4	163.6	168.2	172.8	176.9	181.0	0.974
15 岁	157.5	161.4	165.4	169.8	174.2	178.2	182.0	0.983
15.5 岁	159.1	162.9	166.7	171.0	175.2	179.1	182.8	0.990
16 岁	159.9	163.6	167.4	171.6	175.8	179.5	183.2	0.994
16.5 岁	160.5	164.2	167.9	172.1	176.2	179.9	183.5	0.996
17 岁	160.9	164.5	168.2	172.3	176.4	180.1	183.7	0.998
18 岁	161.3	164.9	168.6	172.7	176.7	180.4	183.9	1.000

表 4-4　最新 0~18 岁儿童青少年身高百分位数值表（女）

年龄	3rd	10th	25th	50th	75th	90th	97th	占成人期身高比值
	身高/cm							
出生	46.6	47.5	48.6	19.7	50.9	51.9	53.0	0.309
2 月	53.4	54.7	56.0	57.1	58.9	60.2	61.6	0.357
4 月	59.1	60.3	61.7	63.1	61.6	66.0	67.1	0.393
6 月	62.5	63.9	65.2	66.8	68.4	69.8	71.2	0.416
9 月	66.4	67.8	69.3	71.0	72.8	74.3	75.9	0.442
12 月	70.0	71.6	73.2	75.0	76.8	78.5	80.2	0.467

续表

年龄	3rd	10th	25th	50th	75th	90th	97th	占成人期身高比值
				身高/cm				
15 月	73.2	74.9	76.6	78.5	80.4	82.2	84.0	0.489
18 月	76.0	77.7	79.5	81.5	83.6	85.5	87.4	0.507
21 月	78.5	80.4	82.3	81.1	86.6	88.6	90.7	0.526
2 岁	80.9	82.9	84.9	87.2	89.6	91.7	93.9	0.543
2.5 岁	85.2	87.4	89.6	92.1	91.6	97.0	99.3	0.573
3 岁	88.6	90.8	93.1	95.6	98.2	100.5	102.9	0.595
3.5 岁	92.4	94.6	96.8	99.1	102.0	104.1	106.8	0.619
4 岁	95.8	98.1	100.4	103.1	105.7	108.2	110.6	0.642
4.5 岁	99.2	101.5	101.0	106.7	109.5	112.1	114.7	0.664
5 岁	102.3	104.8	107.3	110.2	113.1	115.7	118.4	0.686
5.5 岁	105.4	103.0	110.6	113.5	116.5	119.3	122.0	0.707
6 岁	108.1	110.8	113.5	116.6	119.7	122.5	125.1	0.726
6.5 岁	110.6	113.4	116.2	119.1	122.7	125.6	128.6	0.743
7 岁	113.3	116.2	119.2	122.5	125.9	129.0	132.1	0.763
7.5 岁	116.0	119.0	122.1	125.6	129.1	132.3	135.5	0.782
8 岁	118.5	121.6	124.9	128.5	132.1	135.4	138.7	0.800
8.5 岁	121.0	124.2	127.6	131.3	135.1	138.5	141.9	0.818
9 岁	123.3	126.7	130.2	131.1	138.0	141.6	145.1	0.835
9.5 岁	125.7	129.3	132.9	137.0	141.1	144.8	118.5	0.853
10 岁	128.3	132.1	135.9	140.1	144.4	148.2	152.0	0.872
10.5 岁	131.1	135.0	138.9	143.3	147.7	151.6	155.6	0.892
11 岁	131.2	138.2	142.2	146.6	151.1	155.2	159.2	0.913
11.5 岁	137.2	141.2	145.2	149.7	154.1	158.2	162.1	0.932
12 岁	140.2	144.1	148.0	152.1	156.7	160.7	164.5	0.949
12.5 岁	142.9	146.6	150.4	154.6	158.8	162.6	166.3	0.963
13 岁	145.0	148.6	152.2	156.3	160.3	161.0	167.6	0.973
13.5 岁	146.7	150.2	153.7	157.6	161.6	165.1	168.6	0.981

续表

年龄	3rd	10th	25th	50th	75th	90th	97th	占成人期身高比值
				身高/cm				
14 岁	147.9	151.3	154.8	158.6	162.4	165.9	169.3	0.988
14.5 岁	148.9	152.2	155.6	159.4	163.1	166.5	169.8	0.993
15 岁	149.5	152.8	156.1	159.8	163.5	166.8	170.1	0.995
15.5 岁	149.9	153.1	156.5	160.1	163.8	167.1	170.3	0.997
16 岁	149.8	153.1	156.1	160.1	163.8	167.1	170.3	0.997
16.5 岁	149.9	153.2	156.5	160.2	163.8	167.1	170.4	0.998
17 岁	150.1	153.1	156.7	160.3	164.0	167.3	170.5	0.998
18 岁	150.4	153.7	157.0	160.6	164.2	167.5	170.7	1.000

3. 第三阶段

已经近视，即对已经进入近视的人群应该启动近视并发症预防和治疗流程。

第十步：近视并发症的防治分为预防性监测和预防性治疗。进入中高度近视人群，无论年龄大小，必须时刻警惕近视三大失明性并发症：视网膜脱离、正常眼压性开角型青光眼和近视性黄斑病变。

所以在上述检查的基础上，要增加以下检查项目，并动态监测（每 3~6 月复查）和必要时的预防性治疗干预。

（1）预防性监测。

在眼健康档案的基本检查的基础上，要增加预测并发症发生和发展的眼底功能和形态学检查项目，并动态监测（每 3~6 个月复查）。

①视网膜－脉络膜界面:病理性近视黄斑病变。形态:眼底后极部照片、FFA 联合 ICGA、OCT/EDI、B 超。功能：10°视野、M-ERG、明-ERG、P-VEP 、Ops。

②视网膜玻璃体界面：玻璃体病变和周边视网膜退行性病变。形态：眼底三面镜检查、间接眼底镜、玻璃体病变（裂隙灯，90 D 前置镜）、A/B 超、眼底 200 度照片或拼图。功能：90°视野、F-ERG、F-VEP。

③视盘－视神经界面，近视性变异性开角型青光眼（正常眼压性/低眼压性）。形态：房角，视盘照片（立体）、OCT 视盘形态分析、RNFL 分析、眼压分析［包括校正眼压=眼压+（550－角膜厚度）× 5/70 mmHg、眼压描计、24 小时眼压、青光眼激发试验］、角膜厚度分析、角膜弹性滞后 ORA。功能：30°视野、M-ERG、M-VEP、P-ERG。

④眼位不正/斜视和双眼视功能异常。调节功能：负相对调节 NRA 检查，调节反应 BCC 检查，正相对调节 PRA 检查，调节灵活度检查 flipper，调节幅度检查 AMP。集合功能：worth4-dot 检查，立体视检查，远距离水平隐斜，近距离水平隐斜，AC/A 检查，集合近点 NPC。眼球运动：扫视运动、注视运动、返回运动、追随运动、前庭眼反射、视动性眼震。

⑤高度近视性白内障。晶状体核、后囊混浊的评估，对视力的影响，对眼底检测的影响，晶状体手术的时机和意义。

（2）预防性治疗。

当眼轴超过 25 mm、近视屈光度超过 −4.00 D 时，应进行有关科普知识宣传，关注近视眼早期退行性病变和多种失明性严重并发症；坚持控制的理念和信心，维持相关生活饮食等食疗措施；实现严格的随访性监控和及时实行预防性治疗。

①视网膜 − 脉络膜界面：病理性近视黄斑病变，抗衰老（善存片、维生素 C、维生素 E、维生素 AD、多维片、钙），神经/细胞支持剂（能量合剂、胞磷胆碱、甲钴胺/Vit12、辅酶 Q10、肌苷），改善微循环（有氧运动、递法明、丹参、葛根素/黄豆素苷元忒、可元/多贝斯/复方血栓通、刘石氏化瘀增视散），复方樟柳碱点眼/颞浅动脉旁皮下注射，每次每侧 1~2 ml，每天 1 次，10 天一疗程，每月停 10 天，或每周停 2 天。黄斑保护（偏光镜、食疗、叶黄素、迈之灵、尼目克司、派立明、施图伦），控制后葡萄肿（[后巩膜加固术、胶原交联术，冷敷，降眼压（美开朗、拉坦前列素眼液）]。

②视网膜 − 玻璃体界面：玻璃体病变和周边视网膜退行性病变、视网膜脱离；玻璃体病变，飞蚊症，减缓玻璃体液化过程（食疗、抗衰老、偏光镜、氨碘肽、施图伦）；周边视网膜退行性病变和原发性孔源性视网膜脱离（有氧运动、改善微循环、抗衰老、刘石氏化瘀增视散，预防性赤道光凝）。

③视盘 − 视神经界面：近视性变异性开角型青光眼（正常眼压性、低眼压性），眼压控制在 13 mmHg（美开朗、拉坦前列素）。

④眼位和双眼视功能的重建：隐性斜视、间歇性斜视、显性斜视、固定性内斜视；全矫手术、棱镜、调整框架镜，视功能训练。

⑤晶状体混浊，裸眼最佳视力的追求，改变生活质量，恢复心理健康（ICL、IOL）。

（魏金枫）

第四节　近视治疗方法

孩子一旦发生近视，家长应该带孩子到正规的医院，在医生的指导、帮助下为孩子选择合适的近视防控手段。目前来说，医学上得到验证有效的近视治疗措施有以下方法。

一、阿托品滴眼液

目前，经过循证医学证实能有效控制近视的药物是阿托品。阿托品的疗效呈浓度依赖性，浓度越高控制近视进展效果越好，但用药时的副作用也越大，停药后反弹也越多，低浓度（0.01%~0.02%）阿托品有较好的控制近视进展效果，且用药时副作用少，停药后反弹轻。目前临床已将阿托品滴眼液应用于假性近视及进展性的低、中度近视。0.01% 阿托品滴眼液可以使近视增长平均减缓 60%~80%，近视度数每年降低约 50 度，眼轴长度每年减缓量约 0.15mm 滴眼液。使用方法为每晚睡前 1 次，操作简单，价格低廉。

少数人使用阿托品滴眼液时会出现畏光、眩光症状，这是因为药物导致的瞳孔扩大所致。0.01% 的阿托品滴眼液睡前使用一次，一般晨起时瞳孔可以恢复正常大小，不会出现畏光症状，少数人早上瞳孔不能恢复，可以隔天使用一次或者使用更低浓度的药物。其他少见不良反应有结膜炎、干眼、眼压升高、过敏等。所以，阿托品滴眼液应该在医生的指导下使用。

此处列举几个关于阿托品滴眼液治疗近视的问题：

（1）孩子近视了为什么要用 0.01% 阿托品滴眼液？

目前医学界公认少年儿童近视干预的三大法宝：户外运动、角膜塑形镜、0.01% 阿托品滴眼液。

（2）使用 0.01% 阿托品滴眼液会使瞳孔散大和畏光吗？

阿托品作用于瞳孔括约肌中的 M 受体，使瞳孔括约肌麻痹、瞳孔散大、畏光；这类症状是否发生与阿托品的浓度有关，浓度越高，这类症状越明显。研究发现，0.02% 的阿托品是不引起畏光和调节麻痹等临床不适症状的最高浓度。因此使用 0.01% 阿托品滴眼液是比较安全的。如果有畏光出现可以考虑提前时间点眼或隔天使用，若畏光现象依然存在，建议去正规医院就诊，遵从专业医生意见。

（3）用了 0.01% 阿托品滴眼液防控近视一定都有效果吗？

经新加坡的研究证实，0.01% 阿托品滴眼液对于延缓儿童近视进展的有效率达到 60%，应用 0.01% 阿托品滴眼液控制儿童近视的 5 年平均等效球镜进展为 -1.38 D，0.01% 阿托品滴眼液较其他浓度的阿托品 5 年的眼轴长度增加最少。部分用阿托品控制近视效果不理想病人的主要特点：年龄相对较小，近视发生时间较早，近视发生起始度数较高；处于身体发育期近视进展速度较快；父母双方均近视且近视程度较高；不良的用眼习惯，超负荷、高强度、近距离用眼，以及不能保证足够户外运动时间等综合因素。最终导致阿托品在延缓近视进展的应答率上有个体差异。因此，使用 0.01% 阿托品滴眼液者，依然要定期检查，检测眼轴及近视程度的变化，若效果不佳则可调整控制措施或采取协同控制方案。

（4）孩子已经在使用角膜塑形镜（OK 镜）控制近视了，还需要使用 0.01% 阿托品滴眼液吗?

角膜塑形镜和 0.01%阿托品滴眼液都能控制少年儿童的近视。有研究表明,接受角膜镜治疗的病人联合使用 0.01%阿托品滴眼液控制少年儿童近视进展有效率高达 95%;因此,当塑形镜控制疗效欠佳时,可以联合 0.01%阿托品滴眼液。

(5)我家孩子已经近视戴眼镜了,还需要使用 0.01%阿托品滴眼液吗?

框架眼镜的配戴和 0.01%阿托品滴眼液的使用并不矛盾:框架眼镜解决视力下降看不清楚的屈光问题,而 0.01%阿托品滴眼液则是延缓已经形成的近视进一步快速发展。

(6)0.01%阿托品滴眼液的使用需要多长时间?

0.01%阿托品滴眼液需要按照治疗周期来使用:一般需要至少连续 2 年的治疗(最多持续到青春期),并密切观察近视进展程度及屈光矫正和可能对瞳孔直径及调节功能等方面的影响,同时足够的户外活动、良好的近距用眼习惯都要保持。

①0.01%阿托品滴眼液,每晚睡前 1 滴。

②每 3 个月复诊,了解近视程度变化,连续观察 2 年。

③如果每年近视进展 < 0.50D 则表示近视进展稳定,2 年后可以停止治疗,但需要继续观察近视进展情况:如果 2 年后近视进展又变快(近视进展≥0.50D/年),则可以再重新使用 0.01%阿托品滴眼液。

④如果开始用一段时间后发现近视进展仍然很快(近视进展≥0.50D/年),则需要联合户外活动、角膜塑形镜等其他干预措施,并一直使用到青青春期(一般是 14~16 岁,中国台湾地区的一些眼科中心用到 15~18 岁)。

⑤停药时注意药量逐渐减少,避免骤停引起近视反弹。

(7)0.01%阿托品滴眼液所适用的人群有哪些?

0.01%阿托品滴眼液对于近视延缓作用的实验和文献主要是针对少年儿童:目前研究中使用范围从 4 周岁到青春期(一般是 14~16 岁,中国台湾地区某些眼科中心用到 15~18 岁)。

(8)0.01%阿托品滴眼液停药后会反弹吗?

长期规律使用 0.01%阿托品滴眼液可以有效控制少年儿童的近视增长,但停药后会有不同程度反弹,阿托品滴眼液浓度越高,反弹越明显。一项来自美国眼科学会的报道称,在停止阿托品治疗后会出现近视反弹,但使用 0.01%浓度的阿托品滴眼液可以使反弹最小化。因此,0.01%阿托品滴眼液反弹并不明显,可以长期使用。

二、角膜接触镜

1. 角膜塑形镜

角膜塑形镜,亦称 OK 镜,起源于美国,历经 50 年的发展,已在全球 34 个国家得到应用。夜间配戴 OK 镜使角膜塑形，白天摘镜，孩子在白天可有较好的裸眼视力。

缺点是价格较贵，对护理清洗操作要求较高，配戴不当存在发生感染等并发症的风险。角膜塑形镜的验配应该在医院由专门的验配医师完成。

2. 多焦点软性接触镜

多焦点接触镜是指在一个镜片设计中，既有用于观察近距离物体的处方，又有观察远距离物体的处方，有时还含中间距离的处方，戴上之后可以提供真实清晰的影像，白天配戴，夜晚摘镜。

缺点是操作较麻烦，对卫生习惯要求高，对散光矫正差，可能会感觉外周视野模糊。

此处列举几个关于角膜接触镜的问题：

（1）角膜塑形镜和多焦点角膜接触镜控制近视进展真的有用吗？

是的，它们可以模拟户外环境的保护性离焦，让配戴者既能同时看清远、近物体，又能抑制近视的进展。研究表明，相对框架眼镜，角膜塑形镜可以控制 32%～63% 的眼轴增长，减缓量约为 0.15 mm/年。适合近视增长每年超过 50 度的儿童或较早出现近视并伴高度近视家族史者。关于多焦点软镜的研究发现，多焦点软镜具有一定的延缓近视进展的作用（约 21 度/年），能控制 25%~50% 的眼轴增长（约 0.11mm/年），近视控制效力低到中等。

（2）角膜塑形镜和隐形眼镜有什么区别？

普通的隐形眼镜是在白天的时候使用，矫正屈光效果有限，无明显控制近视进展的效果，且透氧性差、安全性差。角膜塑形镜是一种只需要在晚上睡觉的时候配戴，白天摘镜也可以达到清晰视力的角膜接触镜，相比普通隐形眼镜，其透氧性高，经特殊定制的角膜塑形镜还可矫正较高度数的散光。

（3）角膜塑形镜配戴多久近视可以完全好，不用再戴了？

这种想法是错误的。角膜塑形镜的作用是可逆的，必须每天晚上坚持配戴才可以达到白天有清晰的裸眼视力。角膜塑形镜之所以能矫正视力是因为它的特殊设计可以使角膜形状发生改变，从而降低近视度数，如果停止配戴角膜塑形镜，角膜会慢慢恢复原状，近视也会逐渐回到原来的度数。

（4）角膜塑形镜比框架眼镜贵好多，可以配制一副角膜塑形镜给家里两个孩子都用吗？

不可以的。角膜塑形镜需要个性化定制验配，每个人的角膜曲率、角膜直径、近视及散光的度数不同，配置的角膜塑形镜也不同，共同使用同一副角膜塑形镜达不到有效控制近视的效果，反而可能带来交叉感染等卫生问题。

（5）角膜塑形镜和多焦点角膜接触镜哪个更适合小孩子，有什么区别呢？

表 4-5 简述了二者主要区别，至于孩子更适合哪一种，需要专业的眼科医生对孩子的

情况进行评估，同时也需参考家长的意愿。

表 4-5　角膜塑形镜与多焦点角膜接触镜的区别

区别	角膜塑形镜	多焦点角膜接触镜
配戴方式	夜戴（6~12 小时）	日戴（8~12 小时）
视力矫正速度	需数天至 2 周的时间，视力达到稳定	戴镜当天视力即可达到 1.0
舒适性	硬镜，起初有异物感	软镜，无明显异物感
戴镜难易	镜片较小，易戴易摘	镜片较大，起初戴有点困难
护理	需每天清洗护理，需要细心呵护，易碎品	日抛型，无需特殊护理
矫正近视度数范围	一般不超过 600 度	近视 100~1000 度
镜片寿命	1.0~1.5 年	1 天
镜片直径	小于角膜直径	大于角膜直径

三、特殊设计的框架眼镜

1. 双光镜和双光棱镜

镜片分为视远区与视近区，可以让病人看远处时使用上方，近处阅读和书写时使用下方，从而更好地利用远近附加改善调节反应。亚洲少年儿童配戴双光镜后，眼轴延缓量平均为 0.08 mm/年，近视程度延缓量平均为 30 度/年。

2. 渐进多焦框架镜

资料显示，亚洲少年儿童配戴渐进多焦框架镜后，眼轴延缓量平均为 0.05 mm/年，屈光度数延缓量平均为 17 度/年，近视控制效力比较弱。

3. 周边离焦设计框架眼镜

依据周边离焦理论设计的镜片，外观上与普通镜片没有差别。亚洲少年儿童配戴周边离焦设计框架眼镜后，眼轴延缓量平均为 0.05 mm/年，近视程度延缓量平均为 12 度/年，近视控制效力弱。

4. 多点近视离焦框架眼镜

镜片外观与普通单焦框架眼镜无差别，亚洲少年儿童配戴多点近视离焦框架眼镜后，眼轴延缓量平均为 0.16 mm/年，近视程度延缓量平均为 28 度/年。

其缺点是光线经过镜片中央离焦区后，分解为远用矫正部分和近视离焦部分，使得对比度有所降低。

四、后巩膜加固手术

对于少年儿童发展迅速的进行性近视度数较高（超过 600 度）且发展速度极快（每年加深超过 100 度），伴有眼球前后扩张，后巩膜葡萄膜肿形成，眼科医师可以采用后巩膜加固手术治疗，相当于给眼球薄弱的地方补了一个"补丁"。

手术中应用医用的硅胶海绵、异体巩膜或阔筋膜等作为保护加固材料，加固和融合眼球后极部巩膜，使该区巩膜壁厚度及韧度增加，阻止眼球后极部的进行性扩张和眼轴进行性延长，延缓近视进展。同时，术后形成新生血管，增强脉络膜和视网膜的血液循环，兴奋视细胞，提高视敏度。

手术的目的是控制和减少近视度数的发展，达到稳定近视度数、阻止黄斑及后极部视网膜变性发生和发展的作用，从而挽救部分进展迅速的高度近视病人的视功能。

五、近视矫正手术

一般年满 18 周岁（特殊情况可低于 18 岁），不愿意配戴框架或隐形眼镜，精神及心理健康，具备合理的摘镜愿望和合适的术后期望值者可以考虑手术矫正近视。

目前主流的近视矫正手术主要有四种：全飞秒激光手术、飞秒激光辅助的 LASIK 手术（俗称半飞秒激光手术）、准分子激光手术、人工晶体植入手术（俗称 ICL 手术）。

1. 全飞秒激光手术

用激光在角膜边缘制作一个 2 mm 的小切口，计算机依据病人的近视及散光度数在角膜基质间制作了一个角膜透镜。再通过 2 mm 的切口，将角膜透镜取出，达到治疗近视的作用。全飞秒手术时间短、创伤小、术后恢复快。

2. 飞秒激光辅助的 LASIK 手术

用飞秒激光在角膜表面切开一个角膜瓣，掀开角膜瓣，通过激光切削改变角膜弯曲度达到矫正近视的目的，然后将角膜瓣覆盖原位置。手术过程安全，恢复快，可以设计个性化治疗。

3. 准分子激光手术

准分子激光手术，即准分子激光屈光性角膜切削术，是利用准分子激光直接对角膜表面进行切削，改变角膜的弯曲度，达到矫正近视的目的。手术过程简单，安全性高。但术后可能有数天眼部异物感，可能需要 3~6 个月的用药及定期的复查。

4. 人工晶体植入手术

对于度数较高或角膜太薄不适合激光治疗的病人，可以采用晶体植入的方式进行矫正。原理是依据病人的度数特制一个合适的镜片，通过角膜小切口将其植入眼内，放置于虹膜后晶体前。对高度近视病人可以达到很好的矫正效果。

此处列举几个关于近视矫正手术的问题：

（1）近视手术风险大吗？

得益于科学技术的进步，近视矫正手术是目前安全度最高的手术之一，每年大约有百万人接受不同方式的近视矫正手术。当然如果要选择手术还是必须到医院做详细的术前检查才行。手术前两年眼睛度数稳定，发展速度每年不大于50度，术后效果和稳定性才会更好。

（2）近视手术过程会出血吗，很疼吗？

近视手术是在眼睛角膜上进行手术的，角膜上没有血管，所以手术过程中不会出血。因为手术时间极短（全过程一般只需 4~5 分钟），且医生会给角膜进行表面麻醉，所以手术过程中也不会有明显的疼痛感。

（3）近视手术后，将来还会得老花、白内障等其他眼病吗？

首先，近视手术不会造成这些眼病，两者没有直接关系。老花、白内障，还有一些眼底病，都是和生理性衰老有关的眼病。正常手术不会增加患其他眼病的概率。

（4）近视手术后近视会反弹吗？

近视手术后近视本身是不会反弹的。在激光切削的角膜部位，组织没有再生能力，就不存在反弹的说法。但是如果术后过度用眼或者术前本身近视度数不稳定，进展较快，术后当然还可能会再近视。

（5）手术后再近视可以矫正吗？

一般来说手术后注意合理健康用眼是不会产生近视的，当然如果因为特殊原因再近视，在度数稳定后通过医生检查，符合手术条件还是可以再次进行手术矫正的。

（魏金枫）

第五节　近视防控误区

一、不能治愈的眼病

眼病至少有数百种，我们如何知道哪些眼病是能治愈的，哪些眼病是能控制的，哪些是不能治愈的？要进一步了解这些问题，我们先要了解一下眼睛的结构。

眼睛好比照相机，作为感受视觉的重要器官，不同于其他器官，眼球内充满透明物质，光通过眼球会产生折光现象。正是因为这个结构特点，才能利用光学仪器看到眼球内部细微结构，使医生做出更精准的诊断。

瞳孔相当于照相机的光圈，视网膜相当于底片，眼前部透明的角膜及晶状体相当于照相机的镜头，透明的角膜有折射光的作用，晶状体在看远看近时起调节变焦的作用。晶状体病变如白内障可以通过手术摘除，更换为人工晶状体就可治愈，因此，发生在晶状体的眼病致盲叫作可治愈盲。

眼球壁的结构从外到内共分为 3 层。最外层为纤维膜，其中前端 1/6 的透明部分为角膜，后端 5/6 不透明部分为巩膜，中层为葡萄膜，内层为视网膜。视网膜是视觉功能重要的结构，包含了视神经、黄斑等，这部分受损后是不能修复的，发生在这部分的眼病如青光眼、高度近视、糖尿病视网膜病变等是不能治愈的，但是可以控制的，因此，早期诊断、早期控制性治疗是关键。

二、近视眼致盲的危险性

过去学术界认为近视眼不会致盲，近视加重了重新验光配镜即可。大家关注近视是因为近视患病率高，戴眼镜不方便，并没有意识到近视致盲的危险性。

有相关研究团队，于 2001 年开始在北京的农村及城区，开展了随诊 10 年的眼病流行病学调查，即"北京眼病研究"。此研究在国际上首次发现高度近视视网膜病变是居于首位的不可逆性致盲眼病，随后台湾、邯郸的眼病研究也得到同样的结果。并且，发生近视年龄越小，发生高度近视的可能性越大，所以保护眼睛一定要从学龄前抓起。当然，患有普通近视（低、中度近视）的学生也不必过于紧张，并不是所有的近视都是致盲的，只有高度近视才有致盲的危险。

三、高度近视和病理性近视

近视的程度以屈光度（D）来划分，1.00D 等于我们通常说的 100 度。小于等于 6.00D（600 度）的近视为普通近视，占近视的 80%，是良性的。大于 6.00D 的近视为高度近视，占近视的 10%~20%。超过 600 度的近视，如果伴随眼球延长，会出现一系列的眼底改变，这种改变是进行性、不可逆的，这一类高度近视被称为病理性近视。

据研究，当人群中有 50% 的人是近视眼时，高度近视占近视眼的 10%；而当人群中近视的人超过 50%，高度近视则占到 20%。

此外，需要特别注意的是，一个人发生近视年龄越小，他发生高度近视的可能性越大。我们在学校做科普时，很多学校的老师反映，现在不少小学生刚入学时就戴眼镜。如果近视发生如此早，他们将来多数是高度近视，这将会对日后产生很大的影响。

为什么学龄前就近视呢？引起近视的原因十分复杂，但都可以归结为遗传和环境两大因素，遗传因素主要是指父母都近视的孩子发生近视的可能性更高，但是从长远来看，遗传也是与环境相关。我们在门诊中经常发现父母都没有近视，但是孩子却早早戴上了眼镜，这时环境是形成近视的主要原因，即学龄前阶段孩子的眼球尚未发育成熟，突然进入视觉条件不理想的环境；又长久而紧张地近距离用眼，导致近视。这与现在的孩子沉迷手机、电子游戏及过早学前教育有关。

四、近视眼查眼底的重要性

我们在学校做近视防控科普时发现，近视的学生可能查了屈光度、眼轴、角膜地形图，但是查眼底视网膜的却非常少。为什么要查眼底，并做数码眼底照相呢？原因有 3 个：

①因为病理性近视的特征是眼底视网膜的改变，随诊监测视网膜老化、病变对防控病理性近视十分必要；

②近视眼的视盘周围萎缩弧（近视弧）的早期改变会提示学生及家长近视发生了进展；

③看患儿及家长的眼底形态相似性可预测患儿的遗传倾向及近视的易感性。

病理性近视致盲主要是由于视网膜过早老化、退变、萎缩。此外，还会引起其他眼病，譬如白内障、视网膜劈裂、视网膜脱离、青光眼、黄斑出血等。由于高度近视会导致一系列严重的眼部损害，而通常近视早期症状隐匿，大多数患者难以及时发现就医，因此错过了最佳治疗时机，造成视力损伤或致盲。因此，高度近视患者定期进行眼底检查十分必要。

建议未发现眼底病变的高度近视患者至少每年详细检查一次眼底；已经出现后巩膜葡萄肿、脉络膜萎缩改变、周边网膜变性的患者 3 个月到半年详细检查一次眼底；对于出现视网膜裂孔、青光眼视盘改变、黄斑病变、视网膜脱离等严重并发症的患者，应立即就医，进行规范化的眼科治疗。

五、近视不降反增的原因

为什么改革开放以来，我国的近视眼患病率发生如"海啸"般的上升。应该说现在学校教室的照明及学习环境都很好，政府及社会对近视防治也一直十分关注，可近视患病率不降，反而显著上升。

有研究学者，利用 1998~2008 年大数据进行横断面研究的方法来探究近视患病率与年龄、地区的关系，结果显示近视眼患病率与年龄的有关，随着年龄的增加近视患病率呈线性上升。城市学校近视比郊区学校近视眼患病率高，1998 年中国香港近视眼的患病率比大陆的更严重。2008 年北京近视眼的患病率还在不断上升，情况越来越严重。此外近视高发年龄段前移，1998 年顺义近视患病率高发年龄段始于 12 岁（初中），而 1998 年广州高发年龄段始于 10 岁（小学），而 1998 年香港和 2008 年北京近视高发年龄段始于 7 岁，所以说近视是城市化、现代化带来的副作用。

因为近视产生的原因更复杂，又因人而异。对于海啸般涌来的近视高发，我们是否无能为力，目前有近视群体防控的范例吗？北京市眼科研究所与北京市疾控中心、首都医科大学公共卫生学院、北京市教委于 2005~2015 年对北京市中小学生进行了视力不良率的调查，现代社会方式（户外活动少、迷恋手机及游戏）、不良的写字姿势及应试教育是近视眼高发、早发的重要因素。

积极开展近视防治的科普宣传、加强户外活动、减少小学生的学业负担可以有效降低视力不良率。相关学者对 2005~2015 年北京中小学视力不良率变化趋势分析研究显示，2005~2010 年北京市中小学生视力不良率呈上升趋势，而 2010~2015 年视力不良率呈下降趋势。

六、手术治疗近视现况

很多学生都认为近视眼不是大问题，18 岁以后做近视手术就可以不戴眼镜，当兵需要裸眼视力达到 1.0 的要求，做近视手术后就可以当兵了。近视激光手术只是矫正眼睛的屈光状况，为了使近视眼的聚光点后移，要把圆的角膜削平。手术部位在眼前段的角膜，并没有从机制上阻断近视的进展以及眼底的病理性改变。近视眼的危害主要在眼底视网膜退化、老化及病变。

近视眼手术安全吗？应该说近视激光手术应用了最先进的技术，我们知道钻石刀是锋利的，如果在电子显微镜观察，激光刀的切口比钻石刀的切口更光滑。但并不是说，技术先进，问题就没有了。近视激光手术把角膜削平了，改变了自然状态，有的人在晚上瞳孔散大的情况下，会有眩光的感觉。另外角膜手术后可能会有干眼的症状。

近视眼角膜屈光手术一般要求患者年满 18 周岁，因为 18 周岁后一般的近视就不发展了。但是 18 岁后相当多的病理性近视还会继续发展，因为病理性近视已经出现视网膜退变、老化，视盘周围的萎缩弧还会不断扩大，眼睛后部的结构还在进行性改变，破坏视神经与视网膜的微血管及神经纤维的联系。由此说明近视的危害主要在高度近视，在近视普遍存在的情况下，控制近视发展是最重要的。

七、配戴眼镜的习惯

经常会有人说："戴眼镜要认真，要经常戴，不能摘摘戴戴。"我们认为：学生在上课的时候要看远、看黑板，应该戴眼镜。在回家做作业时，300 度以下的近视可以不戴眼镜。因为近视眼镜是为了看远用的，看近戴眼镜反而增加了调节的负荷。但如果是 300 度以上的近视，看书的时候也要戴眼镜，因为 400 度的近视视物的远点在 25 cm，500 度的近视视物的远点在 20 cm，不戴眼镜只能趴在桌上看东西了。

（魏金枫）

第五章　健康中国爱眼护眼行动

第一节　世界视觉日

一、世界视觉日的起源

世界视觉日又称世界视力日，也称世界爱眼日，活动始于 2000 年，由世界卫生组织和国际防盲协会（International Agency for the Prevention of Blindness，IAPB）共同发起，日期为每年 10 月的第二个星期四。世界爱眼日是一项全球性的医疗公益行动，旨在宣传保护视力的重要性，唤起全球重视盲症、视力损害以及视力受到损害者的康复问题。

世界视觉日是在"视觉 2020 全球倡议"下，由国际防盲协会统筹的，主题、核心材料均由该组织提供，所有活动均由其成员及支持者独立组织。"视觉 2020 全球倡议"是世界卫生组织和国际防盲协会的联合方案，旨在消除可避免盲症。

二、世界视觉日的设立目的

根据世界卫生组织公布的数据，全世界目前约有 3700 万人目盲，1.24 亿人视力低下。其中，四分之三的盲症病例是可以治疗或预防的。

为了唤起人们关注和解决视力问题，世界卫生组织、国际防盲协会和其他机构早在 1999 年就联合发起"视觉 2020"计划，强调视力是人的一项权利，并提出在 2020 年前力争消灭可避免的盲症。

世界视力日是"视觉 2020"的主要宣传活动。每年世界视力日的宣传材料由国际防盲协会制作，具体的宣传目标包括提高公众对盲症和视力损害的重视；鼓励各国的卫生部长参与并资助全国性的盲症预防计划；向公众宣传盲预防知识和"视觉 2020"计划，以寻求广泛支持。

根据世界卫生组织介绍，盲症就是无视觉。导致慢性盲症的原因主要包括白内障、青光眼、年龄相关性黄斑变性、角膜浑浊、糖尿病视网膜病变、沙眼和儿童眼疾等。

三、世界在行动

世界卫生组织公布的数据显示，全世界约有 2.85 亿人视力受损，其中 3900 万人目盲。80%的视力受损是可以预防或治愈的。为唤起人们关注和解决视力问题，世界卫生组织、国际防盲协会和其他机构早在 1999 年就联合发起"视觉 2020"计划（图 5-1），强调视力是人的一项权利，并提出力争在 2020 年前消灭可避免的盲症。同年，我国庄严承诺参与并积极推进该行动倡议；至 2020 年，我国在实现倡议目标方面取得显著进展。2017 年，我国每百万人白内障手术例数达 2205，约为 1999 年的 7 倍；儿童防盲工作进展显著，近视防控已经提升为国家战略，0~6 岁儿童每年眼保健和视力检查覆盖率达 90%以上；低视力康复纳入中国残联工作重点；2019 年，WHO 正式认证我国已消灭致盲性沙眼。2006 与 2014 年流行病学调查显示，我国视力损伤与盲的患病率 8 年降幅均超过 25%，可估计基本已实现《普遍的眼健康：2014—2019 全球行动计划》的目标。

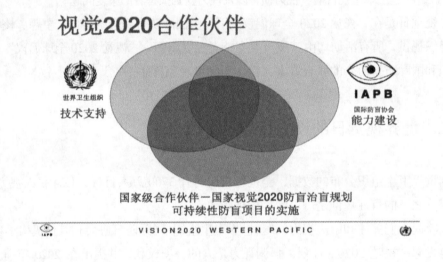

图 5-1 "视觉 2020"计划书

世界视觉日是"视觉 2020"计划的重要组成部分。每年世界视觉日的宣传材料由国际防盲协会制作，具体的宣传目标包括提高公众对盲症和视力损害的重视；鼓励各国政府参与并资助全国性的盲症预防计划；向公众宣传盲症预防知识和"视觉 2020"计划，以寻求广泛支持。

1. 德国：每天运动眼球

德国学生的近视率一直控制在 15% 以下，其重要的原因就是德国人很重视提高孩子的自然视力。德国青少年眼睛保护专家海格尔博士说，眼部肌肉过度疲劳是导致青少年近视的主要原因，积极锻炼眼部肌肉不仅不容易近视，还有助于提高视力。因此现在德国的学校里都在推广眼部肌肉操。

第一节是晶体操，首先，双手托腮，让眼球按上、下、左、右的顺序转动 10 次，再逆时针、顺时针各转动 10 次；接着，举起自己的左手向眼睛左前方伸直，看清手掌手纹后，再看 3 米外的墙上挂着的一幅画，目光在两者间快速移动 20 次。第二节是按压操，用手指腹轻轻按压眼部周围穴位，并配合腹式呼吸，深呼吸的同时，颈部及肩膀自然放松。做完这套操需要 5 分钟，每天上下午在学校各做一次，晚上睡觉前再做一次。

海格尔博士说，自然视力是否能够得到提升，关键在于是否能长期坚持练习，而且学校从一年级开学时，就让学生戴上"巫婆"眼镜，体验近视的感觉，了解造成近视的原因、戴眼镜对生活造成的不便等。为了提高孩子的视力，德国学校还定期进行"望远"活动，孩子们在走廊、公园、山上，凝视远处绿油油的田野，远望天际起伏的群山。

2. 日本：限制电游时间，纠正写字姿势，书桌摆在窗前

据日本文部科学省最新的学校保健统计调查显示，近年来视力在 0.7 以下的日本儿童增加了 10%。因此，日本从学校到家长，也都绷紧了保护孩子视力的神经。

打电子游戏最伤害视力，近年来，很多家长开始限制孩子玩游戏的时间，只许周末玩一次，一次不超过半小时；或每周玩两次，每次不超过 15 分钟。总之，一周玩游戏的时间不能超过半小时。此外，日本家长非常注意纠正孩子的写字姿势。日本许多家里都有专门的学习桌，配有专门的书架和灯具，灯的角度、亮度、与桌面的距离等，都经过严格计算，全方位保护孩子视力。另外，学习桌摆放的位置也很有讲究，通常建议放在靠窗的地方，孩子眼睛疲劳时，可以轻松地看到窗外的风景。如果房间够大的话，也可以放在房间的中间，这样视野开阔，眼睛不容易疲劳。此外，家长还随时监督孩子的坐姿，如果发现孩子写作业时弓着背、趴在桌子上，就会马上提醒和纠正。

3. 美国：8 项注意保视力

为了保护下一代的视力，美国的学校及家长联合起来，制定了保护孩子视力的"8 项

注意"：

（1）电脑屏幕阅读或书面阅读时，每隔半小时闭眼休息 2 分钟。

（2）阅读过程中，常眨眨眼睛，以保持眼球湿润。

（3）室内光照应充足，建议使用全光谱灯泡，特别是使用电脑的时候。

（4）使用防眩屏电脑显示器，防止显示器伤眼睛。

（5）显示器与眼睛保持 45～76 cm 距离。

（6）显示器屏幕中心点最好低于双眼 10～20 cm。

（7）室外阳光过强时，一定要戴太阳镜。

（8）每晚保证 8 小时睡眠。

4. 加拿大：期末寄一封爱眼信

加拿大公立中小学生的家长每个学期期末都会收到校方寄来的一封爱眼信，信中强调视力保护的重要性、用眼卫生的注意事项以及定期接受视力检查的方法等内容。加拿大的医疗体系中，眼科是少数设有直接门诊的专科之一，家长也可以根据校方建议，每半年带孩子到指定视光诊所接受定期的检查和治疗。

如果发现孩子需要戴眼镜，眼科医生或眼试光师会当即进行验光，并为孩子配一副合适的眼镜，每隔 2 年更换一副眼镜，这一切都是免费的。

加拿大保护孩子视力，除了勤查视力、及时配眼镜外，还包括以下两方面：

一是增加户外活动。加拿大学校特别提倡户外活动，无论学校硬件条件如何，每天都会保证至少 2 小时的户外活动时间。二是减少用眼疲劳。加拿大公校的课时比中国短得多，且学校补课受到严格限制，一般不会拖堂。许多学生坐校车上学、放学，而校车到时间就发，过时不候。拖堂的老师就只能自己开车送孩子回家。加拿大学校不提倡多留作业，低年级基本无作业，除毕业班外，高年级的作业要求当堂完成，不许带回家。这样一来，学生用眼学习的时间大大减少，强度也大为降低。

（郭丽娇）

第二节　"视觉 2020"

"视觉 2020"是一个消除可避免盲的全球行动，是由世界卫生组织发起的，其目的是加强及促进目前的防盲活动，在 2020 年以前消除全球范围内的可避免盲。建立国家级防盲项目，建立初级眼保健体系，在 2020 年以前消除可避免盲的主要致盲因素，使全世界的人们都享有看得见的权利。

一、行动简介

有 10 多个非政府组织为支持单位，如美国眼科学会（American Academy of Ophthalmology）、亚洲防盲基金会（Asian fundation for the Prevention blindness）、世界盲人联合会（World Blind Union）等。世界卫生组织设在日内瓦的防盲及防聋规划主任 Thylefors 指出：中国是全世界盲人最多的国家，约有 500 万盲人。占全世界盲人口的 18%，如与中国的 12 多亿人口相比，这个数字看来并不给人以深刻印象，但是就绝对数字而言，中国盲人数早已超过诸如丹麦、芬兰或挪威等国家的人口。Thylefors 又强调，每年在中国约有 45 万人失明，这意味着几乎每天每分钟会出现一例新的盲人。Thylefors 指出，如果允许趋势继续保持不变，到 2020 年预期中国的盲人将增加 4 倍。我国卫生部也曾指出，一些因素造成中国盲人数量的不断增加。这些因素包括人口迅速的老龄化、人口增长等。全世界 60 岁以上的老年人约近 6 亿，而我国的约为 1.2 亿，占世界老人口的 1/5，占亚洲老年人口的 1/2。全世界视力残疾有 1.5 亿，而我国视力残疾约有 1200 万，其中老年人估计有 800 万左右。世界卫生组织估计如不采取强有力的措施，到 2020 年全世界视力残疾人口将翻一番。而世界卫生组织西太平洋地区（我国是该地区国家之一）办公室估计，该地区视力残疾较其他地区更为严重，如不及时采取有效的预防及治疗措施到 2020 年，可增加 3 倍。由于全世界都面临着防盲治盲的严重局面，世界卫生组织与全世界诸多防盲的非政府组织（NGOs），共同发起了"视觉 2020：享有看见的权利"这一全球性行动，即到 2020 年在全世界根除可避免盲。

二、"视觉 2020"的内容

1. 消除可避免盲的进展

"视觉 2020"重点防治的可避免盲包括白内障、沙眼、河盲、儿童盲、屈光不正与低视力，河盲主要存在于一些非洲国家，除此之外，其他几种眼病均为我国重点防治眼病

2. 我国防盲治盲主要工作及成果

（1）眼科资源发展。

2018 年全国眼科能力资源调查结果显示，我国眼科医师的数量已经由 2003 年的 1.91 万增加至 4.48 万，即每 5 万人中有 1.6 名眼科医师，已超过世界卫生组织对亚洲地区每 5

万人中有 1 名眼科医师的要求。眼科专职护士数量从 2003 年的 1.61 万增加至 2014 年的 4.41 万。视光师的数量从 2006 年的 1 487 名增长至 2018 年的 6 218 名。从县级医疗资源来看，2003 年我国可提供眼科医疗服务的县级医院和设有独立眼科的县级医院分别为 1 995 所和 1 033 所，而 2018 年该数值已增至 3 478 所和 1 807 所。随着眼科机构和人力资源的发展，眼科服务量得到大幅提升，眼科床位数从 2000 年的 4 万余已经增加至 2018 年的 13 万余。

（2）主要眼病致盲率降低。

为了更好地开展防盲治盲工作，我国开展了多个大型眼病流行病学调查，包括 2006 和 2014 年两次九省流行病学调查、邯郸眼病研究、安阳眼病研究、泰州眼病研究、北京眼病研究、荔湾眼病研究等，以更好地了解重要致盲性眼病的患病率及危险因素，从而做到科学防控、精准施策。在我国政府的领导下，中国防盲工作坚持以政府主导，多部门协作，全社会参与的眼病防治工作模式开展，在降低主要眼病致盲率方面取得了显著进展。据 2006 年和 2014 年全国九省眼病调查结果显示，按照最佳矫正视力进行评估，我国 50 岁以上人群中，视力损伤的患病率从 2006 年的 5.49% 下降至 2014 年的 4.59%，下降了 16.4%，标准化年龄和性别后下降 26.0%；而盲的患病率从 2006 年的 2.08% 下降至 2014 年的 1.48%，下降了 28.8%，标准化年龄和性别后下降 38.1%。《普遍的眼健康：2014~2019 全球行动计划》提出的目标为 2010~2019 年将可避免视力损害的患病率降低 25%，我国 9 年内（2006~2014 年）视力损伤与盲的患病率降幅均超过 25%，可以推测我国基本已实现该目标。

（3）科技驱动眼科发展。

科技部科研立项数据检索结果显示，"十二五"和"十三五"期间，国家支持对眼科常见病和多发病的小型、移动式医疗服务装备，高值耗材，创新药物进行重点研究开发，累计投资国家级课题资金 9 000 余万元。目前，我国常用眼科诊断类设备已经基本实现国产化，眼科超声、眼底照相检查仪等。

三、我们在行动

在世界卫生组织"视觉 2020——人人享有看见的权力"的行动中，列出了白内障、沙眼、河盲、儿童盲、屈光不正和低视力五项全世界重点防治眼病。而我国最新的眼病流行病学调查显示，目前我国致盲的眼病原因依次为白内障、角膜病、沙眼、青光眼、视网膜脉络膜眼病、先天/遗传性眼病。

随着我国国民经济的快速发展，人民生活环境的改善，在上海、北京等大都市的沙眼发病率已很低，而在卫生条件较差的农村和边远地区沙眼的发病率高居不下。所以为了使我国更好的实现世界卫生组织关于"视觉 2020，人人享有看见的权力"的行动目标，把沙眼的防治列入我国防盲治盲工作的一项重要任务，2010 年卫生部医政司计划与香港国际狮子会就沙眼防治开展"视觉第一中国行动"项目三期合作，2010 年 3 月 31 日在北京召开了沙眼防治研讨会，来自全国的部分眼科专家出席了会议，会议主要讨论了全国沙眼流行病学调查方案及"中国根治致盲性沙眼"项目的实施计划，项目计划采用世界卫生组织提出的防治沙眼的 SAFE 策略，加速我国根治致盲性沙眼的进程，力争在 2015 年前在中国根治致盲性沙眼。2020 年 6 月 6 日是第 25 个全国"爱眼日"，其主题是"视觉 2020，关注普遍的眼健康"，宣传重点及口号有 6 个，分别为"合理用眼，关注孩子眼健康"，"科学防控近视，拥有光明未来"，"眼底一张照，眼病早知道"，"关爱白内障患者，共享清晰视界"，"控血糖、查眼底，预防糖尿病致盲"，"重视低视力康复，提高视觉质量"。为指导各地做好全国"爱眼日"宣传工作，展示防盲治盲和眼健康工作成效，增强全社会爱眼护眼意识，国家卫生健康委医政医管局和全国防盲技术指导组联合发布 2020 年全国"爱眼日"。

全国综合防控近视信息中心于 2019 年成立，该中心旨在就青少年儿童的近视逐年上升，有效地避免青少年儿童近视严重化，使近视的青少年儿童得到科学、规范的防控方法、努力减少因不专业配镜给孩子带来的伤害，促进青少年视力健康发展，全面有效地改善青少年儿童视力健康水平，加强青少年儿童近视防控工作的开展。促进幼儿园、小学、中学近视防控筛查工作，倡导校园健康的生活理念，传播科学的健康知识，推动学校、社区和家庭健康教育体系的完善和全面发展。逐步加强与完善青少年儿童近视防控促进方面的体系。该中心对成员单位在青少年儿童近视综合防控方面所取得的新方法、新成果将在"校园健康教育计划"官方网站及相关电子刊物上发布，对校园视力健康促进重要成果，中心将组织有关人员进行协调校园活动开展、评估、鉴定，评优并宣传推广。

全国校园健康信息中心为了贯彻落实《健康中国 2030 规划纲要》，推进健康中国建设，提升全民健康水平，立足全人群和全生命周期两个着力点，在提供水平可及、系统连续的健康教育服务方面实施青少年儿童健康促进行动，引导青少年从小养成健康生活习惯和提高健康素养。为了更好地开展"校园健康教育计划"，通过形成多部门配合、规范化运行的协同供治格局，以更加积极、主动、系统和持续的方式推动青少年健康发展，形成一个多层次、多领域、多专业的校园健康教育新格局。

国家卫生健康委始终将儿童青少年近视防控作为工作的重中之重，坚决打好近视防控攻坚战，在全国积极探索推广近视防控适宜技术。此前，发布了《儿童青少年近视防控适宜技术指南》在全国 183 个区县试点推广应用。

为进一步体现"健康第一责任人"理念，让每个儿童青少年成为自己健康的主人，全面提升近视防控常识，疾控局在前期相关技术指南基础上，委托北京大学人民医院眼视光中心、北京大学医学部眼视光学院等单位进行精心策划编辑，对儿童青少年近视防控适宜技术进行了科普化应用转化，形成了《有阳光有未来·防控近视科普常识》。旨在通过图文并茂、通俗易懂的形式，简单生动的向学生、家长及教师等方方面面宣传传授近视防控常识，动员孩子们从自身做起，形成良好的爱眼护眼习惯，并持久坚持下去。

四、2020 第四届中国眼健康大会

为积极响应视觉 2020 行动，来做好防盲治盲与眼健康宣传工作，提高人民群众爱眼、护眼意识，鼓励、倡导全社会参与防盲治盲与眼健康工作，推动我国防盲治盲和眼健康工作发展，国家卫生健康委医院管理研究所在"2020 第四届中国眼健康大会暨首届中国眼健康云端论坛"期间组织开展"视觉 2020，防盲治盲与眼健康工作海报云端展"（图 5-2）。

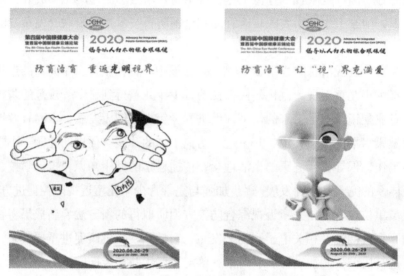

图 5-2 "视觉 2020"，防盲治盲与眼健康工作海报

"2020 第四届中国眼健康大会"以"2020 倡导以人为本的综合眼保健"为主题，邀请国内外眼科同仁和防盲同道，共同探讨新冠疫情防控常态化形势下，中国防盲治盲与眼健康事业的发展之路。回顾过去，我国防盲治盲与眼健康工作取得了较为显著的成效，这也为"十四五"眼健康工作发展奠定了坚实基础，现在的工作重点已经从开始的关注传染性致盲眼病防治、非传染性致盲眼病防治逐步转变到现在的"关注普遍的眼健康"。在今后的工作中，国家卫生健康委医政医管局副局长邢若齐建议：第一，着力推动以治病为中心向以人民健康为中心转变，提供以人为本的综合眼保健服务，实现全面眼健康；第二，坚持预防为主、防治结合，坚持两个"关口前移"，一是不断将眼病防治技术下沉，眼病防治关口前移至基层，二是继续推进眼健康知识普及行动，早发现、早干预，把眼病防治关口前移至视觉损伤发生之前；第三，总结新冠疫情防控经验，强化责任意识，进一步加强眼科感染预防与控制工作。实施眼健康的愿景也应当包括三个方面：各种致盲性眼病的防治、视觉残疾的康复工作、综合的眼保健服务，这样可以让所有寻求眼保健服务的人都能得到公平、合理的对待。我们实现了第一个百年奋斗目标，在中华大地上全面建成了小康社会，正在意气风发向着全面建成社会主义现代化强国的第二个百年奋斗目标迈进，所以

眼健康是其中一个非常重要的环节。在新形势下，应当建立以人民为中心的综合眼保健服务体系，对解决人生命全周期的所有眼病问题的健康促进、疾病预防、诊断治疗的连续体进行管理，对社区、初级、二级和三级医疗水平进行整合、协调。优质眼科医疗资源下沉，构建上下紧密衔接的分级诊疗眼保健医疗网络，还通过充分发挥非公医疗机构在人才、技术、资金、管理等方面灵活机动的优势，积极帮扶弱势群体，广泛开展贫困眼病救助、科普宣教及义诊普查等公益服务。

五、第五届眼健康大会

2021 年是"十四五"的开局之年，为进一步推动"十四五"期间我国眼健康事业高质量发展，实现普遍眼健康，"第五届中国眼健康大会"于 2021 年 9 月 14~18 日以线上形式召开，大会是以"以人民为中心，共建普遍的眼健康"为主题，邀请国内外专家学者，分享眼健康和防盲治盲领域最新的工作经验、思路和方法，为中国眼健康事业的高质量发展助力（图 5-3）。

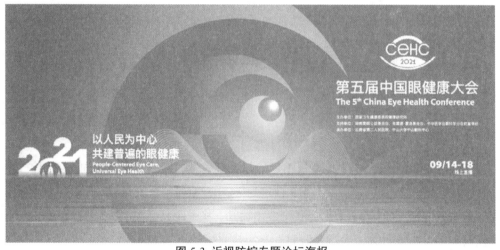

图 5-3　近视防控专题论坛海报

近年来我国学生近视呈现高发、低龄化趋势，这是一个关系国家和民族未来的重大问题。随着 2018 年国家教育部等八部委联合印发《综合防控儿童青少年近视实施方案》，将防控儿童青少年近视上升为国家战略，相应政策、措施相继出台。在政府主导、多部门协作、全社会共同参与下，近视防控工作持续向好、总体见效的基本面不断巩固拓展。中山大学中山眼科中心副主任梁小玲主任表示，今后，中山大学中山眼科中心将继续在国家卫生健康委的指导下，在国家卫生健康委医院管理研究所的支持下，携手全国眼科同行，为推动"十四五"期间我国眼健康事业高质量发展、实现普遍的眼健康而努力。

为青少年有光明的未来，我们应该综合各级部门，开展近视防控工作，同时增加户外活动时间，能够有效预防近视。经政府主导的青少年近视防控体系，可以通过以下具体措施进行近视防控：改造照明环境、实行课后托管/体教融合的教学改革、建立随学籍流转的视力健康电子档案和提升近视防控机构的能力等。同时，也应探讨如何在政府主导下，依托公共卫生服务体系，充分利用现有工作基础来开展低成本、效果好、可复制的近视防控经验模式。近视的防控尤为重要，开展儿童青少年近视预防科普，只是从纯粹知识灌输是远远不够的，还应该转向行为方式的促进；只是从事业单位传统的孤身作战的形式转向广纳社会资源积极参与；从单一的专业形式向多学科专业交叉融合进行转变；从专业条线管理向融媒体紧密互动的转变，积极争取多渠道多方面的支持，扩大宣传的覆盖面，从而达到儿童青少年近视预防科普。通过对学生进行宣传预防、筛查、复诊和宣教、治疗、随访的行动流程，在教育、卫生健康和社会各个层面开展措施，提升早发现学生眼病或屈光不正能力，提升小儿眼科和视光专业技能，提升群众对儿童近视问题的重视度，从而提升儿童眼健康水平。2021年第五届中国眼健康大会，围绕"以人民为中心，共建普遍的眼健康"的主题，国内外眼健康领域的专家学者们充分交流工作经验，立足新发展阶段，集思广益、凝聚共识，助力"十四五"期间我国眼健康工作高质量发展。

（郭丽娇）

第三节　全国爱眼日

一、全国爱眼日发展历史

1992年，天津医科大学眼科教授王延华与流行病学教授耿贯一首次向全国倡议设立爱眼日，倡议得到响应并将每年的5月5日定为"全国爱眼日"。1996年，卫生部、教育部、中共团中央、中国残联等12个部委联合发出通知，将爱眼日活动列为国家节日之一，并重新确定每年的6月6日为"全国爱眼日"。

二、全国爱眼日历年主题

从1996年正式确立每年的6月6日为"全国爱眼日"开始，每一年都设立一个关于全国爱眼日的主题。

1996年6月6日首届"全国爱眼日"主题为"保护儿童和青少年视力"。

1997年6月6日第二届"全国爱眼日"主题为"老年人眼保健"。

1998年6月6日第三届"全国爱眼日"主题为"预防眼外伤"。

1999年6月6日第四届"全国爱眼日"主题为"保护老年人视力，提高生活质量"。

2000 年 6 月 6 日第五届"全国爱眼日"主题为"动员起来，让白内障盲见光明"。

2001 年 6 月 6 日第六届"全国爱眼日"主题为"早期干预，减少可避免的儿童盲症"。

2002 年 6 月 6 日是第七届"全国爱眼日"主题为"关爱老年人的眼睛，享有看见的权利"。

2003 年 6 月 6 日是第八届"全国爱眼日"主题为"爱护眼睛，为消除可避免盲而努力"。

2004 年 6 月 6 日是第九届"全国爱眼日"主题为"防治屈光不正及低视力，提高儿童和青少年眼保健水平"。

2005 年 6 月 6 日是第十届"全国爱眼日"主题为"预防近视，珍爱光明"。

2006 年 6 月 6 日是第十一届"全国爱眼日"主题为"防盲治盲，共同参与"。

2007 年 6 月 6 日是第十二届"全国爱眼日"主题为"防盲进社区，关注眼健康"。

2008 年 6 月 6 日是第十三届"全国爱眼日"主题为"明亮眼睛迎奥运"。

2009 年 6 月 6 日是第十四届"全国爱眼日"主题为"关注青少年眼健康"。

2010 年 6 月 6 日是第十五届"全国爱眼日"主题为"关注贫困人口眼健康，百万工程送光明"。

2011 年 6 月 6 日是第十六届"全国爱眼日"主题为"关爱低视力患者，提高康复质量"。

2012 年 6 月 6 日是第十七届"全国爱眼日"主题为"情系白内障患者共享和谐新视界"。

2013 年 6 月 6 日是第十八届"全国爱眼日"主题为"汇聚中国梦，2016 年前消灭致盲性沙眼"。

2014 年 6 月 6 日是第十九届"全国爱眼日"主题为"关注眼健康，预防糖尿病致盲"。

2015 年 6 月 6 日是第二十届"全国爱眼日"主题为"告别沙眼盲，关注眼健康"。

2016 年 6 月 6 日是第二十一届"全国爱眼日"主题为"呵护眼睛，从小做起"。

2017 年 6 月 6 日是第二十二届"全国爱眼日"主题为"'目'浴阳光，预防近视"。

2018 年 6 月 6 日是第二十三届"全国爱眼日"主题为"科学矫正近视，关注孩子眼健康"。

2019 年 6 月 6 日是第二十四届"全国爱眼日"主题为"共同呵护好孩子的眼健康，让他们拥有一个光明的未来"。

2020 年 6 月 6 日，第二十五届"全国爱眼日"，主题为"视觉 2020，关注普遍的眼健康"。

2021 年 6 月 6 日，第二十六届"全国爱眼日"，主题为"关注普遍的眼健康"。

三、近年我国青少年眼健康问题

根据国家卫生健康委调查显示：近视是青少年眼部最突出问题，2018 年全国儿童青少年总体近视率为 53.6%，并且低年龄段近视问题比较突出，高度近视率在总近视数中占比超过五分之一，潜在致盲或其他并发症风险较高。据不完全统计，我国小学生近视率约 30%、初中生约 60%、高中生约 80%，而大学生已高达了 90%。近视眼分为单纯性近视和病理性近视，单纯性近视与用眼习惯、用眼卫生等有关；病理性近视，除了因为病毒、细菌或疾病引起，遗传也是一个重要的因素。有关研究表明，如果父母是双方为高度近视，那孩子患高度近视的几率能够接近 100%；父母一方有高度近视，孩子的患病概率也在 50%以上。所以解决青少年的眼部问题刻不容缓。

四、近三年我国举办的关于全国爱眼日活动

（一）2019 年全国"爱眼日"活动

开展 2019 年全国"爱眼日"活动通知

2019 年 6 月 6 日是第 24 个全国爱眼日。为贯彻落实习近平总书记关于儿童青少年近视防控的重要指示批示精神和教育部等 8 部门《综合防控儿童青少年近视实施方案》要求，今年主要围绕"共同呵护好孩子的眼健康，让他们拥有一个光明的未来"主题开展宣传教育活动。现就开展 2019 年全国"爱眼日"活动有关事项通知如下：

儿童青少年近视问题关系到国家和民族的未来，防控儿童青少年近视需要全社会共同努力。各级卫生健康、教育、体育部门要进一步认识儿童青少年近视防控工作的重要性，加强沟通协作，共同推进儿童青少年视力保护工作。

各地卫生健康部门要加强部门间的沟通和协调，制定活动工作方案，确定专门机构和专人负责。在"爱眼日"前后，安排医务人员走进校园、社区，面对面开展健康教育专题讲座、咨询，帮助儿童青少年和家长形成合理用眼、科学矫治的意识。养成良好用眼习惯，积极引导孩子进行户外活动或体育锻炼，科学合理使用电子产品，做到对近视的早发现早干预。

各地教育部门要充分利用"爱眼日"活动契机，指导学校开展科学用眼知识宣传教育，敦促学校切实减轻学生学业负担，改善学校视觉环境，坚持眼保健操等护眼措施，进一步强化体育课和课外锻炼，加强学校卫生与健康教育工作，强化视力健康管理。

各地体育部门要采取措施，积极宣传户外运动在预防近视工作中的重要作用，鼓励广大青少年积极参加青少年体育冬（夏）令营等多种形式的体育活动，掌握体育运动技能，培养终身体育的健康生活方式。

全国防盲技术指导组组织编写了《儿童青少年近视防治科普 100 问》，并设计了宣传海报，其相关宣传材料电子版将上传至中国防盲网。各地要充分利用好权威科普资源，运用传统和新媒体传播方式，全方位宣传科学防控、科学矫治知识。按照"政府主导、部门配合、专家指导、学校教育、家庭关注"的原则，最大程度地动员全社会，共同科学防控近视。

2019年6月6日是第24个全国"爱眼日"，4月19日国家卫生健康委、教育部和体育总局三部委办公厅联合发布的《关于开展2019年全国"爱眼日"活动的通知》中指出今年主要围绕"共同呵护好孩子的眼健康，让他们拥有一个光明的未来"主题开展宣传教育活动。

为大力普及科学知识，弘扬科学精神，传播健康生活方式，提高全市健康科学素养，促进科学普及与科技创新协同发展，阜阳市护理学会组织有关单位开展2019年全国科普日活动，献礼建国70周年，根据《中华护理学会关于举办2019年全国科普日活动的通知》，结合阜阳市实际，阜阳市人民医院护理部特于2019年9月14~20日开展"科技建桥梁，健康新生活"的活动。

阜阳市人民医院眼科感应号召特于2019年9月18号开展"目浴阳光，预防近视"眼健康科普知识进校园活动。在眼科主任赵德宣和护士长许晓免的带领下走进阜阳师范大学附属第一中学向同学们讲解近视的现状与危害，教学生们认知近视的病因、辨别自己是否近视，并指导学生们正确用眼，最大限度预防近视的发生与发展。阜阳市人民医院眼科医务人员亲身示教，耐心解答学生们的疑惑，告知学生们如何预防近视，保护眼部健康。医务人员更是为同学们提供了大量的眼部健康宣传手册，手册内容丰富多彩，深深吸引了同学们的兴趣，进一步提高爱眼护眼知识普及率巩固爱眼护眼知识。

（二）2020年全国爱眼日活动

国家卫生健康委办公厅关于做好2020年全国"爱眼日"宣传工作的通知
国卫办医函〔2020〕340号

各省、自治区、直辖市及新疆生产建设兵团卫生健康委：

2020年6月6日是第25个全国"爱眼日"。通过历年"爱眼日"宣传教育活动，极大地普及了全民眼健康科学知识，提高了人民群众爱眼、护眼意识，推动了我国防盲治盲和眼健康工作的发展。

眼健康是国民健康的重要组成部分，涉及全年龄段人群的全生命周期。我国是世界上盲和视觉损伤人数最多的国家之一。1999年，世界卫生组织和国际防盲协会等提出"视觉2020，享有看见的权利"这一全球行动倡议，旨在消除可避免盲。对此我国作出庄严承诺，并以此为目标推动相关工作。2014年，世界卫生组织发布《普遍的眼健康：2014—2019年全球行动计划》决议，我国据此制定并实施《"十三五"全国眼健康规划（2016—2020年）》。通过持续不断的努力，我国主要致盲性眼病得到有效遏制：在"十二五"中央财政"百万贫困白内障患者复明工程"项目引导下，我国百万人口白内障手术率（CSR）已接近3000（2000年为370，2010年为800）；针对儿童青少年近视高发问题，实施综合防控，营造政府主导、部门配合、专家指导、学校教育、家庭关注等良好社会氛围；沙眼在我国不再是公共卫生问题，并获得世界卫生组织认证；推动糖尿病视网膜病变防治工作的"关口前移"，在基层医疗卫生机构、内分泌科和眼科之间构建分级诊疗服务模式；我国眼病医疗服务能力持续提升，人民群众眼健康水平不断提高。

为全面展示我国防盲治盲和眼健康工作成效，进一步增强全社会爱眼护眼意识，现就第 25 个全国"爱眼日"宣传工作有关要求通知如下：

宣传主题：视觉 2020，关注普遍的眼健康。

宣传重点及口号：大力宣传眼健康的重要性，以及全年龄段人群、全生命周期眼健康工作成效和进展；大力宣传儿童青少年近视、老年白内障、糖尿病视网膜病变、青光眼等眼病防治知识，增强群众爱眼护眼意识。宣传口号参考如下：

（1）合理用眼，关注孩子眼健康。

（2）科学防控近视，拥有光明未来。

（3）眼底一张照，眼病早知道。

（4）关爱白内障患者，共享清晰视界。

（5）控血糖、查眼底，预防糖尿病致盲。

（6）重视低视力康复，提高视觉质量。

工作要求：

各地要重视全国"爱眼日"宣传工作，切实加强领导，精心部署安排。积极协调相关部门，制定宣传工作方案并做好组织落实，确保宣传工作广泛、深入、扎实开展。

考虑到当前新冠肺炎疫情防控形势，各地要充分利用广播、电视、报刊等传统媒体以及网站、微博、微信、短视频等新媒体传播手段，开展主题鲜明、内容丰富、形式多样、互动感强的宣传科普活动，全方位发布"爱眼日"宣传活动信息，普及眼健康知识。

各地要认真做好"爱眼日"宣传工作的总结，及时收集整理本地宣传工作情况，并将工作总结及相关图片、视频资料。

2020 年 6 月 6 日是第 25 个全国"爱眼日"。通过历年"爱眼日"宣传教育活动，极大地普及了全民眼健康科学知识，提高了人民群众爱眼、护眼意识，推动了我国防盲治盲和眼健康工作的发展。近年来，湖南省疾控系统基本掌握了全省儿童青少年近视分布状况，开发软硬件一体的学生视力监测和影响因素调查系统，实现了学生视力监测的信息化。通过开展"专家进校园""学校卫生标准普及行动""中小学健康月活动""学校教学生活环境改善行动""健康父母行动""重点人群关爱行动"等干预活动，引导学生树立"每个人都是自己健康的第一责任人"健康意识，形成自助自律的健康行为习惯。活动现场，近视眼防控宣传大使、湖南省广播电视台节目主持人童鹤宣读了倡议书，并邀请中南大学湘雅医院眼科教研室毛俊峰副主任开展"呵护眼睛从小做起"微科普宣讲，开展有奖知识问答环节，鼓励同学们踊跃参与。

在第 25 个全国爱眼日，国家卫生健康委举行新闻发布会，介绍我国眼健康工作进展及成效。会上，国家卫生健康委发布《中国眼健康白皮书》，明确下一步将结合我国国情和致盲性眼病疾病谱变化，编制"十四五"全国眼健康规划，进一步完善三级防盲和眼健康服务体系，加强基层眼科专业队伍建设，建立眼科医疗质量控制体系，推动眼科医疗服务高质量发展，努力满足人们不断提高的眼健康需求。

通过新闻发布会，我们获知我国盲和视觉残障的发生率下降了 37.8% 和 15.4%，2020 年的爱眼日是一个意义非凡的"爱眼日"，也是全球视觉 2020 行动收官之年。视觉 2020 是 1999 年由世界卫生组织和国际防盲协会共同发起的在全球消灭可避免盲的行动计划，当时罗列了 5 个疾病，即白内障、沙眼、儿童盲、河盲、屈光不正与低视力，中国政府是最早承诺参加全球行动计划的国家之一。全国政协委员、全国防盲技术指导组组长王宁利在会上表示，经过了这 21 年，我们做了 9 省的抽样调查发现，我国盲和视觉残障的发生率下降了 37.8% 和 15.4%。

据王宁利介绍，我国在 2003 年时有 1.9 万名眼科医生，目前已达到 4.48 万名。世界卫生组织规定，5 万人中至少有 1 个眼科医生。我国每 5 万人中已有 1.6 名眼科医生，达到了世界卫生组织的规定。

王宁利表示，在实现普遍眼健康工作中，重点是医疗服务的可及性，人力资源和医疗服务机构的建设。通过二十多年的发展，我国现在 90% 的县级医院已经建立了独立的眼科。视光师的数量从 2006 年的 1487 人增长到了 2018 年 6218 人。2015 年，超过 80% 的县级医院配备非接触眼压计、手术显微镜、直接检眼镜、间接检眼镜等基本眼科设备。此外，我国建立了国家、省（自治区、直辖市）、市级防盲治盲管理体系和县、乡、村眼病防治网络，两个三级网络，确保眼科资源的公平、可及。

儿童青少年近视已成中国视力损伤主要原因，超八成高中生近视。调查结果显示，2018 年全国儿童青少年总体近视率为 53.6%。其中 6 岁儿童为 14.5%，小学生为 36.0%，初中生为 71.6%，高中生为 81.0%。儿童青少年近视已成为中国视力损伤的主要原因。上海市眼病防治中心执行主任许迅表示，近视确实是我国患病率最高的慢性眼病之一，严重影响了儿童青少年的身心健康。而且近视有一个特点，一旦发生了就不可逆转，所以治好近视眼是办不到的。特别是在低年龄阶段发生近视眼的孩子，更容易变成高度近视眼，导致视力损伤，老年以后甚至因此失明。

许迅认为，在整个防控过程中，医防协同是贯穿近视防控全程的重要策略。上海制定了地方标准《中小学生屈光不正筛查规范》，2020 年已被国家卫生健康委纳入国家卫生行业标准。近十年来，在上海市卫健委等部门领导下，联合公共卫生和医疗机构的专家力量，建立了"市、区、社区"的医防衔接网络，实行了近视分级分诊和转复诊的制度，至今已经为 200 多万儿童青少年建立了屈光发育档案，我们通过运用"互联网+明眸 App"的形式将死档案变成了活档案，能够有效衔接资讯查阅、儿童眼健康情况查询、宣教、筛查、转复诊和干预治疗。在宣教方面，发起了"目"浴阳光的科普行动，我们制作传唱了《爱眼歌》，根据疫情形势，创编了非接触眼保健操等。

《爱眼歌》

作词：李成福　　作曲：左翼建

下课铃响，走出课堂，奔向操场，
用绿色和清新揉揉眼眶看看远方，
忙碌的眼睛轻轻松松放呀放个假，
快乐的眼睛神采飞扬。
放学时光，张开翅膀，自由飞翔，
让活泼和开心伸伸拳脚天天向上，
疲劳的眼睛亲亲自然放呀放个假，
美丽的眼睛清波荡漾。
都说眼睛是心灵的窗，
越是呵护它越明亮，
目浴阳光，身心健康，
健康将化作美好与希望。
都说眼睛是神奇的网，
上传缤纷下载梦想，
目浴阳光，幸福成长，
成长为争做未来的栋梁。
我们是健康的小主人，爱眼护眼要记牢；
户外活动很重要，目浴阳光视力好
一尺一拳和一寸，坐姿端正须做到；
长时用眼该休息，放松远眺赶疲劳；
电子产品要少用，照明条件应确保；
眼保健操认真做，视力检查要趁早；
不熬夜来不挑食，饮料甜品尽量少，
养成用眼好习惯，一生明亮乐陶陶！

（三）2021 年全国爱眼日活动

关于开展 2021 年全国"爱眼日"活动的通知
国卫办医函〔2021〕263 号

各省、自治区、直辖市卫生健康委、教育厅（教委），新疆生产建设兵团卫生健康委、教育局：

2021 年 6 月 6 日是第 26 个全国"爱眼日"。今年是中国共产党成立 100 周年，也是"十四五"开局之年，为进一步呼吁全社会增强爱眼护眼意识，积极践行"我为群众办实事"要求，现就开展"爱眼日"活动有关要求通知如下：

活动主题：关注普遍的眼健康。

活动时间：2021 年 6 月 6 日前后。

活动口号：大力宣传关注全年龄段全生命期眼健康的重要意义，重点关注儿童青少年和老年人两个群体，全方位科普近视、白内障、眼底病等眼病防治（控）知识，提高眼健康知晓度。宣传口号参考如下：

（1）加强全民爱眼意识 提高民族健康素质。

（2）爱眼护眼始于心 科学用眼践于行。

（3）保护视力 从小做起。

（4）积极防控近视 共筑光明未来。

（5）普及白内障手术 重现年轻"视"界。

（6）眼底一张照 眼病早知道。

活动主要内容：广泛开展科普宣传活动。各地卫生健康、教育部门要会同有关部门充分利用全国"爱眼日"的契机，发挥广播、电视、报刊等传统媒体以及网站、微博、微信、短视频等新媒体作用，围绕活动主题、结合活动口号，开展主题鲜明、内容丰富、形式多样、互动感强的科普宣传活动，确保宣传工作广泛、深入、扎实开展。

组织开展眼科义诊活动。各地卫生健康行政部门要组织医疗机构派出眼科专家及技术团队走进学校、社区、企业、党政机关等开展义诊活动，主要进行眼科常见病咨询、筛查、诊断，普及医学常识和健康知识，倡导健康生活方式，引导科学就医。

举办眼健康大讲堂活动。各地卫生健康行政部门要组织医疗机构，根据当地的眼科疾病特点，举办面向广大人民群众的眼健康大讲堂。活动全程要有专家参与，讲授传播的眼健康知识要符合群众需求。活动应当安排在群众方便的时间，使用群众听得懂的语言，切实提升群众眼病防治意识，培养正确就医理念。

开展爱眼健康教育活动。各地教育部门要指导学校通过课堂、校园电视和广播、宣传栏、班会、班团队日等渠道和形式，将近视防控知识融入课堂教学、校园文化和中小学日常行为规范，提高中小学生主动保护视力的意识和能力。学校和家长做好中小学生手机、作业、睡眠、读物、体质等管理，引导中小学生注重保护视力，促进身心健康发展。

实施家校协同爱眼活动。各地教育部门和学校要通过家长信、家长会、家长学校、家长课堂、家长微信群等多种形式，向家长宣传保护视力、预防近视知识，督促家长为孩子提供良好的居家视觉环境，开展亲子体育健身系列活动，控制孩子在家使用电子产品时长、监督并随时纠正不良读写姿势，保障睡眠时间，带动和帮助孩子养成良好用眼习惯。

工作要求：各地要充分认知全国"爱眼日"活动重要意义，将其作为深入贯彻落实习近平总书记关于眼健康工作重要指示批示精神和党史学习教育重要抓手，切实提高思想认识，加强组织领导，统筹协调各方力量，形成政府积极主导、社会广泛参与、人人尽责尽力的良好局面。

各地要充分调动发挥防盲技术指导组作用，制定活动工作方案，精心组织、统筹安排，确保活动顺利开展。各省级卫生健康行政部门医政医管处（局）请于 2021 年 5 月 26 日前将活动工作方案报送国家卫生健康委医政医管局。

全国综合防控儿童青少年近视工作联席会议机制办公室、全国综合防控儿童青少年近视专家宣讲团在 2021 年 6 月 6 日第 26 个全国爱眼日来临之际，向全社会发出全国儿童青少年近视防控光明行动倡议书。

各位家长、校长、老师、同学，社会各界朋友：

我国学生近视呈现高发、低龄化趋势，严重影响孩子们的身心健康，这是一个关系国家和民族未来的大问题。习近平总书记多次作出重要指示，强调全社会都要行动起来，共同呵护好孩子的眼睛，让他们拥有一个光明的未来。

为进一步引导社会各界积极参与儿童青少年近视防控光明行动，树立全民爱眼意识，在 2021 年 6 月 6 日第 26 个全国"爱眼日"来临之际，我们向全社会发出如下倡议：

（1）加强引导监督，杜绝"电子保姆"。家庭是孩子成长的第一环境，家长是孩子的第一任老师。家长的一言一行都深刻影响着孩子的行为。家长应当主动学习掌握眼健康知识和技能，以身作则，带动和帮助孩子养成良好用眼习惯。积极引导孩子进行户外活动和体育锻炼，家长陪伴孩子时，应尽量减少手机、平板电脑等电子产品使用，有意识地控制孩子使用电子产品，不可把电子产品作为孩子的"电子保姆"。要均衡饮食，规律生活，保障孩子充足睡眠时间。

（2）坚持"一增一减"，落实"五项管理"。学校是近视防控的主阵地，学校要定期组织视力检查，加强近视监测干预。要牢固树立"健康第一"理念，开齐开足上好体育与健康课，创造条件让学生在课间走出教室，放松眼睛，保障学生每天户外活动 2 小时，养成终身锻炼的良好习惯。统筹推进手机、睡眠、作业、读物、体质"五项管理"，切实减轻过重课业负担，为孩子营造良好的学习生态和成长环境。

（3）学会科学护眼，养成良好习惯。学生是自身健康的第一责任人，要自觉养成正确用眼习惯。要坚持正确的读写姿势，做到书本离眼睛一尺、胸口离桌边一拳、握笔手指离笔尖一寸。做到"三个20"原则，近距离用眼20分钟，看20英尺（6米）外的远处物体20秒放松眼睛。

（4）积极推广科普，精准有效防控。专业医疗机构要改变"重治轻防"观念，引导医务人员积极参与科普宣传，创新科普模式，加大科普力度，增强公众科学、正确的爱眼护眼意识。进一步加强临床诊疗、科学研究，强化大数据思维，运用信息化手段，通过视觉健康档案准确掌握儿童青少年近视状况，科学研判形势，精准防控，做到早预防、早发现、早干预。

（5）构筑防控体系，社会合力攻坚。近视防控是一项长期的系统性工程，需要全社会共同参与，合力攻坚。面对新冠肺炎疫情带来的挑战，有关部门要以实施儿童青少年近视防控光明行动为契机，坚持问题导向，科学综合施策。社会各界要积极构筑全民参与的防控网络，有效保障儿童青少年眼健康。

呵护眼睛，远离近视。让我们每个人都行动起来，从我做起，从现在做起，爱眼护眼，共创光明未来。

2021年6月6日是第26个全国"爱眼日"，主题是"关注普遍的眼健康"，旨在号召全社会关注全年龄段全生命周期的眼健康，重点关注儿童青少年和老年人两个群体，全方位了解近视、白内障、眼底病等眼病防治（控）知识，提高眼健康知晓度。6月6日上午闵行区"爱眼日"主题宣传活动在区体育公园举行，活动分为五大板块：科普体验、闭目目瞳话课堂、互动游戏、电脑验光和专家义诊。活动现场最引人注目的就是科普体验装置了。装置上设置了不同的　望口，罗列了近视/远视、散光、飞蚊症、白内障、糖尿病性视网膜病变、脉络膜视网膜炎、青光眼、视网膜脱离、黄斑变性、玻璃体积血、视网膜中央动脉阻塞等眼病的视野，让体验者们亲身了解到不同眼病的受限视野。最受小朋友欢迎的活动项目当属"闭目目瞳话课堂"，该课堂是由闵行区疾病预防控制中心为儿童青少年打造的以近视防控为主题的互动式健康科普课程。课程以互动式提问开场，吸引参与者的兴趣，然后以通俗的语言、生动的图片从眼睛的构造、成像原理、近视的成因和危害、预防近视等方面，让学生和家长们了解爱眼、护眼知识。课程中总结了保护眼睛、预防近视的6个好方法——好好玩、好好用、好好写、好好看、好好睡和好好吃，强调每天2小时以上日间户外活动的重要性，督促小朋友坚持良好的读写坐姿，强调保持良好的用眼习惯，坚持"3010"法则（看书、看电视、打电脑，用眼30分钟要休息10分钟，简称3010法则），提醒家长为孩子提供良好的视觉环境，并监督孩子们早睡早起，饮食注意营养均衡。最后宣讲老师介绍了"21天护眼习惯打卡"计划，即每天打卡6个护眼好习惯并坚持21天，做个护眼达人。同时还设定了专家区，由仁济医院主任医师陶晨和市眼防所副主任医师贺江南解答了上海市市民们眼病防治相关的疑问。

各地学校纷纷开展以爱眼护眼为主题的活动,让孩子们了解眼科知识和护眼常识,引导他们从小养成良好的用眼习惯。

浙江省湖州市德清县洛舍镇中心学校的学生们在做自创的乒乓球爱眼操。浙江省湖州市德清县洛舍镇中心学校,卫生院眼科医生为学生们讲解眼球构造。贵州省黔西市莲城街道八块小学的学生在进行视力体检。河北省邢台临西县光明学校的学生们在做爱护眼睛手指操。河北省秦皇岛市第一医院眼科副主任医师朱海萍为海港区东港镇第一小学学生检查视力。浙江省台州市仙居县安洲小学二年级的学生们在课间做无接触式眼保健操。在江苏省如皋市外国语初中,医生志愿者为学生进行眼位检查。浙江省诸暨市浣江幼儿园的小朋友在观察眼睛的构造模型。在河北省邯郸市邯山区政府机关幼儿园,邯郸市第三医院的医护人员利用聚散球为小朋友进行视功能集合检查。河北省邯郸市馆陶县新华小学,志愿者为学生讲解眼球构造,普及护眼知识。浙江省湖州市长兴县开发区中心幼儿园,县妇幼保健医院的眼科专家为小朋友进行视力检测。安徽省合肥市庐阳区林店街道双岗幼教集团悦城分园,安徽东南外科医院眼科专家在为孩子介绍眼球构造。安徽省合肥市庐阳区南门小学恒盛皇家花园校区,眼科医生在为学生检测视力。湖南省永州市蓝山县城北湘威学校,护眼志愿者在为学生义务检测视力。内蒙古呼和浩特市玉泉区青少年宫,孩子们在体验视力训练仪。

厦门眼科中心近日携手中华儿慈会瞳爱救助中心共同设立"筑梦瞳年——儿童青少年高度近视患儿专项救助基金",同时启动"人人爱眼共享光明"爱眼月系列活动,关注全年龄段、全生命期眼健康,重点围绕"一老一小",开展形式多样的爱眼护眼实践活动。"筑梦瞳年——儿童青少年高度近视患儿专项救治基金"重点聚焦儿童青少年高度近视的科普、预防、干预、救治工作,构建高度近视防控立体化、多维度的科学服务体系,为3~18周岁患有高度近视的困境儿童青少年提供多样化救助模式。

厦门眼科中心业务副院长、斜视与小儿眼科学科主任潘美华教授表示,高度近视后度数的增长,易引发多种眼部病理性改变,例如视网膜及黄斑病变、视网膜脱离、黄斑裂孔等致盲性眼病,高度近视常导致永久性视力损害。在近视防控工作中高度近视人群眼底筛查工作,是必须要高度关注的一环,高度近视患者每年应至少进行1~2次的眼底检查。

爱眼月启动仪式当天,厦门眼科中心与厦门市海西晨报社签订协议,将参与该报社百场讲座社区行活动。厦门眼科中心凤凰花"光明先锋"志愿服务队将携手海西晨报社共同走进社区一线,开展眼健康知识讲座,把科学专业的三甲眼健康服务送到百姓身边。

厦门校医线上培训、庆祝建党百年。光明服务送基层特别行动、湖柑小学"追梦光明"眼健康宣讲、白交祠村"党建引领护健康健康服务暖人心"公益活动……爱眼月期间,厦门眼科中心还将开展形式多样的爱眼护眼实践活动,全方位科普近视、白内障、眼底病等眼病防治(控)知识,提高眼健康知晓度,为全民眼健康保驾护航。

全国爱眼日活动期间，全国各地将组织动员医疗机构、防盲治盲工作者和眼科医务人员大力开展义诊、咨询、专题讲座等，为群众提供眼保健服务；充分利用学校和家庭等场所，帮助青少年掌握科学用眼知识和方法，培养学生良好的用眼习惯，降低青少年近视率。

济南市：义诊活动传播爱眼护眼科普知识。济南市多家医院分别开展了各类义诊活动。济南市第二人民医院（济南市眼科医院）同时组织启动四场大型义诊科普活动，为社区、机关、乡村送去眼健康知识。济南市第二人民医院青光眼、白内障、眼底病、角膜病等专业的眼科医护人员，来到长清区崮云湖街道开山村村委会、市中区舜玉路社区卫生服务中心、龙奥大厦义诊点、医院眼科门诊开展科普宣传展，为就诊群众提供了视力、眼前节、眼后节等专业检查，进行眼病咨询、答疑释惑，提高眼健康知识知晓度，引导科学就医。济南市中医医院公共卫生科、团委联合门诊医技党支部、眼科开展了为"eye"行动主题义诊宣教活动。该院充分发挥中医专业特长，印制《防控近视从我做起》宣传彩页，大力宣传关注全年龄段全生命期眼健康的重要意义，重点关注儿童青少年和老年人两个群体，提高眼健康知晓度。

青岛市：摸清 0~6 岁儿童视力现状。为切实做好全市 0~6 岁儿童眼保健和视力检查工作，明确青岛市 0~6 岁儿童视力发育状况，探明影响儿童视力发育的相关因素，2020 年初启动了"青岛市 0~6 岁儿童视力现状及其影响因素的流行病学调查"，调查历时 1 年，覆盖城乡各区市 28 个社区散居儿童及 92 家托幼机构，采取整群抽样方式，共调查 0~6 岁儿童 22000 多人。

遵义市：为普及低视力防治康复知识，提高低视力患者生活质量和康复水平，保护人民群众眼健康。遵义市各级残联组织形式多样，内容丰富的宣传活动。2021 年 6 月 3 日，遵义市残联服务基层工作队在副调研员周长坤率领下，到汇川区团泽镇开展残疾人康复服务。康复服务中进行了爱眼护眼知识宣传、发放眼病防治知识宣传资料、免费为咨询群众检查眼病、检测视力，并对白内障患者进行登记工作。遵义电台记者随行采访报道。前来咨询的群众达 60 余人次，检查眼病 45 人，发放宣传资料 100 余份。

上饶市：上饶市各地围绕"视觉 2020，关注普遍的眼健康"这一主题，组织开展了丰富多样的宣传系列活动。江西医专第一附属医院组织眼科专家走进社区、学校，开展宣传咨询和健康讲座活动。专家们还通过义诊的方式传播用眼保健知识，积极引导市民采取有效措施，关注眼睛健康。在婺源、玉山、横峰等地，由医护人员组成的宣传分队走进各中小学，讲授了"近视形成的原因"和"怎样保护眼睛"等方面的专业知识，并现场纠正了孩子们眼保健操的错误动作。

（郭丽娇）

第四节　中国眼健康

眼睛的健康是全国人民健康的重要组成部分，包括盲在内的视觉损伤严重影响人民群众的身体健康和生活质量，加重家庭和社会负担，威胁社会经济生产活动，是涉及民生的重大公共卫生问题和社会问题。我们国家对眼睛的健康问题越来越重视，下面从三个方面介绍中国眼健康。

一、从防盲治盲到全国眼健康

1999 年世界卫生组织和国际防盲协会提出"2020 年前消除可避免盲"的全球性战略目标。根据健康中国建设、深化医药卫生体制改革工作总体要求以及世界卫生组织《面向普遍的眼健康：2014—2019 全球行动计划》决议，为继续推进我国眼健康事业，进一步提高人民群众的眼健康水平，在 2014~2019 年制定了规划——"十三五"全国眼健康规划。

"十二五"时期，我国各级政府大力推进防盲治盲工作，建立并不断完善国家和省市级防盲治盲管理体系、技术指导体系和服务体系，构建了"政府主导，各方参与"的工作格局，基本形成适合我国国情的眼病防治工作模式。对于致盲性的眼病得到了有效遏制：在"百万贫困白内障患者复明工程"项目引导下，2015 年我国百万人口白内障手术率已超过 1500，较"十一五"末期提高了 56%；我国活动性沙眼、沙眼性倒睫患病率远低于世界卫生组织确定的致盲性沙眼流行区标准，证明沙眼在我国已经不是公共卫生问题。眼科医疗卫生事业快速发展，县医院眼科服务能力进一步提升。目前，我国约 90% 的县设有眼科医疗机构，其中约 90% 可以独立开展白内障复明手术。眼科医务人员参与大人群眼病防治工作的积极性普遍增强，调整成立新一届全国防盲技术指导组和省级防盲技术指导组。

随着我国经济社会快速发展、人口老龄化进程加快以及人民群众对眼健康需求的不断提高，我国眼病防治工作依然任务艰巨。我国仍然是世界上盲和视觉损伤患者数量最多的国家之一，年龄相关性眼病患病率提高，青少年屈光不正等问题日益突出，农村贫困人口白内障致盲的问题尚未完全解决；眼科医疗资源总量不足、质量不高、分布不均的问题依然存在，基层眼保健工作仍需加强；群众爱眼护眼的健康生活理念还需继续强化。"十三五"时期是推动我国眼病防治工作的关键期和机遇期，需要进一步采取切实可行的措施来提升人民群众的眼健康水平。

（一）规划要求

为深入贯彻落实党的十八大、十八届三中、四中、五中、六中全会和全国卫生与健康大会精神，坚持人民的主体地位，坚持科学发展眼健康事业，坚持预防为主，防治结合，将人人享有基本眼科医疗服务、逐步消除可避免盲和视觉损伤、提高人民群众眼健康水平作为开展眼病防治工作的出发点和落脚点，将眼病防治工作纳入医疗卫生服务体系中统筹规划，加强资源整合，并将其作为健康扶贫工程的重要内容。采取力度更大、针对性更强、作用更直接的政策举措，继续加强县级医院眼科服务能力建设，提高眼科医疗服务的覆盖面、可及性、公平性和有效性。

坚持政府主导、多部门协作、全社会参与；将防治引起盲和视觉损伤的常见眼病与加强基层眼科服务能力建设相结合，推广眼病防治适宜技术与工作模式，不断加强眼科医疗服务体系建设，完善工作机制；明确工作目标和各级责任主体，立足国情，因地制宜、分类指导，分步实施、分级负责，确保各项工作措施取得实效。

到 2020 年，力争实现以下目标：

（1）构建上下联动、紧密衔接的眼病防治工作网络，不断提升眼病防治服务能力。建立完善部门协作机制，充分动员社会力量，积极推动、参与眼病防治相关工作。

（2）县级综合医院普遍开展眼科医疗服务，90%以上的县有医疗机构能够独立开展白内障复明手术。

（3）开展眼病防治管理人员和专业技术人员培训工作。

（4）进一步提高白内障手术率，到 2020 年底全国白内障手术率达到 2000 以上，农村贫困白内障患者得到有效救治。

（5）重点在儿童青少年中开展屈光不正的筛查与科学矫正，减少因未矫正屈光不正导致的视觉损伤。每个县均有合格的验光师提供验光服务。

（6）进一步加强糖尿病视网膜病变等眼病的早期诊断与治疗，探索建立适宜工作模式。

（7）巩固消除致盲性沙眼成果。

（8）普遍开展早产儿视网膜病变防治培训，降低早产儿视网膜病变发病率和致残率。

（9）开展低视力诊疗、康复工作，建立眼科医疗机构与低视力康复机构的合作、转诊工作机制。

（二）主要措施

1. 深入开展眼健康宣传教育工作

动员社会各界广泛开展眼病防治健康教育，根据不同人群和不同眼病特点，通过广播、电视、报纸、网络以及其他新媒体等方式开展宣传教育，普及眼健康知识，增强公众眼病防治意识。提高白内障、未矫正屈光不正、糖尿病视网膜病变、青光眼、黄斑变性、早产儿视网膜病变等眼病防治和低视力康复知识的知晓度。会同有关部门充分利用全国爱眼日、世界视觉日、世界青光眼周等健康宣传日开展宣传活动，大力弘扬"大医精诚、救死扶伤"的优良传统，深入报导广大眼科医务人员和基层医疗卫生工作者深入贫困地区为贫困群众解除眼病、重见光明的生动事迹，在全社会营造积极参与眼病防治工作的良好舆论氛围。

2. 防治导致盲和视觉损伤的主要眼病

继续做好白内障患者复明工作，尤其是贫困人口的白内障复明工作。增强白内障复明意识，大力提高白内障手术数量和覆盖率，完善白内障手术质量评价和术后随访制度。会同相关部门，大力倡导儿童和青少年的科学用眼，推动屈光不正的规范化筛查、诊断与科学矫正，提高验光矫正服务的整体水平。加大视网膜病变特别是糖尿病视网膜病的防治力度。以分级诊疗制度为基础，探索建立糖尿病视网膜病变早期筛查、诊断、转诊与治疗的有效模式。加强眼科与内分泌科的合作筛查与诊疗。进一步提高糖尿病视网膜病变激光光凝术的规范化水平。推广应用《早产儿治疗用氧和视网膜病变防治指南》，继续加强对眼科、妇产科、儿科等专业的医务人员开展早产儿视网膜病变防治相关知识培训，提高早产儿视网膜病变筛查、诊断与治疗水平。巩固消除致盲性沙眼的成果，监测沙眼患病情况，引导群众增强沙眼预防意识，防止沙眼流行复燃。落实国家基本公共卫生服务中老年人、0~6岁儿童视力检查工作。加强对眼病防治适宜技术的研究与推广应用，对眼病防治措施开展卫生经济学研究。推进低视力康复工作。三级综合医院眼科和眼科专科医院应普遍提供低视力门诊服务，有条件的医院要开展低视力康复工作。建立眼科医疗机构与低视力康复机构的合作、转诊工作机制。

3. 完善眼病防治服务体系

建立健全国家、省（区、市）、市和县、乡、村两个眼病防治工作网络，明确各级眼科专科医院、综合医院眼科、设有眼科的妇幼保健机构和基层医疗卫生机构的职责、任务和要求，构建适合我国国情、较为完善的眼科医疗服务网络，提供全面、公平、可及的眼科医疗服务。鼓励城市二级医院眼科、眼科医院与县级综合医院眼科、基层医疗卫生机构建立协作体，开展形式多样的纵向合作，提升眼科诊疗和眼健康服务整体水平。以县级公立医院综合改革和三级医院对口帮扶贫困县医院等工作为契机，大力推动县域眼科医疗服务能力建设，发挥其作为基层眼科医疗服务技术指导中心的作用，提高常见眼病诊治与急诊处理能力，落实眼病分级诊疗。加强基层特别是农村地区眼病防治工作，探索建立基层眼病防治工作模式。将初级眼保健服务纳入初级卫生保健体系。加强眼科医疗机构与疾病预防控制机构或眼病防治机构、低视力康复机构的沟通协作，建立医、防、康复相结合的合作机制。

4. 加强人员队伍建设，推动可持续发展

开展眼病防治管理人员和专业技术人员的培训工作。充分发挥继续医学教育作用，加强培训基地建设，组建师资队伍，制定培训大纲、课程体系和效果评价指标体系等，充分发挥培训基地的示范作用，分级分类对眼病防治管理人员和专业技术人员开展培训。充分发挥国家级、省级防盲技术指导组和眼科专业学协会的专业优势，组织开展基层眼科及相关卫生技术人员的培训。

5. 加强数据收集与信息化建设

开展眼病防治相关的医疗资源调查和眼病流行病学调查，持续有效监测主要致盲和视觉损伤眼病的患病率、发病率及顺位变化情况，全面评价眼病综合服务能力。不断完善白内障复明手术信息报告系统，进一步加强对白内障复明手术信息报告工作的管理。有条件的省份要加快建立基于电子病历和居民电子健康档案协同的白内障复明手术信息报告工作制度。探索信息化技术在眼病预防、诊断和随访等方面的应用，提高信息化管理水平。充分利用远程医疗信息系统提升基层眼病预防和诊疗水平。

6. 完善政府主导、多方协作的工作机制

把眼病防治工作纳入各级政府卫生计生事业发展规划和健康扶贫工作计划，明确任务要求。加强与残联、教育、民政、财政等部门的沟通协调，统筹安排，细化分工，保障各项工作取得实效。加强各级防盲技术指导组的能力建设，开展绩效考核，进一步调动工作

积极性，充分发挥专家的技术指导作用和组织协调作用。完善鼓励非政府组织、民营医疗机构、慈善团体、企业和公民个人参与爱眼护眼宣传教育和眼病防治工作的政策措施，引导更多的社会资本投向贫困地区、贫困人口的眼病防治工作。

（三）保障措施

1. 加强组织领导

各级卫生计生部门要高度重视眼病防治工作，与相关部门密切合作，探索建立眼病防治长效工作机制，加大宣传力度，营造有利于工作开展的良好氛围。

各级卫生计生部门要依据《"十三五"全国眼健康规划》（以下简称《规划》），结合本地区实际，制定本地区的工作规划，形成时间表和路线图，明确分工，落实责任。有条件的地方要开展眼病防治综合示范区，以点带面，推进眼病防治工作。

2. 实施考核评估

国家卫生计生委负责制定《规划》的评估考核方法，对各地实施情况进行督导评估；对实施过程中出现的新问题、新情况进行调整和补充。省级卫生计生行政部门负责制定本地区的评估考核方法，确保各项任务的有效实施。

从《全国防盲防治规划》到《"十三五"全国眼健康规划》，我国眼健康事业得到快速发展。2020 年，既是"十三五"眼健康规划收官之年，也是"视觉 2020"行动倡议收官之年，更是谋划"十四五"规划的开篇布局之年。两会期间，"戴美瞳""眼健康"等词汇轮番登上热搜榜，成为全民热议的话题，"聚焦两会·眼科最强音"专场，特别邀请到：全国政协委员、全国防盲技术指导组组长王宁利教授，全国政协委员、何氏眼科集团董事长何伟教授，全国人大代表、山东中医药大学附属眼科医院院长毕宏生教授，全国人大代表、徐州市第一人民医院李　雁教授，全国人大代表、香港希玛国际眼科医疗集团主席林顺潮教授，全国人大代表、山东眼科医院院长史伟云教授做客直播间，围绕眼底病及近视防控等两会热点话题进行研讨，对他们在两会所做的提案做了更加细致深入的解析。北京协和医院陈有信教授对会议进行主持。

王宁利教授提出关注全民眼健康、将眼病防治纳入慢病管理。"眼底一张照，眼病早知道"，"眼底一张照，慢病我知道"，"视神经一张照，青光眼早发现"王宁利教授通过眼病防控口号的提出，生动地阐述对两会提案——将眼病防治（眼底照相和眼病筛查）纳入国家慢病管理体统中。

王教授表示，在其参与的国际疾病危险因素和疾病负担的研究中，发现中国新增的中、重度视觉损害以 133% 和 147% 的速度增长，在 G20 国家中分别排名第一、第二名，其原因主要有三方面：一是慢病造成的眼部疾病，二是生活方式（近视），三是人口老龄化。世界卫生组织早已将防盲归入慢病管理，而目前我国归入慢病筛查的是高血压、糖尿病 2 种病。眼病纳入慢病管理是一项体量巨大的事业，王教授强调可以初步将眼底照相和眼病筛查加入到慢病筛查，一方面协助高血压、糖尿病诊断，另一方面可尽早发现并发症。

参与国家领导人与医药卫生界、教育界委员代表的联组会后，王宁利教授感受颇深，国家对于医疗卫生体系建设与教育建设投入了极大的关注，使得医疗和教育界人士备受鼓舞，预防是最经济有效的健康之路，所有医生都需要在公共卫生层面改变观念，要坚持防治结合。医生除了是专家，更是疾病控制专家，在国家加大医疗卫生机构建设的过程中，公立医院应该更多地思考在新时期如何更好地发展，医生个人也要思考在新时期如何更好地实现自身发展。

林顺潮教授提出加快以眼底病为新攻关目标的防盲治盲体系建设。近几年，随着人口老龄化加剧，经济社会快速发展、人民生活方式转变，我国眼底病防盲的疾病谱发生了显著变化，与年龄相关性眼病和代谢相关性眼病，如黄斑变性（AMD）和糖尿病视网膜病变、高度近视眼底病变正日益凸显，成为中国当前主要的致盲性眼病。林顺潮教授因此将加快眼底病为新攻关目标的防盲治盲体系建立作为两会提案，将眼底病的防治作为应对的重点，强调眼底病的早查早治。对于这一体系建设的具体实施，林教授表示，随着国内以互联网、大数据、人工智能等为代表的新兴数字化、智能化信息技术的快速发展与应用，使得我们可以充分发挥人工智能等技术优势，以眼底检查为窗口，实现远程筛查，推广便捷式的眼底疾病筛查技术，提高眼底疾病筛查力度。

何伟教授提出乡村振兴中的健康乡村建设、数字化赋能助力儿童近视防控。何教授作为连任三届的政协委员，一直关心儿童青少年近视防控和农村医疗卫生，他的提案始终聚焦基层医疗问题。何教授表示，他之所以重点关注农村，一方面是农村近视的发病率与城市相近，但医疗资源与城市比较相差很多，需要依靠城市医生走入农村、进行公共卫生宣传教育、筛查和预防，因此提出能否依靠远程医疗、高效率解决农村孩子的问题；另一方面是我国乡村医力量匮乏，数量、质量不足，何教授在此次政府工作报告将提高乡医村医待遇作为了重要内容，期待解决三级医疗网的中坚力量的后顾之忧，将使得乡村医生能更好地发挥作用，奠定乡村振兴的基础。远程医疗的实现道阻且长，需要平台、人工智能技术、网络可穿戴设备、经济等多方面的支持。何教授带领的团队不仅通过远程医疗中心向边远地区特别是农村基层医疗机构提供技术支持，还通过培训平台开展远程培训，利用科技手段提升基层医疗队伍的诊疗水平，推动健康乡村建设。

毕宏生教授：加强糖尿病视网膜病变早期筛查。两会期间毕教授共提出 8 个提案，包括糖尿病视网膜病变诊治、初级眼保健网络、青少年近视防治等多个方面，同时将眼视光医师的医疗卫生系统管理体制问题纳入讨论。

对于从"以治病为中心"向"以健康为中心"大转变的背景下，作为眼科医生应如何顺势而为，紧跟时代的问题，毕教授提出了他的观点：首先要将初级眼保健做好，包括但不局限于近视、白内障、糖尿病视网膜病变等，并将重点放在糖尿病视网膜病变的防治，这是健康中国行特别重要的一环，并列入了 2019~2030 健康中国行动的规划；第二个是建立以防为主，防控结合的健康理念。首先是建立初级眼保健网络，国家—省—市—县—乡—村六级防盲网络，从组织架构上解决结构性问题。其次是加强乡村医生的培训，提升诊疗水平及检查、诊断、精确转诊的能力，对于疾病早发现、早预防、早控制、早治疗。最后是医防协同，查防治应密切结合，最终目的是让患者不得病、少得病、得轻病。

谈及青少年近视防控，毕教授提出视力筛查应从幼儿园开始，研究表明，早期筛查早期治疗对于预防高度近视有重要意义，不仅仅是近视，眼健康筛查可以在早期发现先天性青光眼、先天性白内障以及某些先天性眼底病，筛查时间越早，越早进行干预治疗，防止后期严重并发症发生，为人民提供全生命周期的眼健康管理。

李甦雁教授提出推动标准化的诊疗中心建立。在两会上，徐州市第一人民医院副院长李甦雁提交的议案中，更是提出了"推动标准化的诊疗中心在全国的建立"、"建议儿童用药立法"、限制"给小孩开大人药"等建议。

李教授表示由于我国目前致盲眼病疾病谱已发生了重大改变，眼底病在致盲性眼病中所占比例较大，但现阶段我国眼底病医生相对不足，全国专业眼底病医生尚不足 3000 名，却要面对数千万的眼底病患者。很多患者的眼病治疗在基层受到阻碍。因此对于疾病的规范化诊疗就显得尤为重要。同时需要眼底病医生需要具备一定的诊治能力，不仅限于诊断，还包括规范的治疗、随访，所以检查要完整，治疗要标准，随访应规范化。从而推进致盲性眼病标准化诊疗中心在全国的建立，形成全国性的眼底疾病诊治网络，助力全国致盲性眼病诊疗水平的提升。同时李　雁教授对儿童用药立法和基药目录的调整也予以关注高度关注。李教授表示我国的基本药物目录是每三年调整一次，但是国家基本药物目录中的眼科用药调整较少，致盲性眼病相关的主流治疗药物仍未进入基药调整范围，药物缺乏，且多为老药。而且许多药品已经不能适应当前眼部疾病状况和临床诊疗需求，因此应根据眼科疾病谱增加眼科基药。

眼健康是身心健康的重要组成部分，涉及全年龄段人群的全生命周期，包括盲在内的视觉损伤，严重影响人们的身心健康和生活质量。我国是世界上盲和视觉损伤人数最多的国家之一，眼健康工作一直受到政府、行业和社会的高度关注。从 20 世纪 80 年代起，国家连续制定防盲和眼健康事业规划，明确不同阶段的主要任务和措施，加强顶层设计，不断完善眼健康管理体系、技术指导体系和服务体系。同时，在不同时期以白内障、儿童青少年近视、沙眼、低视力等眼病防治为切入点，提升人民群众眼健康水平。

2016 年，国家卫健委制定并实施了"十三五"全国眼健康规划，在健康中国战略的统领下，通过持续不断的努力，我国眼健康事业得到快速发展，使主要致盲性眼病得到有效遏制，2020 年是视觉 2020 行动目标之年，是"十三五"眼健康规划的收官之年，也是健康扶贫决战决胜之年。关注普遍的眼健康就是希望不同年龄段的人群、特殊疾病群体都要更加关注自己的眼健康问题。

2020 年是"视觉 2020"收官之年，中国也是西太平洋地区第一个参加"视觉 2020"的国家，在 2020 年收官之年，中国交了一个满意的答卷，我们中国整个国家的致盲率已经低于全球平均水平。但是现在我们又面临着新的挑战，随着社会经济的发展，生活方式的改变，我国进入人口老龄化阶段，特别是大家关注到儿童青少年近视眼患病率大幅度提高，这样会给我们国家的眼健康、社会经济发展带来前所未有的压力。

随着人口老龄化加剧，经济社会快速发展，人们生活方式改变，年龄相关性眼病、代谢相关性眼病、高度近视引发的眼底病变凸显，成为我国当前主要的致盲眼病。在政府的指导下，我国的防盲治盲工作已经取得了重大进展。但是随着时代的发展以及人民生活水平的不断提高，人们对眼健康的要求也是越来越高。国家卫生健康委将按照健康中国要求，结合我国国情和致盲性眼病疾病谱变化，编制"十四五"全国眼健康规划，进一步完善三级防盲和眼健康服务体系，加强基层眼科专业队伍建设，建立眼科医疗质量控制体系，推动眼科医疗服务高质量发展，努力满足人们不断提高的眼健康需求。

2021 年提出的医疗服务发展的核心是三个字——高质量。在国家层面，我们已经建立了质量控制中心，而且是通过每个专科来设计的，和全国防盲技术指导组紧密结合在一起做这项工作。做这项工作当然要搭建一个质量控制网络体系，要建立标准，要进行数据分析，要把控重大疾病目前面临的质量问题，然后提出措施，持续改进，一是医务人员本身品质的提高，二是医疗质量把控的提高，让我们"十四五"期间眼科的服务、给老百姓提供的眼健康真正地进入一个高质量的时期。

目前已进入"十四五"时期，为做好我国眼健康工作，为进一步提高人民群众眼健康水平，并结合目前的状态，持续推进我国眼健康事业高质量发展，制定了《"十四五"全国眼健康规划》，为"十四五"期间眼健康事业发展勾画路线图。

（四）擦亮眼睛看清未来

1. 重点关注两类人群——一老一小

首都医科大学附属北京同仁医院王宁利教授介绍，研究表明，未矫正屈光不正和白内障是我国前两位致盲眼病，全年龄段人群中最容易受到这两种眼病影响的是儿童青少年和老年人群体。

"0~6 岁是儿童眼球结构和视觉功能发育的关键时期，6 岁前的视觉发育状况影响儿童一生的视觉质量。"王宁利表示，近视防控要做到关口前移，早监测、早发现、早预警、早干预至关重要。

为此，"十四五"全国眼健康规划强调要加强 0~6 岁学龄前儿童的眼保健和视力检查服务，提倡预防为主和强身健体防近视，鼓励眼科专家进校园进行科普宣传、开展中小学生健康月活动等。对于已经近视的儿童青少年，"十四五"全国眼健康规划强调开展科学验光，提升近视的早期诊断和防控能力，加强近视的科学矫治，从而延缓近视进展，同时避免因产品使用不当导致的二次伤害；已经发生高度近视者要尽早实施干预措施来减少致残致盲。

2. 提供全生命期服务——防治结合

随着时代发展和社会进步，越来越多的人意识到眼健康发展已经从以治病为中心向以健康为中心转变。复旦大学附属眼耳鼻喉科医院周行涛教授介绍，"十四五"全国眼健康规划多次提及防治结合和全生命期服务的重要性，确立了"预防为主、防治结合"的基本原则，鼓励医疗机构与疾病预防控制机构、妇幼保健机构、康复机构的多维度结合，构建筛查—诊断—治疗—随访连续型诊疗全生命期服务体系。

以近视防治为例，当前儿童青少年近视防控纳入政府绩效考核，"十四五"全国眼健康规划中不仅多处强调相关内容，而且还特别对相关指标提出了明确而具体的目标。事实上，近视防治是一项预防优先、贯穿全生命期的任务，在 3 岁之前就应尽早建立屈光发育档案，结合家族史等情况进行精准干预。周行涛指出，屈光发育档案建立后，在不同的年龄阶段要持续追踪观察分类干预，确保全过程的科普精准化、筛查标准化、诊疗标准化。目前有些地区已经先行先试建设基于互联网的云端屈光档案，积极构建"学校—社区—医疗机构—家庭"的良性"防—控—治"体系，有效确保了全生命期的近视防控防治管理，值得进一步完善和推广。

3. 完善五级眼科医疗体系——资源下延

对于优化眼科医疗资源布局，"十四五"全国眼健康规划提出逐步建立完善"国家—区域—省—市—县"五级眼科医疗服务体系，推动眼科相关优质医疗资源扩容与下延。

眼科医疗服务能力的整体提升还需要强化'国家队'在整个体系中的引领作用，所以在"补短板"的同时必须重视"强优势"。周行涛指出，"十四五"全国眼健康规划特别强调了建设眼科医学高地的重要意义，要以国家医学中心和国家区域医疗中心建设为抓手，充分发挥中心技术引领和辐射带动作用。在五级眼科医疗服务体系运行过程中，每个环节既能各司其职，又能协作运转，将有利于逐步缩小区域间、城乡间眼科医疗服务能力差异，减少患者跨区域流动，也有利于分级诊疗的推进和落实。

为进一步推进医疗资源的公平性和可及性，"十四五"全国眼健康规划鼓励实力强的眼科专科医院和综合医院眼科牵头成立专科联盟，整合资源带动整体服务能力提升，在建设好城市和县域两个眼健康工作网络基础上，通过远程医疗协作网让眼科优质医疗资源更高效地向基层延伸。

周行涛指出，可以充分利用远程诊疗和互联网医院高效、便捷、个性化等优势，打通线上线下服务，形成基于互联网的专科联盟医疗服务网络，有力推动眼健康医疗服务规模化、常态化、可及化，在下沉医疗资源，特别是疫情防控常态化期间方便群众就近就医方面发挥重要作用。

4. 高度重视近视防控与科学矫治

在儿童青少年近视防控方面，《"十四五"全国眼健康规划》要求全面落实《综合防控儿童青少年近视实施方案》《儿童青少年近视防控适宜技术指南》等要求。制修订近视防控相关标准，形成儿童青少年视力健康标准体系。强化 0~6 岁儿童眼保健和视力检查服务。逐步扩大中小学生视力筛查人群，加强视力监测网络建设，针对性开展专家进校园行动、中小学生健康月活动等干预措施。

在推动近视科学矫治方面，"十四五"全国眼健康规划要求科学开展验光等检查，强化高度近视患者早期预警和干预，提升近视早期诊断、早期控制能力，减少因高度近视而导致的视觉损伤。

做到定期监测，及时发现学生视力异常。目前我国儿童青少年近视呈高发和低龄化趋势，定期监测学生视力是近视防控的重要举措之一。各市卫健委积极配合教育部门，组织具有眼科诊疗资质的医疗机构，每学年为全市中小学生进行学生视力监测。在每年一次的学生健康体检，包含一次视力监测基础上，可以在每学年再增加 3 次学生视力监测，并对视力异常的学生给予科学诊疗建议。

一定要让中小学生到视力检测定点机构进行专门全面的检查，学生进行体检后，视力监测数据会实时上传至相关的学生体质健康网，学生和家长可通过关注公众号查看监测结果。如果发现检测结果异常，学生及家长一定要时到正规医疗机构进行相关复查，以明确诊断，及时采取防治措施。

一定要采用多重方法科学护眼。首先，坚持参加多种形式的户外活动和体育锻炼，尽量做到中小学生每天 2 小时以上，幼儿每天 3 小时以上。其次，保持正确的读写姿势及控制用眼时间，不在太弱或太强的光线下看书或写字。近距离用眼 30~40 分钟，需要休息 10 分钟。同时也要注意弹琴、画画、拼乐高、玩手机等长时间近距离用眼行为。再次，定期做眼健康检查，建立视觉发育档案，监督孩子养成良好用眼习惯。要积极倡导学生科学用眼，引导家长树立正确的近视防控意识。如果发现孩子出现喜欢眯眼视物、歪头看电视、看书看电视距离近，或频繁眨眼等问题时，需尽快带孩子到专业眼科医院进行相关检查。要做到重视近视，注重防控，发现近视后及时矫正。

二、健康中国行动——中小学眼健康促进

一直以来，我国卫生及医疗水平得到了大幅提高，居民的主要健康指标总体已优于中高收入国家平均水平。但随着工业化、城镇化、人口老龄化发展和生态环境、生活行为方式的变化，慢性非传染性疾病（心血管疾病、癌症、糖尿病等）已成为了居民的主要死亡原因和疾病负担。为积极应对当前突出的健康问题，努力使群众不生病、少生病，提高生活质量，延长健康寿命。为此，健康中国行动推进委员会特制定健康中国行动。

健康中国行动以"大卫生、大健康"为理念，坚持预防为主、防治结合的原则，以基层为重点，以改革创新为动力，中西医并重，把健康融入所有政策，针对重大疾病和一些突出问题，聚焦重点人群，实施15个重大行动，政府、社会、个人协同推进，建立健全健康教育体系，促进以治病为中心向以健康为中心转变，提高人民健康水平。

健康中国行动围绕疾病预防和健康促进两大核心，提出将开展15个重大专项行动。15个重大专项行动包括健康知识普及行动、合理膳食行动、全民健身行动、控烟行动、心理健康促进行动、健康环境促进行动、妇幼健康促进行动、中小学健康促进行动、职业健康保护行动、老年健康促进行动、心血管疾病防治行动、癌症防治行动、慢性呼吸系统疾病防治行动、糖尿病防治行动、传染病及地方防控行动。第八项行动就是针对中小学健康促进行动，目前我国各年龄阶段学生肥胖检出率持续上升，并且小学生、初中生、高中生视力不良。健康中国行动给出健康行为与生活方式、疾病预防、心理健康、生长发育与青春期保健等知识与技能，并提出个人、家庭、学校、政府应采取的举措。

2018年全国儿童青少年总体近视率为53.6%。其中，6岁儿童为14.5%，小学生为36.0%，初中生为71.6%，高中生为81.0%。中小学学生的眼健康问题是较为严重的，从2022年到2030年，健康中国行动中对于全国儿童青少年总体近视率力争每年降低0.5个百分点以上和新发近视率明显下降和小学生近视率下降到38%以下的目标。提倡中小学生每天在校外接触自然光时间1小时以上；小学生、初中生、高中生每天睡眠时间分别不少于10，9，8个小时；中小学生非学习目的使用电子屏幕产品单次不宜超过15分钟，每天累计不宜超过1小时。同时中小学生个人也应该注意用眼卫生。主动学习掌握科学用眼护眼等健康知识，养成健康用眼习惯。保持正确读写姿势。握笔的指尖离笔尖一寸、胸部离桌子一拳，书本离眼一尺，保持读写坐姿端正。读写要在采光良好、照明充足的环境中进行。白天学习时，充分利用自然光线照明，避免光线直射在桌面上。晚上学习时，同时打开台灯和房间大灯。读写连续用眼时间不宜超过40分钟。自觉减少电子屏幕产品使用。避免不良用眼行为，不

在走路、吃饭、躺卧时，晃动的车厢内，光线暗弱或阳光直射下看书或使用电子屏幕产品。自我感觉视力发生明显变化时，及时告知家长和教师，尽早到眼科医疗机构检查和治疗。也建议家长陪伴孩子时尽量减少使用电子屏幕产品。有意识地控制孩子特别是学龄前儿童使用电子屏幕产品，非学习目的的电子屏幕产品使用单次不宜超过 15 分钟，每天累计不宜超过 1 小时，使用电子屏幕产品学习 30～40 分钟后，建议休息远眺放松 10 分钟，年龄越小，连续使用电子屏幕产品的时间应越短。中小学校要严格组织全体学生每天上下午各做 1 次眼保健操。教师要教会学生掌握正确的执笔姿势，督促学生读写时坐姿端正，监督并随时纠正学生不良读写姿势。教师发现学生出现看不清黑板、经常揉眼睛等迹象时，要了解其视力情况。强化体育课和课外锻炼，确保中小学生在校时每天 1 小时以上体育活动时间。严格落实国家体育与健康课程标准，确保小学一二年级每周 4 课时，三至六年级和初中每周 3 课时，高中阶段每周 2 课时。中小学校每天安排 30 分钟大课间体育活动。有序组织和督促学生在课间时到室外活动或远眺，防止学生持续疲劳用眼。指导学生科学规范使用电子屏幕产品，养成信息化环境下良好的学习和用眼卫生习惯。严禁学生将个人手机、平板电脑等电子产品带入课堂，带入学校的要进行统一保管。使用电子屏幕产品开展教学时长原则上不超过教学总时长的 30%，原则上采用纸质作业。同时政府部门应加强现有中小学卫生保健机构建设，按照标准和要求强化人员和设备配备。保障师生在校用餐食品安全和营养健康，加强义务教育学校食堂建设。坚决治理规范校外培训机构，每年对校外培训机构教室采光照明、课桌椅配备、电子屏幕产品等达标情况开展全覆盖专项检查。全面加强全国儿童青少年视力健康及其相关危险因素监测网络、数据收集与信息化建设。组建全国儿童青少年近视防治和视力健康专家队伍，科学指导儿童青少年近视防治和视力健康管理工作。按照采光和照明国家有关标准要求，对学校、托幼机构和校外培训机构教室（教学场所）以"双随机"方式进行抽检、记录并公布。建立基层医疗卫生机构包片联系中小学校制度。积极引导支持社会力量开展各类儿童青少年体育活动，有针对性地开展各类冬（夏）令营、训练营和体育赛事等，吸引儿童青少年广泛参加体育运动。并且实施网络游戏总量调控，控制新增网络游戏上网运营数量，鼓励研发传播集知识性、教育性、原创性、技能性、趣味性于一体的优秀网络游戏作品，探索符合国情的适龄提示制度，采取措施限制未成年人使用时间。

师生健康，是中国健康的基础，而学校特别是中小学对于中国健康中国是基础性环节采取多方面共同努力下，促进青少年眼健康问题，进而达到防控青少年眼近视。

三、中国眼健康白皮书

据世界卫生组织此前发布的报告显示，全球大约有 3600 万人是盲人，5 个失明案例中，有 4 个其实是可以避免的，也就是说，80%的失明者本不用失去视力。另有 2.17 亿人有中度至重度视力障碍（MSVI），这意味着他们并非完全失明，而是视力有限。

而我国超过 6 亿中国患者患有近视眼，年轻人中的近视率持高位。近年来，6 岁儿童的近视率逐年上升，近视低龄化现象受内地重视。

中国现在近视眼占了多少？我国儿童青少年近视眼总体发生率为 53.6%，大学生总体发生率超 90%。王宁利表示，2018 年八部委发布实施方案，完成了中国乃至世界上最大的近视眼摸底调查，摸清了中国近视眼的基线情况，现在防控措施在积极推进中，相信我国的近视眼防控一定能取得重大进步。

在 2003 年全国有 1.9 万个眼科医生，现在我们有 4.48 万。世界卫生组织规定，5 万人中至少有一个眼科医生，才让我们都能找到眼科医生给我们看眼病，我国 5 万人中已经达到了 1.6 个眼科医生，达到了世界卫生组织的规定。但我们的视光师还是极度匮乏，虽然从原来的 1400 人增加到现在的 6000 多人，但是这个缺口还是非常大。

视觉 2020 是 1999 年由世界卫生组织和国际防盲协会共同发起的在全球消灭可避免盲的行动计划，当时罗列了 5 个疾病，白内障、沙眼、儿童盲、河盲、屈光不正与低视力，中国政府是最早承诺参加全球行动计划的国家之一。从 1999 年参加视觉 2020 行动以来，经过了这 21 年，我们做了 9 省的抽样调查发现，我国盲和视觉残障的发生率下降了 37.8%和 15.4%。

2020 年，国家卫生健康委员会发布了中华人民共和国成立以来第一部意义非凡的《中国眼健康白皮书》。白皮书指出，2018 年我国近视人数已经超过 6 亿人，其中儿童青少年近视率为 53.6%，大学生近视率更是超过 90%。其主要的不良习惯包括熬夜玩手机、边走边看手机以及长时间戴隐形眼镜。

目前，我国主要致盲性眼病已转变为糖尿病视网膜病变等代谢性眼病和老年性白内障等年龄相关性眼病，我国眼科疾病谱的重大转变，引导了致盲眼病的治疗转向疾病的防控。

王宁利指出，2020 年是世界卫生组织发起"视觉 2020 行动倡议"收官之年，《中国眼健康白皮书》的发布，反映出中国践行"视觉 2020 年行动"所做的工作。这一行动旨在2020 年全球范围内消除主要可避免盲，包括白内障、沙眼、河盲、儿童盲、屈光不正与低视力。

我国白内障手术覆盖率在 2014 年已达到 62%，目前这一数据预计更高。并且，我国作为人口大国，在 2014 年就实现了消灭致盲性沙眼的目标。

在儿童青少年眼健康方面，王宁利表示，我国建立了新生儿眼病筛查系统。现已将 0~6岁儿童眼保健和视力检查覆盖率及视力健康电子档案建立情况纳入考核体系，且要求 0~6岁儿童每年眼保健和视力检查覆盖率达 90%。

近视眼已成为我国严重危害儿童青少年眼健康的公共卫生问题，近视防控已上升为国家战略。现在近视眼已完成基线调查，在全国范围内开始了以学校为主战场的防控工作。

对于如何实现普遍眼健康，王宁利表示，重点是医疗服务的可及性，人力资源和医疗服务机构的建设。现在我国 90% 的县级医院已建立独立眼科，我国眼科医师的数量在 2018 年已达到 4.48 万人，实现每五万人拥有 1.6 位眼科医生的占比。下一步，将继续推进可防可控致盲眼病适宜技术的培训和推广，关注主要致盲眼病防治技术下沉，将关口前移减少致盲眼病的发病率，增加防治效果。

《中国眼健康白皮书》全面地展现了我国眼健康事业的现状，以及我国多年来在消除可避免盲方面所做的努力与所取得的成果。《中国眼健康白皮书》共分为 14 个章节，首先介绍了我国的眼健康服务体系和具有我国特色的眼病防治工作模式，以及我国落实"视觉 2020"行动倡议的工作进展；其次分别从眼科资源、盲和低视力损伤大幅度下降、主要致盲眼病疾病谱变化、近视防控、消灭致盲性沙眼、低视力康复、眼健康促进、我国眼库发展、防盲公益化、眼科自主研发能力这十大方面详细介绍了我国几十年来在眼健康领域所取得的丰硕成果；最后分析了今后我国眼健康工作所面临的挑战和未来眼健康工作的重点。

国家卫生健康委员会在发布《中国眼健康白皮书》，明确下一步将结合我国国情和致盲性眼病疾病谱变化，编制了"十四五"全国眼健康规划，通过"十四五"全国眼健康规划来进一步完善三级防盲和眼健康服务体系，加强基层眼科专业队伍建设，建立眼科医疗质量控制体系，推动眼科医疗服务高质量发展，努力满足人们不断提高的眼健康需求。相信在国家的领导下，我们共同的努力，青少年儿童对眼睛的保护会越来越重视，近视率会降低，致盲率也会降低。

（郭丽娇）

附录1　教育部办公厅关于公布 2020 年全国儿童青少年近视防控试点县（市、区）和改革试验区遴选结果名单的通知

教体艺厅函〔2021〕20 号

各省、自治区、直辖市教育厅（教委），新疆生产建设兵团教育局：

为贯彻落实习近平总书记关于儿童青少年近视防控系列重要指示批示精神，深入落实《综合防控儿童青少年近视实施方案》，加强和改进新时代儿童青少年近视防控工作，根据《教育部办公厅关于做好 2020 年全国儿童青少年近视防控试点县（市、区）和改革试验区遴选工作的通知》（教体艺厅函〔2020〕37 号），经省级教育部门推荐、复核、教育部确认和公示，我部认定并命名北京市西城区等 58 个地区为 2020 年全国儿童青少年近视防控试点县（市、区），天津市河北区等 16 个地区为 2020 年全国儿童青少年近视防控改革试验区。现公布遴选结果名单，并就有关事项通知如下。

一、加强组织领导，强化机制保障。省级和有关市（区）、县（市、区）教育部门要加强组织领导，积极对标试点县（市、区）和改革试验区建设原则、任务和要求，明确建设工作责任分工，制定工作规划，探索创新体制机制，建立完善目标分工明确、多部门协同推进的儿童青少年近视防控工作制度体系和运行机制，定期研究、统筹推进儿童青少年近视防控工作。积极在本行政区域内遴选和建设儿童青少年近视防控特色学校，充分发挥示范引领作用。

二、夯实基础条件，保障人员配备。省级和有关市（区）、县（市、区）教育部门要努力改善学校教育教学设施和环境，完善学校体育、健康教育场地设施，加强学校医务室、卫生室、保健室建设，配备近视防控设备，落实教室、宿舍、图书馆（阅览室）等场所采光和照明卫生标准要求，使用利于视力健康的照明设备，配备符合标准的可调节课桌椅、坐姿矫正器等近视防控相关设施和用具，提供符合用眼卫生要求的学习环境。鼓励中小学配备"健康副校长"，配足配齐校医等专职卫生专业技术人员及专兼职保健教师，加强体育与健康课程师资队伍建设。

三、抓好五项管理，推进综合改革。省级和有关市（区）、县（市、区）教育部门要严格落实中小学生手机、作业、睡眠、读物、体质等管理要求，确保手机有限带入校园、禁止带入课堂，教学和布置作业不依赖电子产品，使用电子产品开展教学时长原则上不超过教学总时长的 30%。保障学生充足睡眠时间，小学生每天睡眠时间应达到 10 小时，初中生应达到 9 小时，高中生应达到 8 小时，加强学生睡眠监测督导。规范课外读物进校园管理。加强学生体质与健康监测和管理，促进学生健康成长。

四、增强体育锻炼，落实减负措施。省级和有关市（区）、县（市、区）教育部门要开齐开足上好体育与健康教育课，落实学生每天 1 小时校内体育活动，有序组织和督促学

生在课间到室外活动，引导学生每天放学后进行 1~2 小时户外活动，规范开展眼保健操。落实中小学生减负措施，切实减轻中小学生课业负担。学校严格控制书面作业，强化对作业数量、时间和内容的统筹管理。从严监管面向中小学生的各类竞赛活动，严格控制义务教育阶段校内统一考试次数。持续推进校外培训机构专项整治，切实减轻孩子课外学业负担。

五、加大健康宣教，营造良好氛围。省级和有关市（区）、县（市、区）教育行政部门要积极争取当地宣传、广播电视、新闻出版和媒体的大力支持，充分发挥广播电视、报刊、网络、新媒体等作用，组建本地区近视防控专家宣讲团，面向社会持续深入开展儿童青少年近视防控宣传教育活动。学校要将近视防控知识纳入学校健康教育，提高学生近视防控意识和能力，积极利用学校广播、宣传栏、家长会、家长学校等形式，对学生和家长开展科学用眼护眼健康教育，凝聚教师、学生、家庭、学校和社会力量，营造良好氛围。

六、发挥监督作用，用好评议考核。省级教育部门要加强对试点县（市、区）和改革试验区的指导、督促，建立本地区儿童青少年近视防控工作评议考核制度，每年开展评议考核。协同卫生健康部门对学校、托幼机构、校外培训机构教室（教学场所）的采光和照明以"双随机"方式进行抽检、记录并公布。协同市场监管部门严格监管验光配镜行业，不断加强眼视光产品监管和计量监管，加强广告监管，依法查处虚假违法近视防控产品广告，杜绝广告和商业宣传活动进校园。

有关市（区）、县（市、区）教育部门要按照《综合防控儿童青少年近视实施方案》，结合地方实际，研究制定本地区试点县（市、区）和改革试验区工作方案，报省级教育部门备案。请各省级教育部门汇总本地区试点县（市、区）和改革试验区工作方案，并于 2021 年 6 月 30 日前报我部，工作方案电子版一并发送至指定邮箱。请试点县（市、区）和改革试验区及时将儿童青少年近视防控工作进展情况、典型经验做法和有关意见建议报我部。

联系人及电话：樊泽民赵浩琦，010-66096231（兼传真）。电子邮箱：tfwssj2@moe.edu.cn。地址：北京市西城区西单大木仓胡同 37 号教育部体育卫生与艺术教育司体育与卫生教育处。

附件 1　2020 年全国儿童青少年近视防控试点县（市、区）名单

北京市西城区、怀柔区

天津市和平区

河北省保定市涿州市、邯郸市丛台区

山西省太原市小店区、晋中市左权县、长治市上党区

内蒙古自治区包头市青山区、鄂尔多斯市东胜区

辽宁省铁岭市昌图县、大连市西岗区

吉林省长春新区、白城市通榆县

黑龙江省伊春市嘉荫县、牡丹江市绥芬河市

上海市长宁区

江苏省南通市通州区、无锡市江阴市

浙江省杭州市拱墅区、杭州市西湖区、台州市玉环市

安徽省蚌埠市禹会区

福建省福州市鼓楼区、厦门市海沧区、宁德市柘荣县

江西省九江市共青城市、景德镇市珠山区

山东省临沂市罗庄区

河南省安阳市北关区、郑州市新密市

湖北省孝感市汉川市、荆州市监利市

湖南省永州市冷水滩区、衡阳市蒸湘区

广东省深圳市南山区、肇庆市端州区

广西壮族自治区柳州市城中区、贵港市港北区

2020 年全国儿童青少年近视防控改革试验区名单

天津市河北区

吉林省梅河口市

黑龙江省黑河市

浙江省绍兴市

安徽省滁州市

山东省济南市

河南省濮阳市

湖北省宜昌市

湖南省娄底市

广东省汕头市

重庆市巴南区

贵州省毕节市

云南省红河哈尼族彝族自治州

陕西省宝鸡市

宁夏回族自治区银川市

新疆生产建设兵团第二师铁门关市

2020 年全国儿童青少年视力健康管理先行示范区名单

浙江省温州市

附录 2 《儿童青少年学习用品近视防控卫生要求》
（GB 40070—2021）

2021-02-20 发布　　　　　　2022-03-01 实施
国家市场监管总局　　　　国家标准化管理委员会

前　言

本标准按照 GB/T　11—2009 给出的规则起草。

本标准由中华人民共和国国家卫生健康委员会提出并归纳。

儿童青少年学习用品近视防控卫生要求

1 范围

本标准规定了与近视防控相关的教科书、教辅材料、学习用杂志、课业薄册、考试试卷、学习用报纸、学龄前儿童学习读物，以及普通教室照明灯具、读写作业台灯和教学多媒体等儿童青少年学习用品的卫生要求。

本标准适用于企业、中小学校、中等职业学校、幼儿园和校外培训机构生产、制作、经营、提供的儿童青少年学习用品（包括教科书、教辅材料、学习用杂志、课业薄册、考试试卷、学习用报纸、学龄前儿童学习读物、普通教室照明灯具、读写作业台灯、教学多媒体产品等）。

本标准不适用于专用教室和公共教学用房照明灯具。

2 规范性引用文件

下列文件对于文件的应用是必不可少的。凡是注日期的引用文件. 仅注日期的版本适用于本文件。凡是不注日期的引用文件，其最新版本（包括所有的修改单）适用于本文件。

GB/T 450　纸和纸板试样的采取及试样纵横向、正反面的测定

GB/T 451.2　纸和纸板定量的测定

GB/T 456　纸和纸板平滑度的测定（别克法）

GB/T 2900.65　电工术语照明

GB/T 4687　纸、纸板、纸浆及相关术语

GB/T 7000.1　灯具第 1 部分：一般要求与试验

GB/T 7922　照明光源颜色的测量方法

GB/T 7974　纸、纸板和纸浆蓝光漫反射因数 D65 亮度的测定（漫射／垂直法，室外日光条件）

GB/T 9473　读写作业台灯性能要求

GB/T 9851.1　印刷技术术语第 1 部分：基本术语

GB/T 10739　纸、纸板和纸浆试样处理和试验的标准大气条件

GB/T 13962　光学仪器术语

GB/T 17227　中小学生教科书卫生要求

GB/T 17934.1　印刷技术网目调分色片、样张和印刷成品的加工过程控制第 1 部分：参数与测试方法

GB/T 18722　印刷技术反射密度测量和色度测量在印刷过程控制中的应用

GB/T 18910.1l　液晶显示器件第 1-1 部分：术语和符号

GB/T 18910.61　液晶显示器件第 6-1 部分：液晶显示器件测试方法光电参数

GB/T 19437　印刷技术印刷图像的光谱测量和色度计算

GB/T 23649　印刷技术过程控制印刷用反射密度计的光学、几何学和测量学要求

GB/T 31831　LED 室内照明应用技术要求

GB/T 36979　LED 产品空间颜色分布测量方法

GB/T 50034　建筑照明设计标准

CY/T 3　评价照明和观察条件

SJ/T 11324　数字电视接收设备术语

SJ/T 11346　电子投影机测量方法

SJ/T 11348　平板电视显示性能测量方法

IEC/TR 62778　应用 IEC62471 评价光源和灯具的蓝光危害（Application of IEC 62471 for the assessment of blue light hazard to light sources and luminaires）

3 术语和定义

GB 7000.1、GB 50034、GB/T 2900.65、GB/T 4687、GB/T 7974、GB/T 9473、GB/T 9851.1、GB/T 13962、GB/T 17227、GB/T 18910.11、GB/T 31831、SJ/T 11324 界定的以及下列术语和定义适用于本文件。

3.1

教科书　textbook

根据国家课程方案编写的、供义务教育学校和普通高中学校使用的教学用书，以及供中等职业学校课堂和实习实训使用的教学用书。

3.2

教学辅助用书　teaching-aid book

教辅材料

与教科书配套，供学生使用的各种学习辅导、考试辅导等出版物。

注：教学辅助用书包括教科书同步练习类出版物、寒暑假作业类出版物、中小学习题类出版物等。

3.3

课业簿册 exercise book

作业本

中小学生与教学配套使用的本册。[GB/T35600—2017，定义 3.2.1.2]

3.4

考试试卷 examination paper

有考试题目和答题要求的，供中小学生与教科书配套进行考试和集中答题训练的簿（本）册类和活页类纸质印刷品。

3.5

学龄前儿童学习读物 book for learning inpreschool children

以学龄前儿童为主要读者对象的学习读物。

3.6

教室 classroom

在中小学校和校外培训机构，教师对学生开展教学活动的房间。

注 1：教室包括普通教室、专用教室和公共教学用房。

注 2：专用教室包括计算机教室、实验室、美术教室、音乐教室、舞蹈教室等。

注 3：公共教学用房包括合班教室、学生活动室、心理咨询室等。

注 4：幼儿园的学习阅读区域属于普通教室。

3.7

字号 type size

区分单个字符大小的表示方法。[GB/T 9851.2—2008，定义 4.3]

3.8

行空 line space

字行之间的距离。

3.9

波动深度 modulation depth

光输出一个周期的最大值和最小值的差与光输出最大值和最小值之和的比。注：以百分比表示。

3.10

亮度对比度 contrast ratio; CR

所测得的高亮度 L_H 和低亮度 L_L 的比值。公式为：

$$CR=L_H/L_L$$

4 教科书卫生要求

4.1 纸张

4.1.1 彩色印刷的教科书内文用纸定量应不小于 $70.0g/m^2$。

4.1.2 单色印刷和双色印刷的教科书内文用纸定量应不小于 $60.0g/m^2$。

4.1.3　除内页使用铜版纸的教科书外，教科书内文纸张 D65 亮度应不小于 55.0%，且应不大于 85.0%。

4.2 印刷质量

4.2.1　印刷实地密度应符合表 1 的规定。

表 1　教科书印刷实地密度要求

色别	纸张类型	
	涂布纸	非涂布纸
黄（Y）	≥0.85	≥0.80
品红（M）	≥1.20	≥0.90
青（C）	≥1.30	≥0.95
黑（K）	≥1.40	≥1.00

注 1：表中测量值为 ISO 标准 T 状态下密度值。
注 2：上述密度值为绝对密度值。

4.2.2　套印误差应不大于 0.30mm。

4.3　正文汉字、字母和阿拉伯数字用字

4.3.1　小学一二年级用字应不小于 16P（3 号）字，汉字以楷体为主。

注：P——Point,1P≈0.35mm。

4.3.2　小学三、四年级用字应不小于 14P（4 号）字，汉字以楷体和宋体为主由楷体逐渐过渡到宋体。

4.3.3　五～九年级和高中用字应不小于 12P（小 4 号）字，汉字以宋体为主。

4.4　目录、注释和拼音等辅文用字

目录、注释等辅文用字可参照正文用字适当减小，但小学阶段最小用字应不小于 10.5P（5 号）字，初中和高中阶段最小用字应不小于 9P（小 5 号）字。

4.5　行空

小学一、二年级应不小于 5.0mm；小学三、四年级应不小于 4.0mm：其他各年级应不小于 3.0mm。

4.6　检测方法

按照附录 A 的规定。

5　教辅材料和学习用杂志卫生要求

5.1　纸张要求应符合 4.1 的规定。

5.2　字体和字号应符合 4,3、4.4 的规定。

5.3　行空应符合 4.5 的规定。

5.4　检测方法按照附录 A 的规定。

6　课业簿册卫生要求

6.1 纸张

中小学生课业簿册内芯纸张要求应符合表 2 的规定。

表 2 中小学生课业簿册内芯纸张要求

项目	要求
定量	≥65.0g/m²
平滑度	正反面≥20s
D_{65} 亮度	≥55.0%，≤85.0%
D_{65} 荧光亮度	≤5.0%
注：图画簿和毛笔书法簿除外。	

6.2 课业簿册内芯格线尺寸规格

6.2.1 小学阶段英语练习簿册行高应不小于 9.0mm，其他横线类课业簿册行高应不小于 8.0mm。

6.2.2 小学一年级数字练习簿册方格宽应不小于 5.0mm、高应不小于 10.0mm。小学一、二年级田字格练习簿册方格宽和高相等，且应不小于 14.0mm，小学阶段其他方格类课业簿册方格宽应不小于 8.0mm、高应不小于 8.0mm。

6.3 课业簿册印刷质量

图案、文字印刷清晰完整，套印误差应不大于 0.30mm. 不应有明显污迹。

6.4 检测方法

按照附录 A 的规定。

7 考试试卷卫生要求

7.1 纸张要求应符合 6.1 的规定。

7.2 字体和字号应符合 4.3 和 4.4 的规定。

7.3 行空应符合 4.5 的规定。

7.4 检测方法按照附录 A 的规定。

8 学习用报纸卫生要求

8.1 学习用报纸印刷应符合表 3 的规定。

8.2 正文汉字、字母和阿拉伯数字用字字号应不小于 10.5P（5 号）字。

8.3 检测方法按照附录 B 的规定。

9 学龄前儿童学习读物卫生要求

9.1 纸张应符合 4.1 的规定。

9.2 印刷质量应符合 4.2 的规定。

9.3 字号应不小于 16P（3 号）字，楷体为主。目录、注释、拼音等辅文用字应不小

表3　学习用报纸印刷要求

项目	要求
清晰度	印迹清晰；重影双重轮廓的距离≤0.25mm
套印误差	≤0.30mm
墨色	墨色均匀，深浅一致；不应有影响识别的糊字；不应有明显水印
	黑色实地密度≥0.95[a, b]

[a] 为 ISO 标准 T 状态下密度值。
[b] 密度值为绝对密度值。

于 10.5P（5 号）字。

9.4　行空应不小于 5.0mm。

9.5　检测方法按照附录 A 的规定。

10　普通教室照明灯具卫生要求

10.1　灯具应通过国家强制性产品认证。

10.2　相关色温应不小于 3300K，且应不大于 5300K。

10.3　一般显色指数 R_a 不应小于 80，LED 灯具 R_9 应大于 0。

10.4　对于 GB7000.1 中不免除视网膜蓝光危害评估的灯具，应根据 IEC/TR 62778 进行评估。黑板局部照明灯具的蓝光危险组别为 RG0 或 RG1，教室一般照明灯具的蓝光危险组别为 RG0。

10.5　灯具在其额定电压下工作时，其光输出波形的波动深度应不大于表 4 的限值要求。

表4　波动深度限值要求

项目	光输出波形频率 f			
	$f ≤ 10\ Hz$	$10Hz > f ≤ 90\ Hz$	$90Hz < f ≤ 3125\ Hz$	$f > 3125Hz$
波动深度限值%	0.1	$f × 0.01$	$f × 0.032$	免除考核

10.6　检测方法按照附录 C 的规定。

11　读写作业台灯卫生要求

11.1　灯具应通过国家强制性产品认证。

11.2　一般显色指数 R_a 应不小于 80，LED 灯具 R_9 应大于 0。

11.3　对于 GB 7000.1 中不免除视网膜蓝光危害评估的灯具，应根据 IEC/TR 62778 进行评估。灯具的蓝光危险组别为 RG0。

11.4　灯具在其额定电压工作时，其光输出波形的波动深度应符合表4 的要求。

11.5　灯具在正常工作位置时,灯具照度在≤300mm 的 120°扇形区域应不低于 300lx，在＞300mm 且≤500mm 的 120°扇形环带应不低于 150Lx。灯具照度均匀度在≤300mm 的

120°扇形区域应不大于 3，在 ≥300mm 且 ≤500mm 的 120°扇形环带应不大于 3。

11.6　灯具应具有遮光性，没有过度的眩光。对于正常工作位置的出光口面高度低于 750mm 的灯具，当人处于坐姿的位置时，人眼观察到的所有发光部件的表面亮度应不大于 2000cd/m²。

11.7　检测方法按照附录 C 的规定。

12　教学多媒体卫生要求

12.1　教学多媒体产品显示技术要求

教学多媒体产品显示技术应符合表 5 的要求。

表 5　教学多媒体产品显示技术要求

项目		要求
光输出（投影设备）		≥标称值的 80%
最大屏幕亮度*	摄影设备	≥200cd/m²
	电视视频显示系统	≥300cd/m²
亮度对比度	摄影设备	≥500:1
	电视视频显示系统	≥1000:1
亮度均匀性（电视视频显示系统）		≥70%
照度均匀度（摄影设备）		≥80%
闪烁		不应出现可察觉的闪烁；闪烁等级 ≤ − 30dB（60Hz）
蓝光防护要求		RG0
亮度可视角	摄影设备	≥120°
	电视视频显示系统	水平 ≥120°，垂直 ≥60°
屏幕尺寸	摄影设备	投影屏幕 ≥80 in
	电视视频显示系统	显示器屏幕 ≥60 in

注：1 in ≈ 2.54 cm。
* 教学多媒体产品使用时屏幕亮度应不大于 400 cd/m²。

12.2　检测方法

按照附录 D 的规定。

附录 A（规范性附录）

教科书、教辅材料、学习用杂志、课业簿册、考试试卷、学龄前儿童学习读物纸张、印刷质量、格线尺寸、字号和行空的检测方法

A.1　试样的采取

试样的采取按 GB/T 450 的规定进行，应避开印刷部位进行检测。如无法避开印刷部位．应提供原纸进行检测。

A.2　试样的处理

试样的处理和试验的标准大气条件按 GB/T10739 的规定进行。

A.3　定量

按 GB/T 451.2 的规定进行测定。

A.4　纸张 D65 亮度

按 GB/T 7974 的规定进行测定。

A.5　印刷实地密度

使用符合 GB/T 23649 的反射密度计或符合 GB/T 19437 的分光光度计，按照 GB/T 18722 的要求测量墨色的实地密度。测试时，印刷品应平整放置在符合 GB/T 17934.1 测量反射密度用底衬材料要求的底衬材料上。用反射密度计在样品内页各色同色实地密度区域进行测试．报告各色同色密度测试的结果。

A.6　套印误差

在环境温度为（23±5）℃，相对湿度为（50~75）% 的检测条件下，使用带刻度的放大镜（分度值为 0.01mm），对套印误差进行测量，

A.7　平滑度

按 GB/T 456 的规定进行测定。

A.8　D65 荧光亮度

按 GB/T 7974 的规定进行测定。

A.9　字号、行空和格线尺寸

使用分度值为 0.1mm 的标准量具对字号进行测量，使用分度值为 0.5mm 的标准量具对行空和格线尺寸进行测量。

附录 B （规范性附录）

学习用报纸印刷质量的检测方法

B.1　检测条件

B.1.1　环境温度为（23±5）℃；相对湿度为（50~75）%。

B.1.2　彩色印刷品的观样光源应符合 CY/T 3 的规定。

B.2　检测方法

B.2.1　目测法

对定性技术要求的检测项目采用目测法进行检测。

B.2.2　测量法

B.2.2.1　使用分度值为 0.5mmn 的标准量具对长度相关的检测项目进行测量。

B.2.2.2　使用分度值为 0.01mm 的带刻度的放大镜，对套印误差和重影进行测量。

B.2.2.3　使用符合 GB/T 23649 的反射密度计或符合 GB/T 19437 的分光光度计，按照 GB/T 18722 的要求测量墨色的实地密度。

附录 C （规范性附录）

普通教室照明灯具、读写作业台灯产品性能的检测方法

C.1　灯具相关色温、显色指数

荧光灯具按 GB/T 7922 规定的方法进行检测，LED 灯具按 GB/T 36979 规定的方法进行检测。

C.2　视网膜蓝光危害

按 IEC/TR 62778 规定的方法进行检测。

C.3　波动深度

测量灯具光输出的波形，得到光输出的频率，并按式（C.1）和图 1-4 所示计算波动深度：

$$f_{PF} = [(A - B)/(A + B)] \times 100\% ……（C.1）$$

式中：

f_{PF}——波动深度；

A——波形最大值；

B——波形最小值。

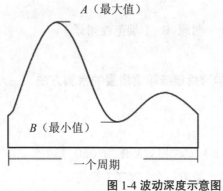

图 1-4 波动深度示意图

C.4 读写作业台灯遮光性

按 GB/T 9473 规定的方法进行检测。

C.5 读写作业台灯照度及照度均匀度

按 GB/T 9473 规定的方法进行检测。

附录 D（规范性附录）

教学多媒体产品性能的检测方法

D.1 亮度对比度

按 GB/T 18910.61 规定的方法检测。

D.2 亮度均匀性

按 SI/T 11348 规定的方法检测。

D.3 照度均匀性

按 SJ/T 11346 规定的方法检测。

D.4 闪烁

按 GB/T 18910.61 规定的方法检测。

D.5 蓝光防护要求

按 IEC/TR 62778 规定的方法进行检测。

D.6 电视视频显示亮度可视角

按 SJ/T 11348 规定的方法检测。

参考文献

[1] GB/T 9851.2—2008 印刷技术术语第 2 部分：印前术语

[2] GB/T 35600—2017 文具用品术语及分类

（李晓东）

参考文献

[1] BOURKE C M, LOUGHMAN J, FLTCROFT, D I, et al. We can't afford to turn a blind eye to myopia. 2019. QJM- INT. J. MED. HCZ176.

[2] BRENNAN N A, XU C. Commonly held beliefs about myopia that lack a robust evidence base[J]. Eye Contact Lens,2019, 45: 215-225.

[3] BRENNAN N A, XU C, BULLIMORE M A. Myopia control intervention produces absolute, rather than relative, treatment effect across the progression range[J].Invest. Ophthalmol. Vis. Sci,2019,60(9): 43-44.

[4] BULLIMORE M A, BRENNAN N A. Myopia control: why each diopter matters[J]. Contact Lens & Anterior Eye,2019,42(6):463-465.

[5] NICHOLSJJ BULLIMORE M A, JOHNSON R E. Overnight orthokeratology[J].Optometry & Vision Science official Pulication of the American Academy of Optometry,2001,78(7):322-332.

[6] BULLIMORE M A, KATHRYNR. Myopia control 2020: where are we and where are we heading? [J]Ophthalmic & physiological optics,2020,40(3):254-270.

[7] XU C, XU J, CHEHAB K, et al. Soft contact lenses with positive spherical aberration for myopia control. [J] Optometry of vision science,2016,93(4):353-366.

[8] CHUA W H, BALAKRISHNAN CHAN Y H, et al. Atropine for the treatment of childhood myopia: safety and efficacy of 0.5%, 0.1%, and 0.01% doses (ATOM 2)[J].Ophthalmology,2012,119(2):347-354.

[9] Cooper J, O'Connor B, Watanabe R, et al. Case series analysis of myopic progression control with a unique extended depth of focus multifocal contact lens[J].Eye & Contact Lens,2018,44:16-24.

[10]李凤鸣.中华眼科学[M].2 版.北京:人民卫生出版社,2004.

[11]杨智宽.临床眼视光学[M].北京:科学出版社,2014.

[12]李双莲.低浓度阿托品滴眼液延缓儿童青少年不同程度近视的有效性和安全性研究[D].南昌:南昌大学,2020.

[13]李雪娇,尹洁,朱勤,等.单眼低度近视患儿配戴角膜塑形镜及框架眼镜对屈光度的影响[J].中国学校卫生,2021,42(1):109-111.

[14]尹叶薇,赵旸,傅艳燕,等.青少年低中度近视患者夜戴角膜塑形镜的临床效果[J].中南大学学报(医学版),2020,45(8):966-972.

[15] Cruickshank F E, Logan N S. Optical 'dampening' of the refractive error to axial length ratio: implications for outcome measures in myopia control studies[J]. Ophthalmic Physiol. Optic. 2018,38: 290-297.

[16] Deng L, Pang Y. Effect of Outdoor Activities in Myopia Control: Meta-Analysis of Clinical Studies[J].Optometry and vision science,2019,96:276-282.

[17] VITALE S, YANNUZZI L. IMI - defining and classifying myopia: a proposed set of standards for clinical and epidemiologic studies[J]. Ophthalmol and vision science,2019,60:20-30.

[18]GIFFORD K L, RICHDALE K, KANG P, et al. IMI-clinical management guidelines report[J].Investigative ophthalmolog & vision science,2019,60(3):M184-203.

[19] HOLDEN B A, FRICKE T R, WILSON D A, et al. Global prevalence of myopia and high myopia and temporal trends from 2000 through 2050[J]. Ophthalmology,2016,123: 1036-1042.

[20] Hosoda Y, Yoshikawa M, Miyake M, et al. CCDC102B confers risk of low vision and blindness in high myopia. 2018. Nat. Commun. 9, 1782.

[21] HOU W, NORTON T T, HYMAN L, et al. Axial elongation in myopic children and its association with myopia progression in the correction of myopia evaluation trial[J].Eye & Contact Lens ,2018,44(4):248-259.

[22] LARKIN G L, TAHIR A, EPLEY K D, et al. Atropine 0.01% eyedrops for myopia control in American children: a multiethnic sample across three us sites[J].Ocular Pharmacology Therapecctics,2015,8: 589-598.

[23] LAM C S Y, TANG W C, TSC Y Y,et al. Defocus incorporated multiple segments (DIMS) spectacle lenses slow myopia progression: a 2-year randomised clinical trial[J].British Journal of Ophthalmol,2019,104(3):363-368.

[24] LESHNO A, FARZAVANDI S K, Gomez de Liano R, et al. Practice patterns to decrease myopia progression differ among paediatric ophthalmologists around the world[J].British Journal of Ophthalmol,2020,104(3):535-540.

[25] LIPSON M J, BROOKS M M, KOFFLER B H. The role of orthokeratology in myopia control: a review[J]. Eye Contact Lens,2018,44(31): 224-230.

[26] MEGURO A, YAMANE T, TAKEUCHI M, et al. Genome-wide association study in asians identifies novel loci for high myopia and highlights a nervous system role in its pathogenesis[J].Ophthalmology,2020,127:1612-1624.

[27] PARSSINEN O, KAUPPINEN M. Risk factors for high myopia: a 22-year follow-up study from childhood to adulthood[J].Acta Ophthalmol,2019,97:510-518.

[28] PROUSALI E, HAIDICH A B, FONTALIS A, et al. Efficacy and safety of interventions to control myopia progression in children: an overview of systematic reviews and meta-analyses[J]. BMC Ophthalmol,2019,19:106.

[29] WOLFFSOHN J S, CALOSSI A, CHO P, et al. Global trends in myopia management attitudes and strategies in clinical practice:2019 update[J]. Lens Anterior Eye,2020,43:9-17.

[30] Wong CW, Yanagi Y, Tsai ASH, et al. Correlation of axial length and myopic macular degeneration to levels of molecular factors in the aqueous[J].Scientific Reports,2019, 9(1): 1-8.

[31] YAM J C, JIANG Y, TANG S M, et al. Low-concentration atropine for myopia progression (lamp) study: a randomized, double-blinded, placebo-controlled trial of 0.05%, 0.025%, and 0.01% atropine eye drops in myopia control[J]. Ophthalmology,2019,126(30):113-124.

[32] YAMASHITA T, IWASE A, SAKAI H, et al. Differences of body height, axial length, and refractive error at different ages in Kumejima study[J].Albrecht von Graes Archiv fur Ophthalologie,2018,257:371-378.

[33] ZLOTO O, WYGNANSKI-JAFFE T, FARZAVANDI S K, et al. Correction to:Current trends among pediatric ophthalmologists to decrease myopia progression:an international perspective[J].Graefes Archive for clinical Experimental Ophthalmology,2018,256: 2457-2466.

[34]刁运堂.乒乓球、羽毛球运动对儿童近视眼干预效果的实验研究[D].广东:广州体育学院,2021.

[35]刘素.基于光学生物测量研究视宁口服液对儿童轻中度近视的防控作用[D]. 广东:广州中医药大学,2020.

[36]张璐."益肝养血"针刺法干预早期低度近视的临床观察[D].成都:成都中医药大学,2019.

[37] 田昭春,吴建峰,毕宏生.针刺治疗儿童低度近视疗效观察[J].中华中医药学刊,2018,36(3):569-572.

[38] TRAN H D, TRAN Y H, TRAN T D.et al. A review of myopia control with atropine.Ocular Pharmacology Therapeutics,2018,34:374-379.

[39]UEDA E, YASUDA M, FUJIWARA K. Trends in the prevalence of myopia and myopic maculopathy in a Japanese population: the Hisayama study[J].Investigative Ophthalmology & Visual Science,2019,60(8):2781-2786.

[40]陈广.补脾益气法联合 0.01%阿托品滴眼液对青少年轻度近视的疗效观察[D].长沙:湖南中医药大学,2021.

[41]刘泽浩.增视敷药联合消旋山莨菪碱滴眼液对轻度近视青少年视疲劳及调节功能影响的临床疗效观察[D].南京:南京中医药大学,2020.

[42]王华.有晶体眼后房型人工晶体植入术治疗高度近视的临床研究[D].银川:宁夏医科大学,2014.

[43]刘灵琳,吴峥峥,杨吟.青少年近视防控的研究进展[J].中国斜视与小儿眼科杂志,2018,26(4):43-47.

[44]WEI S, LI S M, AN W, et al. Safety and Efficacy of Low-dose Atropine Eyedrops for the Treatment of Myopia Progression in Chinese Children: a Randomized Clinical Trial[J]. Jama Ophthalmology, 2020, 138(11): 1178.

[45]白志玲,吴晖.阿托品滴眼液用于减缓儿童近视的超说明书用药合理性的研究进展[J].中国药房,2019,30(6):862-864.

[46]HUANG J, WEN D, WANG Q, et al. Efficacy Comparison of 16 interventions for myopia control in children: a network Meta analysis[J]. Ophthalmology, 2016, 123(4):697-708.

[47]LI L H, LEE C Y, LEUNG H H, et al. Lutein Supplementation for Eye Diseases[J]. Nutrients, 2020, 12(6): 1721.

[48]胡延宁,褚仁远,吕帆,等,近视眼学[M].北京:人民卫生出版社,2009.

[49]孔庆慧,周旌,郭疆,等.长期配戴角膜接触镜对中度近视中学生眼角膜形态及屈光状态的影响[J].广东医学,2016,37(14):2107-2109.

[50]杨洋,张明洲,吕会斌,等.周边离焦软性角膜接触镜与单焦点软性角膜接触镜对青少年近视进展控制效果的 Meta 分析[J].中华眼科医学杂志(电子版),2017,7(1):25-31.

[51] ROBBOY M W, HILMANTEL G, TARVER M E, et al. Assessment of clinical trials for devices intended to control myopia progression in children[J].Eye Contact Lens,2018,44(81): 212-219.

[52] ROZEMA J, DANKERT S, IRIBARREN R, et al. Axial growth and lens power loss at myopia onset in Singaporean children[J].Investigative Ophthalmology & Visual Science,2019,60:3091-3099.

[53] SANZ-DIEZ P, YANG L H, LU M X, et al. Growth curves of myopia-related parameters to clinically monitor the refractive development in Chinese schoolchildren[J]. Ophthalmol,2019,257: 1045-1053.

[54] SAW S M, MATSUMURA S, HOANG Q V. Prevention and management of myopia and myopic pathology[J]. Investigative Ophthalomology & Visual Science,2019,60:488-499.

[55]LEE Y C, WANG J H, CHIU C J. Effect of Orthokeratology on myopia progression: twelve-year results of a retrospective cohort study[J]. BMC Ophthalmol, 2017, 17(1): 243.

[56]李兰燕. 夜戴型角膜塑形镜控制青少年近视进展的临床有效性研究[D].唐山:华北理工大学,2020.

[57]李秀红,王敏,吕勇,等.不同光学矫正方式对青少年近视的控制效果研究[J].眼科新进展,2017,37(7):636-639.

[58]CHEN R R, YU J J, LIPSON M, et al. Comparison of four different orthokeratology lenses in controlling myopia progression[J]. Cont Lens Anter Eye, 2020, 43(1): 78-83.

[59]谢龙堂,吕太亮,吴慧,等.不同型号角膜塑形镜控制儿童低度近视效果比较[J].中国学校卫生,2021,42(12):1896-1898+1902.

[60]宋艳霞,毛欣杰,吕帆.夜戴型角膜塑型镜对眼表形态和泪液的影响[J].中华眼视光学与视觉科学杂志,2010(1):37-42.

[61]李健,董平,王承昕,等.夜戴型角膜塑形镜对角膜形态及泪液的影响[J].国际眼科杂志,2015,15(2):205-207.

[62]刘湘萍,邓叶华,雷小浪.角膜塑形镜夜间配戴对泪膜影响的临床观察[J].中南医学科学杂志,2016,44(3):348-349+355.

[63]陈彬,贺涛,邢怡桥,等.角膜塑形镜与框架眼镜对青少年近视患者眼部参数的影响[J].国际眼科杂志,2018,18(12):2183-2186.

[64]买志彬,刘苏冰,聂晓丽,等.飞秒激光与机械角膜刀制瓣准分子激光原位角膜磨镶术后视觉质量对比分析[J].中华眼视光学与视觉科学杂志,2013(7):409-413.

[65]DENG L, PANG Y. Effect of Outdoor Activities in Myopia Control: Meta-analysis of Clinical Studies[J]. Optometry and Vision Science, 2019, 96(4):1.

[66]孙雷,蔡赓,殷荣宾,等.儿童静态视敏度与动态视敏度的相关性及其对体育活动的意义[J].中国康复理论与实践,2018,24(12):1485-1488.

[67]金刚,陈健,陈钢,等.三项球类运动改善小学低年级学生动态视敏度的效果[J].中国康复理论与实践,2019,25(11):1279-1282.

[68]周冲.附加动态视觉任务的田径基础练习对小学四年级近视患者视力影响的实验研究[D].苏州:苏州大学,2020.

[69]ZHANG X, WANG Y, PAN C, et al. Effect of Genetic-environmental Interaction on Chinese Childhood Myopia[J]. Journal of Ophthalmology, 2020, 2020(7): 1-6.

[70]胡平会,孙化萍.高度近视患者的中医体质特征初步分析[J].中国中医眼科杂志,2018,28(4):247-250.

[71]王一伊,宋继科,杨振宁,等.近视与中医体质研究进展[J].西部中医药,2022,35(1):153-157.

[72]韩贯宇,解孝锋,吴建峰,等.穴位电刺激与传统针刺疗法治疗青少年近视效果对比观察[J].山东医药,2016,56(30):69-71.

[73]徐柏升,周洁,王山红.基于 CNKI 数据库的近视相关中医研究文献计量分析[J].中国现代医生,2019,57(26):28-32.

[74]韩莹,李上封,付竞,等.皮内针疗法治疗青少年近视的临床疗效观察[J].新疆医科大学学报,2017,40(10):1306-1308+1312.

[75]张雨晴.电梅花针防控青少年轻中度单纯性近视短期临床试验研究[D].北京:北京中医药大学,2021.

[76]陈玲玲.浮针疗法治疗青少年轻度近视的近期临床疗效观察[D].南京:南京中医药大学,2020.

[77]章冰.禅揉推拿法治疗青少年近视的临床评价[D].天津:天津中医药大学,2020.

[78]侯昕玥,亢泽峰,王健全,等.中医适宜技术耳穴压丸疗法防控儿童青少年近视的 meta 分析[J].中国中医眼科杂志,2021,31(11):832-837.

[79]范海梅.近视康口服液联合揿针治疗青少年轻度近视(肝肾不足、脾气亏虚证)的临床观察[D].成都:成都中医药大学,2018.

[80]李华宏.揿针联合补精益视片对小学生轻度近视的临床疗效观察[D].成都:成都中医药大学,2019.

[81]邓宇.柔肝健目三联法干预青少年低中度近视的应用研究[D].北京:北京中医药大学,2020.